U0214591

Progress in Pediatrics in Guangdong-Hong Kong-Macao

粤港澳儿科学进展

张智伟　龚四堂　蒋小云　主编

2024

SPM
南方传媒

广东科技出版社
全国优秀出版社

· 广州 ·

图书在版编目（CIP）数据

粤港澳儿科学进展. 2024 / 张智伟，龚四堂，蒋小云主编. —广州：广东科技出版社，2024.7
ISBN 978-7-5359-8325-1

Ⅰ.①粤… Ⅱ.①张… ②龚… ③蒋… Ⅲ.①儿科学—研究进展—广东、香港、澳门—2024 Ⅳ.①R72-1

中国国家版本馆CIP数据核字（2024）第082478号

粤港澳儿科学进展（2024）
Yuegang'ao Erkexue Jinzhan (2024)

出 版 人：严奉强
策划编辑：刘锦业
责任编辑：刘锦业 方 敏
封面设计：创溢文化
责任校对：于强强
责任印制：彭海波
出版发行：广东科技出版社
　　　　　（广州市环市东路水荫路11号 邮政编码：510075）
销售热线：020-37607413
https://www.gdstp.com.cn
E-mail：gdkjbw@nfcb.com.cn
经　　销：广东新华发行集团股份有限公司
印　　刷：广州市岭美文化科技有限公司
　　　　　（广州市荔湾区花地大道南海南工商贸易区A幢 邮政编码：510385）
规　　格：787 mm×1 092 mm　1/16　印张23　字数460千
版　　次：2024年7月第1版
　　　　　2024年7月第1次印刷
定　　价：98.00元

如发现因印装质量问题影响阅读，请与广东科技出版社印制室
联系调换（电话：020-37607272）。

《粤港澳儿科学进展（2024）》
编委会

主　编：张智伟　龚四堂　蒋小云
副主编：林鸿生　潘宝全　郭予雄　周敦华　林明祥
编　委：（按姓名笔画排序）

目 录
Contents

第一章

心血管病学

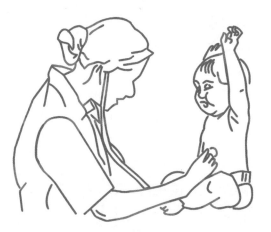

先天性心脏病产前产后"一体化"诊疗

■ 张智伟　庞程程

［广东省人民医院（广东省医学科学院）广东省心血管病研究所］

先天性心脏病（先心病）位居我国出生缺陷首位，活产儿中先心病的发病率约为1%，且发病率呈逐年上升的趋势，我国每年出生的先心病患儿达12万～15万。先心病是婴幼儿死亡的首位原因，部分复杂重症先心病患儿因未能在胎儿期和出生早期获得诊疗而夭折，患儿出生后1周内的死亡率高达70%，因此早期诊断及治疗是目前最有效的先心病防治策略。

2012年，广东省人民医院在国内率先提出了以产科、儿童心脏内科、儿童心脏外科、新生儿科、医学影像科等多学科合作的先心病孕前指导、产前筛查与诊断、产前咨询、产前产后治疗"一体化"诊疗模式，将先心病的防治从出生后提前至产前甚至孕前[1]。广东省人民医院在其主持的"十三五"国家重点研发计划的执行过程中，进一步对先心病产前产后"一体化"诊疗模式进行了示范应用和评价，证明了该模式的安全性、有效性及群体可接受性，实现了先心病的早期诊断、优化治疗，提高了复杂重症先心病的救治率、治愈率及长期存活率[2]。2022年广东省人民医院牵头撰写了《先天性心脏病产前产后"一体化"诊疗模式中国专家共识》[3]，形成了适合我国国情的先心病早期干预模式。

1 定义

先心病产前产后"一体化"诊疗模式是以具备新生儿期先心病诊疗能力的医疗机构为基点，整合不同层次医疗机构的多学科协作团队，使先心病孕前指导，产前筛查、诊断、咨询、干预，出生后诊断、治疗、康复、随访等各个环节无缝衔接的诊疗模式。

2 团队构成

先心病产前产后"一体化"诊疗模式团队由三级机构及多学科协作团队协同组成。三级机构中，一级机构为社区（乡村）卫生服务机构、婚检机构，负责孕前指导、宣教等；二级机构为基层与合作医疗机构，负责早孕宣教、产前超声筛查与诊断、孕母转运、产前管理、出生后诊断、康复和随访；三级机构为具备新生儿期先心病诊疗能力的医疗机构，负责产前筛查、诊断、咨询、干预，出生后诊断、治疗、康复、随访等。多学科协作团队包括产科、儿童心脏内科、儿童心脏外科、新生儿科、医学影像科等团队。

2004年，广东省人民医院在国内率先牵头建立了省级先心病防治网络（先心网），在省、市、县级三个层面的医疗机构设立40个防治点，形成了覆盖广东省21个地级市的先心病防治监测网络，先心病防治监测技术辐射至基层及社区医院，通过多学科组团培训和协作，提高了先心病的检出率和治疗率，为先心病产前产后"一体化"诊疗团队的建立和该诊疗模式的实施应用打下了坚实的基础[1]。

3 先心病产前产后"一体化"诊疗模式流程

3.1 孕前指导

在社区（乡村）卫生服务机构、婚检机构，由具备先心病出生缺陷相关防控知识和技能的社区医务人员对育龄夫妇进行健康知识教育。孕前指导内容包括：应用规范化的宣传资料和课件，通过孕前教育课堂、孕前健康手册等实施孕前指导，提高孕前优生健康检查率；评估备孕夫妇遗传史、家族史、先天性疾病、环境暴露等风险因素；对高危风险暴露夫妇进行重点管理，并转诊至上级医疗机构实施早期筛查与诊断。

3.2　产前筛查与诊断

胎儿超声心动图（ultrasonocardiography，UCG）检查是实施先心病产前产后"一体化"诊疗模式的基础。2014年，广东省人民医院牵头制定了《广东省胎儿心脏超声检查技术规范》[4]，经过多年的推广应用，广东省先心病产前筛查、诊断水平显著提升。为进一步提高先心病产前诊断的准确率，广东省预防医学会出生缺陷预防与控制专业委员会、中华医学会儿科分会心血管病学组胎儿心脏病协作组结合各地反馈意见、其他技术规范及实践经验，于2021年修改并发布了新的技术规范，即《胎儿超声心动图检查技术规范（2021版）》[5]。该技术规范建议孕妇在适宜孕周接受至少1次胎儿超声心动图检查，具有先心病高危因素的孕妇尤为必要。先心病高危因素包括母体因素、胎儿因素和家族因素三个方面（表1）。若在产前筛查中发现胎儿心脏异常，建议转诊至三级机构进行诊断。

表1　先心病高危因素

类别	高危因素
母体因素	孕妇年龄大于35岁
	孕妇患有先心病或曾孕育过先心病患儿
	孕妇有不良妊娠史
	孕妇孕早期服用过可疑致畸药物或孕期内接触过可疑致畸物质
	孕妇患有糖尿病或妊娠糖尿病
	孕妇患有遗传代谢性疾病、感染性疾病等
	孕妇患有结缔组织病或自身免疫性疾病
	孕妇经辅助生殖技术受孕
胎儿因素	胎儿染色体异常、基因异常或已被诊断为遗传综合征
	产科超声筛查怀疑胎儿心脏畸形或心功能异常
	胎儿心律失常
	胎儿有除心脏外的器官畸形（包括体静脉异常）
	胎儿水肿
	胎儿颈项透明层增厚
	双胎妊娠，特别是单绒毛膜双胎妊娠、双胎输血综合征
家族因素	家族中有先心病史
	家族遗传病中有心血管系统病变，如马方综合征等

胎儿超声心动图检查应使用高分辨率的彩色超声诊断仪，推荐孕妇在妊娠18~26周进行胎儿超声心动图检查，部分先心病如单心室，或有先心病高危因素等的孕妇可提前检查。检查的主要内容包括：①通过二维超声获取心脏基本切面，包括四腔心、左心室流出道、右心室流出道、主动脉弓长轴、三血管、三血管-气管、动脉导管弓、腔静脉长轴切面。②测量心脏各房室大小、大血管内径，并应用彩色多普勒超声及频谱多普勒超声对心腔、瓣膜、血管内血流进行观察及测量。对怀疑为复杂先心病的患者，需联合多切面，采用节段分析法，观察心脏与内脏的位置、静脉-心房连接、心房-心室连接、两组房室瓣开放与关闭功能、室间隔完整性、心室-大动脉连接、大动脉相对位置、半月瓣开放与关闭功能、主动脉弓连续性、肺动脉分支情况等。③应用M型超声或频谱多普勒超声诊断胎儿心律失常。图像质量易受到孕周、孕妇腹壁厚度、胎位、胎儿脊柱位置、羊水量、胎盘位置、胎动等因素的影响。受限于胎儿循环的特殊性，部分先心病在产前难以作出准确诊断，如房间隔缺损、室间隔缺损、轻度瓣膜病变、轻度主动脉弓病变、冠状动脉病变等；部分征象在妊娠期呈动态变化，如心脏大小、瓣膜返流、狭窄程度等；产前还难以诊断出心肌病及代谢性疾病。因此，胎儿心脏检查的诊断准确率无法达到100%，有时不能通过一次检查完成对所有结构的评估，必要时应多次复查并践行追踪随访制度。

对经胎儿超声心动图检查而未能确诊者，可加做胎儿磁共振检查以进一步明确诊断。对诊断有胎儿先心病者，建议进行羊水或脐带血染色体及基因等遗传学检测。

3.3 产前咨询

胎儿先心病的产前咨询，可以给孕妇及其家属提供先心病产前诊断、产后自然病史、治疗方法、潜在的围产期风险和疾病预后等信息，帮助其了解先心病的相关医学知识，辅助其进行妊娠决策，指导母胎妊娠保健，给予出生后治疗建议等。随着先心病治疗技术的提高，产前咨询在产前筛查与诊断和产前产后"一体化"治疗之间架起了桥梁，帮助孕妇及其家属做出适合其家庭的选择。2014年，广东省人民医院牵头发布了《广东省胎儿先天性心脏病产前咨询规范》[6]，后于2021年对其进行了修订，制定了《胎儿先天性心脏病产前咨询规范（2021版）》[7]，以期提高产前咨询效率，进一步指导先心病的二级预防。

产前咨询对象：胎儿超声心动图提示胎儿患有先心病的孕妇及其家属。

产前咨询团队：由儿童心脏内科、儿童心脏外科、新生儿科、产科，以及产前诊断、遗传咨询等专业的中高级职称专业人员组成。

产前咨询时机：明确胎儿先心病诊断并完善病史采集后即可进行。若需复查胎儿超声心动图，则在每次复查后再次进行产前咨询。

产前咨询内容：①根据胎儿超声心动图检查结果，告知孕妇及其家属先心病胎儿和正常胎儿心脏的差别；②解释胎儿先心病合并畸形对妊娠、分娩、新生儿期、出生后的影响，根据胎儿心脏结构异常严重程度分级（表2）和胎儿先心病分娩风险分级（表3）给予评估；③介绍该先心病胎儿出生后药物、介入、外科治疗方案、治疗效果和存在的风险；④提供出生后短期、长期预后信息，根据胎儿具体情况向胎儿父母及其家属提供产前咨询意见（表4）；⑤在不违反医疗原则的前提下，充分尊重孕妇及其家属的选择，对于保留胎儿的孕妇，应充分告知胎儿心脏疾病的动态变化，建议必要时复查胎儿超声心动图；⑥产前咨询人员就以上给出书面意见。

表2　胎儿心脏结构异常严重程度分级

分级	定义	治疗	预后	建议
1	胎儿心脏内轻微异常，无生命危险	无	预后好，生活质量正常	不是疾病，继续妊娠
2	可能需要治疗的胎儿心脏异常，出生后随访	出生后评估，可能需要外科或介入治疗	预后好，生活质量正常	轻微疾病，继续妊娠
3	简单胎儿心脏畸形（具有双心室）	外科或介入治疗	预后好，生活质量正常	需要治疗的简单畸形，继续妊娠

（续表）

分级	定义	治疗	预后	建议
4	复杂胎儿心脏畸形（具有双心室）	外科治疗，需要在未来接受进一步干预	预后良好，生活质量接近正常	可能需多次干预治疗，预后良好，可以妊娠
5	复杂胎儿心脏畸形（具有双心室或单心室）	Fontan治疗策略，双心室修复，需要在未来接受进一步干预	预后欠佳，生活质量受影响或预期寿命不长	单心室策略，低风险；双心室治疗需要多次干预，可以妊娠
6	复杂胎儿心脏畸形（具有双心室或单心室）	Fontan治疗策略，双心室修复，均存在高风险	预后差，并发症高，存活时间难以超过儿童期	治疗高风险，预期寿命短，慎重妊娠
7	预后差的复杂胎儿心脏畸形	可给予治疗，但预后差	尽管接受干预，仍在胎儿期或围产期死亡	预后差，出生后存活困难，建议终止妊娠

表3　胎儿先心病分娩风险分级

等级	定义	举例	处理	出生后管理团队
I	预计血流动力学稳定	室间隔缺损、房室间隔缺损、肺动脉发育好的法洛四联症	普通医院正常分娩	新生儿科医生
II	动脉导管依赖性病变，预计血流动力学稳定	肺动脉闭锁、严重主动脉缩窄或主动脉瓣狭窄	建议在有心脏中心的医院分娩；出生后使用前列腺素E	新生儿科医生，必要时请儿童心血管专业医生协助
III	血流动力学可能不稳定	大血管转位、完全性肺静脉异位引流	建议在有心脏中心的医院分娩；出生后使用前列腺素E，监测动脉血压	新生儿科医生和儿童心血管专业医生
IMPACT（出生后立即进行心脏病治疗）	脱离胎盘循环后预计血流动力学不稳定	左心发育不良综合征合并房间隔完整、严重埃布斯坦（Ebstein）畸形、水肿胎儿	建议在有心脏中心的医院分娩；必要时剖宫产；新生儿复苏	新生儿科医生和儿童心血管专业医生评估，心脏监护、心导管室、心脏麻醉科、心脏外科等学科的医生做好随时救治的准备

表4　常见先心病的严重程度分级、分娩风险分级及咨询意见

胎儿先心病类型		严重程度分级	分娩风险分级	建议	备注
室间隔缺损		1～3	I	继续妊娠	有自愈的可能；外科或介入手术治疗；大室间隔缺损或干下型室间隔缺损需要积极干预治疗
房间隔缺损		1～3	I	继续妊娠	产前容易漏诊；出生后早期没有明显症状，可以行外科或介入手术治疗
房室间隔缺损	部分性	3	I	继续妊娠	外科手术治疗
	完全性	4	I	可以妊娠	外科手术治疗；根据房室瓣分化程度，术后效果存在差异，残余瓣膜畸形可能需要再次手术干预
肺静脉异位引流	部分性	3	I	继续妊娠	外科手术治疗
	完全性	5～7	III	可以妊娠或慎重妊娠	新生儿期手术；术后存在残余肺静脉回流梗阻的风险，可能需要再次干预
法洛四联症	单纯法洛四联症	3～4	I～II	可以妊娠	外科手术治疗；术后肺动脉瓣功能不全，远期可能需要再次干预
	合并肺动脉瓣缺如	4	II～III	可以妊娠或慎重妊娠	胎儿气道或肺组织容易受压，存在一定的胎儿宫内死亡风险；外科手术治疗方案同单纯法洛四联症
	合并肺动脉闭锁	5～6	II	可以妊娠或慎重妊娠	根据具体分型决定外科手术方案，根治或分期手术
主动脉弓离断		5	II	可以妊娠	出生后维持动脉导管开放，尽早行外科手术治疗
大动脉转位	完全型	3～4	III	可以妊娠	出生后维持动脉导管开放，1～2周内行大动脉调转术
	矫正型	5	I	可以妊娠或慎重妊娠	预后与合并其他心脏畸形相关；远期房室传导阻滞发生率较高，可发生功能性二尖瓣反流及右心功能不全
右心室双出口		3～5	I～III	可以妊娠或慎重妊娠	多种类型；病理生理变化从法洛四联症到大动脉转位，外科手术方式多样；术后可能存在流出道梗阻等风险
永存动脉干		5	I	可以妊娠	尽早行外科手术治疗；右心室与肺动脉连接使患儿可能存在肺动脉瓣功能不全的风险，需要再次干预

（续表）

胎儿先心病类型	严重程度分级	分娩风险分级	建议	备注
主-肺动脉窗	4～5	Ⅰ	可以妊娠	尽早行外科手术治疗
主动脉瓣狭窄	2～5	Ⅰ	继续妊娠或可以妊娠	病情可能动态变化，严重者可以转化成左心发育不良综合征，产前需密切随访，调整产前咨询意见；单纯主动脉瓣狭窄，出生后可行外科或介入手术治疗
主动脉缩窄	3	Ⅱ	继续妊娠	外科或介入手术治疗；远期存在残余梗阻、高血压、形成动脉瘤等风险
左心发育不良综合征	5～7	Ⅲ～IMPACT	慎重妊娠或终止妊娠	合并完整房间隔的胎儿宫内存活困难，可以宫内干预，但并发症和早产发生率高；出生后需要多次手术，执行Fontan手术策略，手术风险高；如分娩可考虑剖宫产
肺动脉瓣狭窄	1～4	Ⅰ～Ⅱ	继续妊娠或可以妊娠	严重程度不同会产生不同的病理生理变化，出生后可以通过外科或介入治疗，必要时行宫内介入治疗
室间隔完整型肺动脉闭锁	5～7	Ⅱ	慎重妊娠	手术治疗效果与疾病分型有关；术后可能残余肺血管发育不良，需要多次行外科手术；如分娩可考虑剖宫产
Ebstein畸形	5～7	Ⅱ～IMPACT	可以妊娠或慎重妊娠	宫内合并胎儿水肿死亡率高；出生后根据心室发育情况行双心室、$1\frac{1}{2}$心室、单心室矫治；如分娩可考虑剖宫产
三尖瓣闭锁	5～7	Ⅱ～Ⅲ	慎重妊娠	出生后进行单心室矫治，需多次手术；如分娩可考虑剖宫产
复杂单心室	5～7	Ⅱ～IMPACT	慎重妊娠	可以合并内脏反位、多脾或无脾畸形；出生后只能行单心室矫治，手术风险高；如分娩可考虑剖宫产
心室憩室	2～3	Ⅰ	继续妊娠或可以妊娠	心室憩室的演变多样，需密切随访，谨防影响整体心功能；部分可消失
心脏肿瘤	—	—	可以妊娠或慎重妊娠	病变的组织性质和解剖部位决定了胎儿的自然病史；产前较难评估危险程度分级和分娩风险分级；产生心力衰竭、心律失常或造成血流梗阻者需要手术治疗

（续表）

胎儿先心病类型	严重程度分级	分娩风险分级	建议	备注
心脏异位	5～6	Ⅰ～Ⅲ	慎重妊娠	常合并心内结构畸形，缺乏组织和完整胸廓的保护；如分娩可考虑剖宫产
心肌病	—	—	慎重妊娠	原因有多种；产前或产后需要进行代谢和遗传基因检测；预后个体差异大
其他	—	—	—	对于不在以上病种或异常之内的胎儿心脏结构畸形以及难以界定其预后和转归的胎儿先心病，建议到先心病治疗中心咨询

4 产前干预

4.1 介入治疗

自1991年Maxwell等报道首例经皮胎儿主动脉瓣球囊成形术以来[8]，国外胎儿心脏介入治疗临床研究工作稳步发展，效果已得到美国心脏病协会（AHA）等权威机构认可。既往研究认为，胎儿心脏介入治疗可以缓解及改善疾病进程，促进胎儿心室的发育，改善胎儿的预后[9-10]。胎儿心脏介入治疗主要包括以下3个病种：室间隔完整型肺动脉闭锁（pulmonary atresia with intact ventricular septum，PA/IVS）伴右心发育不良综合征、严重主动脉瓣狭窄（aortic stenosis，AS）伴左心发育不良综合征（hypoplastic left heart syndrome，HLHS）、HLHS伴完整（或高度限制性）房间隔缺损或室间隔完整型肺动脉闭锁。胎儿心脏介入治疗是在超声引导下进行的，经母体腹壁穿刺建立介入操作路径，对狭窄的主动脉瓣或肺动脉瓣进行扩张（图1），可以改善瓣膜的开放情况，促进左心室或右心室的生长，为胎儿出生后双心室修复手术创造条件；球囊房间隔扩张术/支架植入术可增加心房水平血流沟通，避免胎儿因循环障碍、心力衰竭（heart failure，HF）导致宫内死亡。建议胎儿心脏介入治疗的孕周为24～32周。

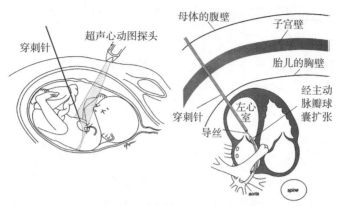

a. 经皮胎儿主动脉瓣球囊成形术示意图[11]

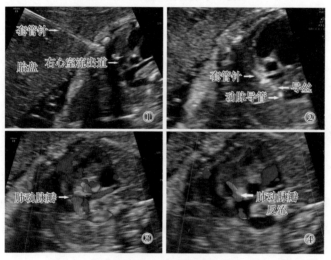

b. 经皮胎儿肺动脉瓣球囊成形术

图1 胎儿心脏介入治疗

　　近年来，国内在胎儿心脏介入治疗方面也取得了一系列突破。2016年，广东省人民医院在国内率先开展了胎儿心脏介入治疗，为1例28周患有室间隔完整型肺动脉闭锁伴右心发育不良综合征的胎儿完成了国内首例经皮胎儿肺动脉瓣球囊成形术，至今完成7例，均取得了技术上的成功，术后胎儿右心室均获得了不同程度的发育[12-13]；2018年，上海交通大学医学院附属新华医院完成了国内首例胎儿先天性主动脉瓣狭窄经皮胎儿主动脉瓣球囊成形术[14]。但是，目前我国仅有极少部分医疗机构可开展胎儿心脏介入治疗，开展的例数有限。

为加深对胎儿心脏介入治疗的认识，严格把控适应证，规范技术操作，推动胎儿心脏介入技术在国内的健康良性发展，2019年中华医学会儿科学分会心血管学组及《中国实用儿科杂志》编辑委员会等组织相关专家，结合最新研究进展及当时国内实际情况，在我国胎儿心脏介入治疗疾病病种、手术指征及治疗时机、技术操作规范及麻醉等问题方面达成初步共识，发布了《胎儿结构性心脏病介入治疗专家指导意见（2019年制定）》[14]。

4.2 产时心脏外科治疗

产时心脏外科治疗主要指对依赖胎儿循环维持的心脏疾病，在行剖宫产时维持胎盘循环，同时行心脏手术治疗，具体疗法包括：对胎儿恶性心律失常实施心外膜起搏器植入术；对因心脏大血管受压导致的血流动力学不稳定，施行心包减压或压迫肿物摘除；对导致出生后立即呼吸循环衰竭的复杂心脏畸形，必要时可施行体外膜肺氧合（extracorporeal membrane oxygenation，ECMO）支持或心脏畸形矫治术。2015年，广东省人民医院完成了国内首例胎儿产时心脏外科手术，为1例32周右心房肿瘤合并大量心包积液的胎儿，在行剖宫产不断脐的情况下成功进行了心包切开引流术，两周后为该患儿顺利完成了右房肿瘤切除术[15]。目前，产时心脏外科治疗仍处于探索阶段。

5 出生后诊断

所有产前诊断为先心病的胎儿在出生后应尽早复查心脏超声，必要时需行心脏计算机体层成像（computed tomography，CT）或磁共振成像（magnetic resonance imaging，MRI）检查。尤其是大动脉转位、完全性肺静脉异位引流、主动脉弓离断、肺动脉瓣闭锁/室间隔完整等需在新生儿期进行手术的复杂重症先心病者，出生后应尽快检查。

6 新生儿期治疗

6.1 内科治疗

对于动脉导管依赖型先心病，如经皮血氧饱和度<80%，静滴前列腺素E以维持动脉导管开放；对于动脉导管非依赖型先心病，出现严重低氧血症或高碳酸血症时，给予分级辅助呼吸；对于心力衰竭，给予强心、利尿、扩血管等处理。

6.2 介入治疗

新生儿期介入治疗可以有效地避免新生儿早期外科开胸手术创伤大、住院时间长、需要体外循环等情况发生。新生儿期介入治疗主要包括：对完全型大动脉转位/室间隔完整并限制性房间隔沟通行房间隔球囊扩张术，对重度肺动脉瓣狭窄或肺动脉瓣闭锁行肺动脉瓣球囊扩张术，对重度主动脉瓣狭窄行主动脉瓣球囊扩张术，对动脉导管依赖型先心病行动脉导管支架植入术，对法洛四联症合并严重的肺动脉发育不良行右心室流出道支架植入术，对早产儿或极低出生体重儿行动脉导管封堵术，等等。目前新生儿经皮肺动脉瓣球囊扩张术基本没有体重限制[16]，广东省人民医院接受经皮肺动脉瓣球囊扩张术的患儿中最低体重为1.9 kg。

6.3 外科治疗

需要在新生儿期进行心脏外科手术的主要病种包括：完全型大动脉转位/室间隔完整、伴限制型室间隔缺损的完全型大动脉转位、完全性肺静脉异位引流、主动脉弓离断或重度缩窄、室间隔完整型肺动脉闭锁或重度狭窄、新生儿型三尖瓣下移畸形、左心发育不良综合征，以及大量左向右分流导致循环不稳定的室间隔缺损和动脉导管未闭、严重缺氧的复杂重症先心病需行分流术、严重缓慢性心律失常导致循环不稳定等。

7 婴幼儿先心病治疗新进展

对无须在新生儿期进行手术治疗的患儿，需定期随访、评估，大部分可在婴幼儿时期接受介入治疗或者外科手术以获得根治。

7.1　介入治疗

先心病中约70%为简单先心病，如室间隔缺损、房间隔缺损、动脉导管未闭、肺动脉瓣狭窄等，预后良好，可随诊观察，大部分可择期接受介入治疗。目前心脏介入治疗使用的器械是不可降解的金属材料，会永久存留在人体内，有可能造成镍过敏、心脏磨蚀、房室传导阻滞、血栓形成等远期并发症。广东省人民医院率先在国内提出了"有介入无植入，有植入无残留"的介入治疗新理念，在介入治疗器械研制方面占据领先地位。目前以生物可降解材料为骨架的全生物可降解心血管病介入器械成为研究热点，该院研制的可降解介入器械包括可降解室间隔缺损封堵器、可降解房间隔缺损封堵器（图2）、可降解肺动脉支架、可降解肺动脉瓣膜系统等[17-19]，其中可降解室间隔缺损封堵器已经上市并

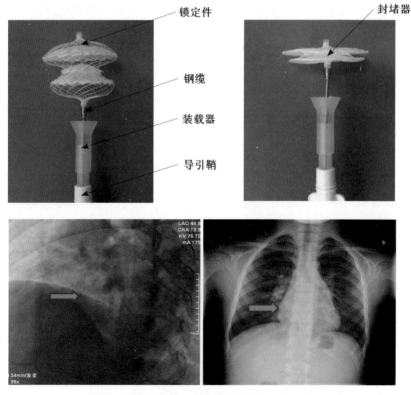

图2　可降解房间隔缺损封堵器及其应用示例

应用于临床。可降解材料的介入器械可能在不久的将来会取代金属材料的介入器械，从而改善接受心脏介入治疗患儿的远期预后。

7.2　外科手术

复杂先心病往往需要在婴幼儿期进行外科手术治疗，但是复杂先心病具有非常强的异质性，诊治难度大。广东省人民医院先心病外科运用大数据技术构建先进的先心病辅助诊疗系统，并建立全国首家心血管医学3D打印实验室，将3D打印技术（图3）、虚拟现实和混合现实等技术应用于复杂先心病的诊疗中，使医生更加直观地了解复杂先心病患儿个体化心血管解剖学结构，弥补了常规影像检查的不足，改变了以往复杂心脏手术仅靠主刀医生经验和临场判断的状况。主刀医生可通过上述技术为患儿定制个性化、精确化的手术方案，缩短手术时间，大大提高复杂手术的成功率。

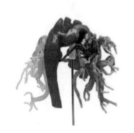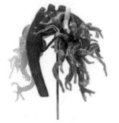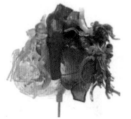

图3　3D打印心脏模型

8　随访及全生命周期管理

建议先心病患儿在先心病专科门诊定期复诊，术后1个月、3个月、6个月、1年及之后的每一年行心脏超声和心电图检查，必要时行心肺功能试验、心导管、心脏CT或MRI等检查，根据检查结果，制订进一步的诊疗方案。

先心病患者无论是否接受过治疗，都可能在不同年龄阶段面临各种不同的健康问题，且我国正步入老龄化社会，先心病逐渐由以儿童患者为主的疾病转变为以成人患者为主、需要临床多学科共同管理的慢性病，因此进行覆盖全生命周期的先心病终生管理势在必行。广东省人民医院在国内率先成立成人先心病内、外科病区，举办成人先心病论坛，在全国普及成人先心病专业概念与诊疗共识，已形成国内领先、覆盖胎儿至成人的多学科先心病综合治疗模式，为全年龄段先心病患者提供高质量的医疗服务。2023年，广东省人民医院与上海儿童医学中心、中国医学科学院阜外医院、北京安贞医院等国内知名心脏中心开展合作，提出构建先心病患者全生命周期医疗服务模式，并在《柳叶刀–儿童青少年健康》（*The Lancet Child & Adolescent Health*）发表《改善先天性心脏病的终身管理和远期预后——实现全生命周期健康的承诺》（Improving long-term care and outcomes of congenital heart disease：fulfilling the promise of a healthy life）[20]。

9 先心病产前产后"一体化"诊疗模式整体运行流程

先心病产前产后"一体化"诊疗模式整体运行流程如图4所示。

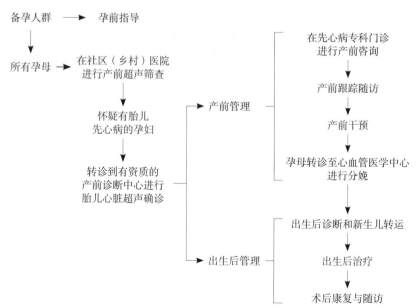

图4 先心病产前产后"一体化"诊疗模式整体运行流程

先心病产前产后"一体化"诊疗模式以心血管医学中心为基点，整合不同层级医疗机构多学科协作团队，使先心病孕前指导—产前筛查、诊断、咨询、干预—出生后诊断、治疗、康复、随访等各个环节无缝衔接，使我国先心病的诊疗从产中、产后移至产前，实现了先心病早期诊断、优化治疗及全生命周期管理，提高了复杂重症先心病的救治率、治愈率及长期存活率，极大地改善了先心病患儿的预后。该模式具有较高的安全性、有效性及群体可接受性，是适合我国国情的先心病早期干预模式[21]。

参考文献

[1] 潘微，周成斌，张智伟，等. 胎儿先天性心脏病产前诊断与生后治疗一体化模式的探讨[J]. 中华小儿外科杂志，2012，33（8）：561-564.

[2] 申俊君，庞程程，杨柳青，等. 心脏出生缺陷胎儿产前诊断与分级咨询后的随访研究[J]. 中华妇产科杂志，2022，57（4）：278-283.

[3] 陈寄梅，庄建，刘小清，等. 先天性心脏病产前产后"一体化"诊疗模式中国专家共识[J]. 中国心血管病研究，2022，20（2）：97-103.

[4] 广东省人民医院，广东省心血管病研究所，广东优生优育协会先天性心脏病专业委员会. 广东省胎儿心脏超声检查技术规范[J]. 国际医药卫生导报，2015，21（5）：739-740.

[5] 广东省预防医学会出生缺陷预防与控制专业委员会，中华医学会儿科分会心血管病学组胎儿心脏病协作组. 胎儿超声心动图检查技术规范（2021版）[J]. 岭南心血管病杂志，2022，28（4）：282-286.

[6] 广东省人民医院，广东省心血管病研究所，广东优生优育协会先天性心脏病专业委员会. 广东省胎儿先天性心脏病产前咨询规范[J]. 国际医药卫生导报，2015，21（7）：1033-1036.

[7] 广东省预防医学会出生缺陷预防与控制专业委员会，中华医学会儿科分会心血管病学组胎儿心脏病协作组. 胎儿先天性心脏病产前咨询规范（2021版）[J]. 岭南心血管病杂志，2022，28（4）：379-382.

[8] MAXWELL D, ALLAN L, TYNAN M J. Balloon dilatation of the aortic valve in the fetus：a report of two cases[J]. British Heart Journal，1991，65：256-258.

[9] 布泰拉 G，奇塔姆 J，佩德拉 C A C，等. 先天性心脏病胎儿治疗与复合技术[M]. 庄建，潘微，张智伟，译. 上海：世界图书出版公司，2020.

[10] HOGAN W J, GRINENCO S, ARMSTRONG A, et al. Fetal cardiac intervention for pulmonary atresia with intact ventricular septum：international fetal cardiac intervention registry[J]. Fetal Diagnosis and Therapy，2020，47（10）：731-739.

［11］ TWORETZKY W，WILKINS-HAUG L，JENNINGS R W，et al. Balloon dilation of severe aortic stenosis in the fetus: potential for prevention of hypoplastic left heart syndrome：candidate selection，technique，and results of successful intervention ［J］. Circulation，2004，110（15）：2125-2131.

［12］ 庞程程，潘微，张智伟，等. 室间隔完整的严重肺动脉瓣狭窄或闭锁胎儿心脏介入治疗二例［J］. 中华儿科杂志，2018，56（6）：445-450.

［13］ PANG C C，ZHOU C B，ZHANG Z W，et al. Fetal pulmonary valvuloplasty in fetuses with right ventricular outflow tract obstructive disease：experience and outcome of the first five cases in China ［J］. Pediatric Cardiology，2021，42（2）：304-348.

［14］ 中华医学会儿科学分会心血管学组，中华医学会儿科学分会心血管学组新生儿心脏病协作组，《中国实用儿科杂志》编辑委员会. 胎儿结构性心脏病介入治疗专家指导意见（2019年制定）［J］. 中国实用儿科杂志，2019，34（6）：458-460.

［15］ 庞程程，潘微，庄健，等. 胎儿右心房血管瘤的产前诊断并治疗一例［J］. 中华围产医学杂志，2017，20（1）：7-9.

［16］ 中国医师协会儿科医师分会先天性心脏病专家委员会，中华医学会儿科学分会心血管学组，《中华儿科杂志》编辑委员会. 儿童常见先天性心脏病介入治疗专家共识［J］. 中华儿科杂志，2015，53（1）：17-24.

［17］ LI Y F，XIE Y M，LI B N，et al. Initial clinical experience with the biodegradable Absnow[TM] device for percutaneous closure of atrial septal defect：a 3-year follow up ［J］. Journal of Intervention Cardiology，2021，2021（Pt.1）：493-502.

［18］ LI Y F，XIE Y M，CHEN J，et al. Initial experiences with a novel biodegradable device for percutaneous closure of atrial septal defects：from preclinical study to first - in - human experience ［J］. Catheterization and Cardiovascular Intervention，2020，95（2）：282-293.

［19］ LI B N，XIE Z F，WANG Q S，et al. Biodegradable polymeric occluder for closure of atrial septal defect with interventional treatment of cardiovascular disease ［J］. Biomaterials，2021，274：120851.

［20］ SU Z H，ZHANG Y T，CAI X M，et al. Improving long-term care and outcomes of congenital heart disease：fulfilling the promise of a healthy life ［J］. The Lancet Child & Adolescent Health，2023，7（7）：502-518.

［21］ ZHANG Y Y，WANG J Y，ZHAO J X，et al. Current status and challenges in prenatal and neonatal screening，diagnosis，and management of congenital heart disease in China ［J］. The Lancet Child & Adolescent Health，2023，7（7）：479-489.

先天性心脏病相关肺动脉高压诊治进展

■ 潘宝全 霍煜惠
（澳门镜湖医院）

肺动脉高压（pulmonary hypertension，PH）是指海平面、静息状态下，经右心导管检查测定肺动脉平均压≥25 mmHg[1]，或运动状态下肺动脉平均压>30 mmHg。肺动脉高压可分为五大类，包括动脉型肺动脉高压（pulmonary arterial hypertension，PAH）、左心疾病相关肺动脉高压、肺部疾病肺动脉高压、慢性血栓栓塞性肺动脉高压、其他不明原因的肺动脉高压[2]。

先天性心脏病相关性肺动脉高压（pulmonary arterial hypertension associated congenital heart disease，PAH-CHD）是动脉型肺动脉高压的亚分类，是由各种左向右（体循环–肺循环）分流型先天性心脏病（我国肺动脉高压最常见的原因）引起的肺动脉高压。研究显示，3%～10%先天性心脏病患者会发生肺动脉高压[3-4]。PAH-CHD患者由于体–肺分流引起的血流量及压力增加，持续暴露于肺血管，可能导致肺阻塞性动脉病变，进而导致肺血管阻力增加、肺血管重构，当肺血管阻力接近或超过体循环阻力时，将出现双向或右向左分流（艾森门格综合征）[5]，从而丧失手术的机会。

随着对肺动脉高压的深入研究和各种诊疗技术的改进，PAH-CHD的诊治取得了长足进展，本文结合近年来PAH-CHD的诊治进展，对该类疾病的诊治进行综述，旨在为PAH-CHD的诊治提供参考。

1　诊断与评估

PH起病隐匿，患者一般表现为劳力性呼吸困难、疲劳、心悸、晕厥、胸痛等非特异性症状。随着病情进展，上述症状可在静息时或轻微活动后出现。常见的体征包括第二心音亢进、颈静脉怒张，随着右心室功能下降，可出现下肢水肿、腹胀和腹水。当怀疑存在PH时，需详细采集患者病史并对患者进行体格检查，完善实验室检查、胸片、心电图、超声心动图、胸部计算机体层血管成像（CT angiography，CTA）、心导管等检查，以排除其他原因导致的PH（如左心疾病、肺部疾病、肺动脉阻塞性病变、特发性肺动脉高压等）来明确诊断，如图5所示。

1.1　超声心动图

超声心动图是PH诊断的一线检查，操作简便，可根据静息状态下超声心动图测量的三尖瓣反流峰值流速（tricuspid regurgitation peak velocity，TRV）和其他指标评估诊断PH的可能性（表5、表6）[7-8]。

表5　TRV评估诊断PH的可能性

TRV/（$m \cdot s^{-1}$）	存在其他提示PH征象的UCG参数	PH的可能性
≤2.8或测不出	无	低
≤2.8或测不出	有	中
2.9～3.4	无	中
2.9～3.4	有	高
>3.4	不需要	高

表6　其他用于评估PH征象的UCG参数

A：心室	B：肺动脉	C：下腔静脉和右心房
右心室与左心室内径比>1.0	多普勒右心室流出道加速时间<105 ms，和/或收缩中期切迹	下腔静脉直径>21 mm伴吸气时塌陷（深吸气时塌陷率<50%或平静呼吸时塌陷率<20%）
室间隔扁平（收缩期和/或舒张期左心室偏心指数>1.1）	舒张早期肺动脉反流速度>2.2 m/s　主肺动脉直径>25 mm	收缩末期右心房面积>18 cm^2

注：至少满足A、B、C三类指标中的两项，方可说明存在提示PH征象的UCG参数。

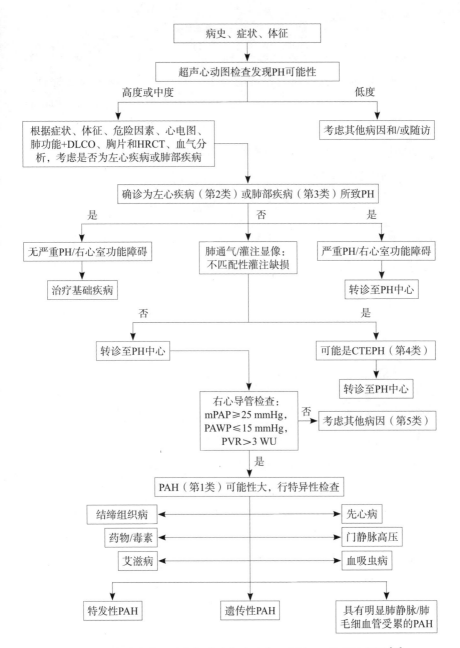

图5 中国肺动脉高压诊断与治疗指南（2021版）PH诊断流程图[6]

注：DLCO为一氧化碳弥散量；HRCT为高分辨率CT；CTEPH为慢性血栓栓塞性肺动脉高压；mPAP为肺动脉平均压；PAWP为肺动脉楔压；PVR为肺血管阻力；1 mmHg＝0.133 kPa。

1.2 右心导管检查

右心导管检查（right heart catheterization，RHC）是确诊PAH-CHD的金标准，也是判断患者能否手术治疗和预后的最重要检查方法。其可直接测量心脏各腔室和大血管腔内压力，获取血标本以测量血氧含量，通过计算肺循环血流量与体循环血流量比值（Qp/Qs）、肺血管阻力（PVR）、肺血管阻力与体循环阻力比值（Rp/Rs）等指标来判断PAH严重程度（表7），并衡量手术指征。

表7 PAH严重程度分级

指标	正常	轻度	中度	重度
sPAP/mmHg	15～30	30～40	40～70	＞70
mPAP/mmHg	10～20	21～36	37～45	＞45
PVR/WU	2.5～3.75	3.75～7	7～10	＞10
Qp/Qs	≤0.3	0.3～0.45	0.45～0.75	＞0.75
Rp/Rs	≤0.3	0.3～0.45	0.45～0.75	＞0.75

注：sPAP为肺动脉收缩压。

根据体–肺分流程度，可将PAH-CHD分为动力型和阻力型两期。①动力型PAH期：患者存在PAH，但肺血管尚未发生严重病变，关闭缺损之后肺动脉压力可降至正常。②阻力型PAH期：肺血管已发生不可逆病变，关闭缺损后肺动脉压力不能降至正常甚至反而升高。根据《2015年先天性心脏病相关性肺动脉高压诊治中国专家共识》，以Qp/Qs作为区分动力型和阻力型PAH的标准，即Qp/Qs＞1.5时提示患者进入动力型PAH期，Qp/Qs≤1.5时提示患者已进入阻力型PAH期。当PVR明显增高（＞8 WU），即使Qp/Qs＞1.5，也不排除阻力型PAH的可能，建议行急性肺血管扩张试验（acute pulmonary vasodilator test，AVT）判断患者是否尚处于动力型PAH期[9]。

1.3 急性肺血管扩张试验

该试验通过吸入特异性肺血管扩张剂来评价肺血管反应性和病变严重程度，包括吸氧试验和扩张血管药物试验。目前国内用于急性肺血管扩张试验的药物包括一氧化氮（nitric oxide，NO）、伊洛前列素、依前列醇和腺苷（表8）。其中静脉用腺苷患者耐受性差，已很少使用。

表8 急性肺血管扩张试验的药物及其使用方法

药物	使用方法	半衰期	剂量范围	剂量调整方法
依前列醇	静脉注射	3 min	2～12 ng/（kg·min）	每10 min增加2.0 ng/（kg·min），直到达到靶剂量
腺苷	静脉注射	5～10 s	50～350 μg/（kg·min）	每2 min增加50 μg/（kg·min），直到达到靶剂量或出现不能耐受的不良反应
一氧化氮	吸入	15～30 s	10～20 ppm	持续吸入10～15 min
伊洛前列素	吸入	30 min	20 μg	持续吸入5 min

注：AVT阳性的标准为mPAP下降幅度≥10 mmHg且绝对值降至40 mmHg以下，心输出量不变或增加；ppm为百万分比浓度。

2 治疗

2.1 手术治疗

对于动力型PAH患者，关闭缺损是解决PAH的根本方法，应进行缺损的修补或介入封堵治疗。目前对于缺损手术指征尚无统一标准，欧洲心脏病学会（European Society of Cardiology，ESC）和欧洲呼吸学会（European Respiratory Society，ERS）联合推出的指南认为PVR<2.3 WU或肺血管阻力指数（PVRI）<4.6 WU·m^{2}为手术指征，而PVR>4.6 WU或PVRI>8 WU·m^{2}则为手术禁忌。Lopes等[10]专家则认为PVRI<6 WU·m^{2}且Rp/Rs<0.3是良好的手术适应证，未达到以上标准者建议进行AVT判断肺血管反应，当PVRI下降20%，Rp/Rs下降20%，或者试验后PVRI<6 WU·m^{2}或Rp/Rs<0.3，也可以考虑封堵或修补缺损。

2.2 药物治疗

药物治疗主要针对不能进行手术治疗的阻力型PAH患者或直接关闭缺损危险性大的PAH–CHD患者。既往常规肺动脉高压治疗包括洋地黄类（地高辛）药物、利尿剂、抗凝、氧疗治疗等。但研究显示接受常规肺动脉高压治疗的儿童患者生存率很低：治疗1年仅有45%的儿童患者存活，治疗2年生存率降至34%，治疗4年生存率仅29%[11]。随着PAH发病分子机制研究的进展，多种靶向治疗药物相继问世，研究表明靶向药物在患者中具有较好的安全性和有效性[12-13]。目前已获批的PAH治疗药物包括[14]：

（1）5型磷酸二酯酶抑制剂（phosphodiesterase type 5 inhibitor，PDE5i）。5型磷酸二酯酶抑制剂主要包括西地那非、伐地那非和他达拉非，其可通过抑制5型磷酸二酯酶，减少环磷酸鸟苷的降解，从而引起肺血管扩张。研究显示，西地那非可改善患者的6 min步行试验结果、世界卫生组织（WHO）心功能分级和肺动脉平均压。

（2）可溶性鸟苷酸环化酶（soluble guanylate cyclase，sGC）激动剂。可溶性鸟苷酸环化酶激动剂（如利奥西呱）能启动鸟苷酸环化酶，促进环磷酸鸟苷合成，从而引起血管扩张。利奥西呱和PDE5i可导致严重低血压，应避免同时使用。

（3）内皮素受体拮抗剂（endothelin receptor antagonist，ERA）。内皮素1是一种内源性血管收缩调节因子，PAH患者的肺血管中存在内皮素1过度表达。内皮素受体拮抗剂（如波生坦、安立生坦、马昔腾坦）可通过阻断内皮素受体，抑制血管收缩、推迟疾病进展。

（4）前列环素（prostaglandin I2，PGI2）类药物。前列环素是一种由内皮细胞产生的内源性血管舒张因子，人工合成的前列环素类似物，如依前列醇、曲前列环素和伊洛前列素，可舒张血管。研究证实，依前列醇可降低患者死亡率。此外，司来帕格是一种口服、选择性前列环素受体激动剂，可推迟疾病进展。

靶向药物使用前需对患者进行风险分层评估（表9），对于低风险患者，首选ERA或PDE5i单药治疗，中风险患者则推荐使用联合药物治疗，对于高风险患者，推荐使用包含静脉用前列环素类似物的联合用药方案。靶向药物治疗3～6个月后再行右心导管检查来观察血流动力学变化，以确定是否调整治疗方案。

口服联合用药方案包括：①ERA＋PDE5i；②ERA＋PGI2类似物；③PGI2类似物＋PDE5i；④ERA＋sGC激动剂；⑤PGI2类似物＋sGC激动剂[15]。对于在使用最大限度的药物治疗后病情仍然恶化的患儿，则考虑行房间隔造口术、Potts分流术或肺/心肺移植术。

表9 PAH患者的临床风险评估

	指标	低风险	中风险	高风险
A	WHO心功能分级	Ⅰ级、Ⅱ级	Ⅲ级	Ⅳ级
B	6 min步行距离/m	>440	165～440	<165
C	BNP/（ng·L） NT-proBNP/（ng·L） RAP/mmHg	<50 <300 <8	50～300 300～1400 8～14	>300 >1400 >14
D	CI/（L·min^{-1}·m^2） SvO$_2$/%	>2.4 >65	2.1～2.4 60～65	<2.1 <60

注：BNP为B型利钠肽；NT-proBNP为N末端B型利钠肽前体；RAP为右心房压；CI为心脏指数；SvO$_2$为静脉血氧饱和度。低风险，至少符合三项低风险标准且不具有高风险标准；高风险，符合两项高风险标准，其中包括心脏指数或静脉血氧饱和度；中风险，不属于低风险和高风险者均属于中风险。

参考文献

［1］ GALIÈ N, HUMBERT M, VACHIERY J L, et al. 2015 ESC/ERS Guidelines for the diagnosis and treatment of pulmonary hypertension：the Joint Task Force for the diagnosis and treatment of pulmonary hypertension of the European Society of Cardiology（ESC）and the European Respiratory Society（ERS）：endorsed by：Association for European Paediatric and Congenital Cardiology（AEPC），International Society for Heart and Lung Transplantation（ISHLT）［J］. European Heart Journal, 2016, 37（1）：67-119.

［2］ SAHAY S. Evaluation and classification of pulmonary arterial hypertension［J］. Journal of Thoracic Disease, 2019, 11（Suppl 14）：S1789-S1799.

［3］ LOWE B S, THERRIEN J, IONESCU-ITTU R, et al. Diagnosis of pulmonary hypertension in the conginetal heart disease adult population：impact on outcomes［J］. Journal of the American College of Cardiology,

2011, 58（5）: 538-546.

［4］ VAN RIEL A C M J, SCHUURING M J, VAN HESSEN I D, et al. Contemporary prevalence of pulmonary arterial hypertension in adult conginetal heart disease following the updated clinical classification［J］. International Journal of Cardiology, 2014, 174（2）: 299-305.

［5］ BEGHETTI M, GALIÈ N. Eisenmenger syndrome: a clinical perspective in a new therapeutic era of pulmonary arterial hypertension［J］. Journal of the American College of Cardiology, 2009, 53（9）: 733-740.

［6］ 中华医学会呼吸病学分会肺栓塞与肺血管病学组，中国医师协会呼吸医师分会肺栓塞与肺血管病工作委员会，全国肺栓塞与肺血管病防治协作组，等. 中国肺动脉高压诊断与治疗指南（2021版）［J］. 中华医学杂志，2021, 101（1）: 11-51.

［7］ RUDSKI L G, LAI W W, AFILALO J, et al. Guidelines for the echocardiographic assessment of the right heart in adults: a report from the American Society of Echocardiography endorsed by the European Association of Echocardiography, a registered branch of the European Society of Cardiology, and the Canadian Society of Echocardiography［J］. Journal of the American Society of Echocardiography, 2010, 23（7）: 685-713.

［8］ LANG R M, BADANO L P, MOR-AVI V, et al. Recommendations for cardiac chamber quantification by echocardiography in adults: an update from the American Society of Echocardiography and the European Association of Cardiovascular Imaging［J］. European Heart Journal Cardiovasc Imaging, 2015, 16（3）: 233-270.

［9］ 中国医师学会心血管内科医师分会. 2015年先天性心脏病相关性肺动脉高压诊治中国专家共识［J］. 中国介入心脏病学杂志，2015, 23（2）: 61-69.

［10］ LOPES A A, O'LEARY P W. Measurement, interpretation and use of haemodynamic parameters in pulmonary hypertension associated with congenital cardiac disease［J］. Cardiology in the Young, 2009, 19（5）: 431-435.

［11］ BARST R J, MAISLIN G, FISHMAN A P. Vasodilator therapy for primary pulmonary hypertension in children［J］. Circulation, 1999, 99（9）: 1197-1208.

［12］ BEGHETTI M, CHANNICK R N, CHIN K M, et al. Selexipag treatment for pulmonary arterial hypertension associated with congenital heart disease after defect correction: insights from the randomised controlled GRIPHON study ［J］. European Journal of Heart Failure, 2019, 21（3）: 352–359.

［13］GALIÈ N, BARBERÀ J A, FROST A E, et al. Initial use of Ambrisentan plus Tadalafil in pulmonary arterial hypertension ［J］. The New England Journal of Medicine, 2015, 373（9）: 834–844.

［14］RUOPP N F, COCKRILL B A. Diagnosis and treatment of pulmonary arterial hypertension: a review ［J］. JAMA, 2022, 327（14）: 1379–1391.

［15］DOS SANTOS FERNANDES C J C, HUMBERT M, SOUZA R. Challenging the concept of adding more drugs in pulmonary arterial hypertension ［J］. European Respiratory Journal, 2017, 50（3）: 1701527.

儿童慢性心力衰竭诊疗新进展

■ 洪钿　胡燕　郑贵浪　郭予雄　王树水
［广东省人民医院（广东省医学科学院）］

　　心力衰竭简称心衰，是由心脏结构或功能损害引起的心室充盈或射血能力降低的复杂临床综合征。美国纽约心脏病学会（NYHA）心功能分级用于描述症状期或进展期心衰患者的心功能，在临床实践中广泛用于评估治疗反应。

1　心衰的分类：基于左室射血分数

　　左室射血分数（left ventricular ejection fraction，LVEF）是心衰的重要临床参数，通常由超声心动图或心脏核磁共振检查获得。大多数临床试验都是根据LVEF来对HF进行分类（表10）。射血分数保留的心衰（HF with preserved LVEF，HFpEF）至少占据了HF患者的50%，而且它的患病率在逐渐上升。射血分数轻度降低的心衰（HF with mildly reduced LVEF，HFmrEF）通常是射血分数降低的心衰（HF with reduced LVEF，HFrEF）患者心功能的动态变化阶段，因此，HFmrEF患者定期复测LVEF非常重要。HFpEF和HFmrEF的诊断在临床上具有一定的挑战，需要综合更多的心功能不全观察指标，如利钠肽水平、自发/负荷诱发的左室充盈压升高等。利钠肽水平升高支持HFpEF或HFmrEF诊断，但正常水平并不能排除诊断。对于曾经符合HFrEF诊断，但是经过治疗后LVEF得到改善的患者，即使LVEF已经超过50%，仍将他们的患病类型归类为射血分数改善的心衰（HF with improved LVEF，HFimpEF）[1]。

表10 基于LVEF的HF分类

类别	分类标准
HFrEF	LVEF ≤ 40%
HFimpEF	基线LVEF ≤ 40%，治疗后LVEF较前增加至少10%且>40%
HFmrEF	41% ≤ LVEF ≤ 49% 左室充盈压升高：BNP/NT-proBNP水平升高、血流动力学检查结果
HFpEF	LVEF ≥ 50% 左室充盈压升高：BNP/NT-proBNP水平升高、血流动力学检查结果

2 慢性心衰的4期分级系统

美国心脏协会（AHA）、美国心脏病学会（ACC）和美国心力衰竭协会（HFSA）联合发布的《2022年AHA/ACC/HFSA心力衰竭管理指南》将心衰风险期和无症状心衰纳入管理，并将心衰分为4期，强调了心衰的发生、发展和进展（表11）。4期分级对应着不同的治疗策略和选择，与远期预后和生存率息息相关[1]。

表11 心衰4期分级系统的定义及适用于儿童的情况列举

分级	定义	情况列举
Stage A：具有心衰风险	患者具有心衰风险，但尚无心衰症状或体征，且没有心脏结构改变和生物标志物改变的证据	暴露于心脏毒性物质（肿瘤放射治疗和化学治疗、脓毒症心肌病、尿毒症心肌病等），具有明确的心肌病相关基因变异或具有心肌病家族史，患有肌营养不良、线粒体病、遗传代谢疾病、早期肺动脉高压等
Stage B：心衰前期、无症状期	患者无心衰症状或体征，但至少存在下列一种情况：心脏结构或功能异常、利钠肽水平升高、心肌肌钙蛋白水平升高	结构性心脏病（先天性心脏畸形、瓣膜病等），其他疾病引起的心脏结构或功能改变，包括心腔扩大、室壁肥厚、室壁运动异常、左/右心室收缩/舒张功能障碍、急性心肌炎等
Stage C：症状期	患者目前或既往存在由心脏结构或功能异常引起的心衰症状或体征，包括初发症状，或经过治疗后症状改善的情况	Stage B ＋ 心衰症状体征：呼吸困难、端坐呼吸、活动耐量下降、乏力疲劳、踝部水肿、颈静脉充盈、肝颈征阳性、奔马律等
Stage D：进展期、终末期	尽管接受了标准药物治疗，仍然因为反复心衰症状加重而住院，休息时即有症状，严重影响日常生活	需要升级干预措施来维持基本生活：药物持续静脉泵入、体外膜肺氧合支持、心脏移植等

3　Stage A：具有心衰风险

Stage A心衰的管理目标是预防或延缓心衰的发生。《2022年AHA/ACC/HFSA心力衰竭管理指南》对Stage A心衰群体提出了包括饮食、运动、体重管理、血压血糖风险因素控制等一级预防策略。由于疾病风险谱的差异，Stage A儿童心衰的一级预防，需要对心衰的风险因素做出更细致的判断，包括心脏毒性物质或心肌损害物质，如脓毒症心肌病、尿毒症心肌病、药物损伤相关心肌病等。对于心衰高风险的住院患者，筛查其B型利钠肽水平并进行协同管理，可降低左心室收缩/舒张功能障碍和心衰的发生率[2]。

3.1　遗传性心肌病的筛查

对于一级亲属罹患心肌病的儿童有必要进行基因检测和基因筛查。具有阳性家族史的心肌病患者，基因变异的发生率高达40%。扩张型心肌病伴有传导性疾病或室性心律失常的情况时，需要关注结节病和致心律失常性心肌病，这些患者及其家属有很高的猝死风险。基因检测有助于疾病的风险分层并影响治疗决策，如是否应用植入型心律转复除颤器（ICD）作为猝死的一级预防策略，肥厚型心肌病和桥粒蛋白变异心肌病的运动限制策略。同一基因变异后在不同的家族成员中可以呈现出不同的表型，包括扩张型心肌病（dilated cardiomyopathy，DCM）、肥厚型心肌病和限制型心肌病（restrictive cardiomyopathy，RCM），最常见的致病性变异情况是结构蛋白片段缺失。核纤层蛋白A/C致病变异与传导阻滞、房性或室性心律失常相关，这些表型可能比心衰的发生进展更快。桥粒蛋白基因突变不管是起源于左心室还是右心室，均与致心律失常性心肌病相关。存在与猝死风险相关的致病变异为应用ICD作为一级预防策略增添了更加充分的理由。基因变异先证者的所有一级亲属应定期接受超声心动图和心电图筛查。提示遗传性心肌病的临床表型举例见表12。

表12 提示遗传性心肌病的临床表型举例

表型种类	患者或一级亲属表型
心脏形态改变	左心室明显肥厚、左心室心肌致密化不全、右心室壁变薄
心电图改变	异常高或低电压，异常传导、复极等
心律失常	频发室性早搏或非持续性室性心动过速； 持续性室性心动过速或室颤； 早发房颤、早发传导异常疾病
其他特征	骨骼肌肉病； 神经疾病：脑瘫、癫痫； 皮肤特征变化：神经纤维瘤病； 多器官系统异常：先天性耳聋等

3.2 肌营养不良

杜氏肌营养不良症和Becker肌营养不良症，是由肌萎缩蛋白异常引起的神经肌肉疾病，多于儿童期发病，是Stage A心衰儿童患者的常见病症。虽然肌营养不良的主要表现是骨骼肌无力，但DCM的发病率随着年龄的增长而增加。患有杜氏肌营养不良症的男童中，50%在10岁后出现心脏受累，90%在18岁后出现心功能障碍。根据《儿童心肌病的治疗策略：美国心脏协会的科学声明》建议，肌营养不良患者应在青春期前开始使用血管紧张素转化酶抑制剂（angiotensin converting enzyme inhibitor，ACEI）进行治疗。研究表明，ACEI可延缓肌营养不良患者DCM的进展，提高其生存率，降低其心衰住院率；早期使用盐皮质激素受体拮抗剂（mineralocorticoid receptor antagonist，MRA）也可稳定心功能，减缓进行性左心室收缩功能障碍；反义寡核苷酸可以治疗70%的肌营养不良。但它们均不是针对心肌病的特异治疗药物，对于是否能够改善心脏结局尚不清楚。腺相关病毒基因治疗理论上可以用于治疗所有类型的肌营养不良，亦可采用心肌组织特异的启动子，提高肌萎缩蛋白的局部表达[2]。

3.3 肿瘤相关心肌病和心衰

所有经历过心脏毒性相关肿瘤治疗的儿童都属于Stage A心衰患者。肿瘤治疗的心血管并发症多样，包括各种类型的心肌病

（DCM、RCM等）、瓣膜病、血管功能障碍等，其中，心肌损害和心衰是影响肿瘤治疗效果和临床结局的常见情况。与肿瘤治疗相关的心脏毒性高风险因素包括大剂量蒽环类药物、心脏的放射治疗（简称放疗）、年龄小、女性等。嵌合抗原受体T细胞免疫治疗（chimeric antigen receptor T-cell immunotherapy，CAR-T）容易诱发细胞因子释放综合征，导致心肌损伤。免疫检查点抑制剂治疗主要与免疫相关心肌炎和心肌损伤有关。

临床医生越来越关注Stage A的存在，对心脏毒性高风险的接受肿瘤治疗的儿童开始密切监测其血压、心功能和心包积液。然而，目前的证据暂不支持对无症状的肿瘤相关心脏病儿童进行标准心衰治疗，主要还是强调风险因素管理。心脏保护药物正在开发和研究中。右雷佐生，有明确证据可以预防蒽环类相关心肌病。2017年，欧洲药品管理局批准，对预期接受剂量＞300 mg/m^{2}阿霉素，或同等累积剂量的蒽环类药物的儿童，使用右雷佐生进行心肌保护治疗[2]。

4　Stage B：心衰前期或无症状期

Stage B又称心衰前期（pre-HF）或无症状期，是心脏已经发生结构和功能改变，但患者无临床症状的时期。与成人不同的是，儿童Stage B很短，容易被忽视。Stage B的发现依赖于对Stage A患者的密切随访和追踪。美国心脏协会建议，DCM一级亲属儿童的心脏疾病筛查频率为：0—5岁每年1次，6—12岁每1～2年1次，13—19岁每1～3年1次，20—50岁每2～3年1次，50岁以上每5年1次。Stage B的管理目标是预防临床心衰或心衰症状的发生。通常来说，所有针对Stage A的管理和治疗都应当延续到Stage B。对于LVEF≤40%的患者，开始延缓心肌重构治疗，以预防症状发生，降低其死亡率[2]。

5　Stage C：症状期

Stage C即在Stage B的基础上出现心衰症状，是经典NYHA分型的开始。目前大部分临床药物研究和建议都是基于Stage C及以上的患者。

5.1 指南推荐的药物治疗

成人心衰的药物治疗在过去几年中不断发展，"新药物-新证据"日新月异，主要应用于Stage C。Stage C心衰儿童的药物治疗，目前缺乏大样本的随机对照临床试验结果作为证据，主要是参考成人的指南推荐药物治疗（guideline-directed medical therapy，GDMT）方案。相应的儿童临床试验也是参考成人的设计研究，改变对象人群，探究其在儿童中的治疗效果和临床结局。目前慢性心衰的药物治疗包括：血管紧张素转化酶抑制剂（ACEI）、血管紧张素受体阻滞药（angiotensin receptor blockers，ARB）、血管紧张素受体脑啡肽酶抑制剂（angiotensin receptor-neprilysin inhibitors，ARNI）、β受体阻滞剂（β-blocker）、盐皮质激素受体拮抗剂（MRA）、伊伐布雷定、地高辛、利尿剂、钠-葡萄糖协同转运蛋白2抑制剂（sodium-glucose cotransporter-2 inhibitors，SGLT2i）、维立西呱等[3]。

（1）利尿剂。对于Stage C心衰伴有液体潴留的患者建议使用利尿剂以减轻充血和改善症状。袢利尿剂（呋塞米、托拉塞米）是大部分心衰患者的首选药物。轻中度液体潴留患者可使用噻嗪类利尿剂。对于有液体潴留和循环充血史的患者，例如既往曾有无尿、浮肿、浆膜腔积液等，应考虑长期使用利尿剂以避免或减少症状复发。利尿剂的治疗目标是以最小的药物剂量来消除液体潴留，维持适当的血容量。利尿剂不应单独使用，应与其他药物联合治疗心衰。在利尿剂使用的过程中，电解质紊乱是最常见的副作用，它使心衰的管理更加复杂化。对于儿童心衰患者，尤其伴有纳差、腹泻、稀释性低钠血症等情况时需格外注意。利尿剂抵抗可以通过增大药物剂量、改变注射方式（包括持续维持、弹丸式快推等）或联合使用多种利尿剂等，进行克服。

（2）抑制肾素-血管紧张素-醛固酮系统（RAAS）拮抗剂。在慢性心衰的管理中，RAAS拮抗剂是公认的一线治疗药物，能够降低HFrEF的死亡率，其中ACEI、ARB或ARNI类药物被作为一线推荐。即使是HFpEF，RAAS拮抗剂仍有利于抑制心肌重构，改善远期预后。ACEI在儿童患者中通常作为首选药物，其安全性和有效性已有多年经验和临床试验的证实。ARB通常用于接受ACEI治疗的患者发生持续咳嗽或血管神经性水肿等副作用，以及其他ACEI不耐受的情况。如果NYHA心功能分级为Ⅱ～Ⅲ级的患者已经耐受了ACEI或ARB，可以更换为ARNI。如今，在成人慢性心衰的管理中，ARNI是RAAS拮抗治疗的首选推荐药物。在HFrEF患者发生急性心衰而住院时，建议在患者出院前启动ARNI治疗以简化管理。ARNI是复合型药物，可抑制RAAS和脑啡肽酶，稳定利钠肽系统。因系统性左心室收缩功能不全导致心衰的儿童患者（pediatric patients with heart failure due to systemic left ventricular systolic dysfunction，PANORAMA-HF）试验结果显示，ARNI治疗组较ACEI治疗组利钠肽水平降低。基于该结果，美国食品药品监督管理局（FDA）批准ARNI用于1岁以上心衰儿童的治疗。

（3）β受体阻滞剂。对于当前或既往的HFrEF Stage C患者，除非有禁忌证或明显不耐受，建议选用其中一种β受体阻滞剂进行长期治疗，如比绍洛尔、卡维地洛、琥珀酸缓释美托洛尔，它们均已被证明可降低远期死亡率和住院率。β受体阻滞剂可改善LVEF，减轻心衰症状，改善临床状态，降低发生重大心血管事件的风险。β受体阻滞剂以"低剂量启动-小剂量滴定"进行管理，达到有效且耐受的目标剂量。

（4）盐皮质激素受体拮抗剂（MRA）。HFrEF Stage C患者使用MRA（螺内酯等）可以降低全因死亡率、心衰住院率和猝死事件发生率。肾功能不全和高钾血症患者需要密切监测，肾小球过滤率（eGFR）≤30 mL/（min·1.73 m^2）或血清钾≥5.0 mEq/L是MRA启动的禁忌证。如果治疗期间，在配合其他利尿剂的情况下，患者血清钾无法维持<5.0 mEq/L，则不应长期使用MRA。

（5）其他药物。伊伐布雷定选择性抑制超极化激活阳离子电流（If电流），可降低窦房结自律性，减慢心率，对心室复极

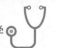

和心肌收缩力无影响。在成人HFrEF Stage C患者中，该药适用于LVEF≤35%、窦性心律、使用β受体阻滞剂最大耐受剂量下休息时心率仍≥70 次/min，或有β受体阻滞剂禁忌证的患者。多项关于心衰儿童的研究显示，对心衰儿童进行基础用药（ACEI/ARB、MRA、β受体阻滞剂）1年以上心率控制不佳的，加用伊伐布雷定，结果显示左室射血分数显著改善，BNP下降，70%患儿基础静息心率下降至少20%[3]。基于这些研究结果，伊伐布雷定成为FDA批准的首个用于6个月以上Stage C心衰儿童的药物。

地高辛用于已规范使用标准的慢性心衰GDMT后，症状仍然没有改善的HFrEF患者，长期使用地高辛可以降低心衰患者的住院率，但是对死亡率并没有显著影响。儿童患者应用地高辛已有长期的经验和临床数据，需要关注血药浓度的稳定和对心律的影响。

维立西呱是口服可溶性鸟苷酸环化酶刺激剂，在成人Stage C心衰中，推荐用于已规范使用标准的慢性心衰GDMT后仍然症状加重的患者，可以降低住院率和心血管死亡风险。维立西呱直接干预NO-鸟苷酸环化酶通路，提高环磷酸鸟苷（cGMP）水平。cGMP对心衰患者有诸多益处，包括血管舒张、改善内皮功能、减轻心肌纤维化和抑制心肌重构。维立西呱在心衰儿童中的获益尚在临床研究中。

SGLT2i最初被作为一种新型降糖药，之后其在治疗慢性心衰中的作用逐步被发掘，包括恩格列净、达格列净。SGLT2i通过抑制钠和葡萄糖重吸收而发挥利尿作用，抑制RAAS，调节心肌细胞糖代谢和能量代谢，调节心肌细胞钠钙水平和离子稳态，抑制心肌重构等。心肌能量产生主要依赖于脂肪酸氧化，其次是葡萄糖、乳酸和酮体[3]。在心衰的时候，葡萄糖氧化和酮体增加，SGLT2i通过增加酮体的生物利用度来改善心脏能量供应。SGLT2i治疗2型糖尿病的临床研究已在儿童和青少年人群中开展，在儿童心衰中尚无研究报道。

5.2 器械干预治疗

器械治疗的选择和干预时机因心衰的程度和心脏基础病的种类而有所不同。为了预防恶性心律失常和心源性猝死，ICD的植入可能会较早启动。体外膜肺氧合的机械循环支持（mechanical circulatory support，MCS）通常是为了维护基本生命支持而采取的心肺替代方法以等候供体移植。

心室辅助装置（ventricular assist devices，VAD）在儿童中的应用发展远不及成人，儿童VAD需要适应不同的年龄，适应与生长发育相对应的循环容量需求，以及适应各种先天性心脏畸形的解剖和生理相对应的改变。VAD在儿童中应用的有效性和安全性，目前尚无级别较高的研究证据支持，大多情况下仍处于超出说明书使用的范畴。

植入型心律转复ICD在儿童中主要是应用于肥厚型心肌病、致心律失常心肌病等具有较高恶性心律失常和心源性猝死风险的情况，患者可能心衰表现并不严重，但是评估猝死风险却很高。心肌病儿童应用ICD作为一级预防的指征是心搏骤停/心源性猝死病史，或不稳定的持续性室性心动过速。当存在下列高危因素时应考虑使用ICD：一级亲属心搏骤停、左心室严重肥厚（≥30 mm）、近期反复心源性晕厥事件、左心室心尖动脉瘤和LVEF降低[4]。

心脏再同步化治疗（CRT）在成人心衰中的成效促使人们开始探索其在儿童心衰中的应用。成人心衰CRT治疗的条件是LVEF≤35%并伴有左束支传导阻滞、QRS波≥150 ms，但这些条件在儿童中并不常见[5]。儿童心衰经常合并解剖结构异常，与手术瘢痕相关的右束支传导阻滞和右心衰竭的发生率高于成人，因此成人CRT治疗的入选标准并不适用于儿童。目前对于儿童CRT治疗尚未有共识形成。CRT治疗的原理：通过双心室顺序起搏，纠正心室的非正常电活动和相应的异常机械收缩，减少心肌细胞能量损失，改善泵功能和有害的心肌重构。基于这个原理，理论上只要心室存在异步化收缩，不管是左心室来源还是右心室来源，即使合并解剖结构畸形（单心室、矫正型大动脉转位），均可通过纠正异步化收缩来改善心功能而达到治疗目的。

6 Stage D：进展期、难治性、终末期

Stage D心衰指患者在接受规范药物治疗的情况下，仍有反复的心

衰症状发生并加重。这类患者通常需要升级干预措施，如机械循环支持、持续正性肌力药物静脉维持、心脏移植等。Stage C和Stage D没有明确的界限，然而与Stage C不同的是，Stage D患者需要开始进入评估心脏移植的流程（表13）。器械干预和辅助支持通常作为过渡到心脏移植的桥梁。尽管体外膜肺氧合提高了供体等待期的死亡率，但它仍然是儿童终末期心衰等候心脏移植期间的最后一道防线，已具备标准化管理。在过去10余年中，儿童体外心室辅助装置的使用呈现指数级增长，主要是因为技术的改进减少了不良反应。

表13　进展期心衰的参考标准

（1）严重、持续的心衰症状：NYHA心功能分级为Ⅲ～Ⅳ级
（2）严重心功能不全，至少存在下列一种情况： a. LVEF ≤ 30%； b. 孤立性右心衰竭（右心室心肌病）； c. 非手术相关的严重瓣膜病变； d. 先天性心脏畸形，无法经手术矫治； e. 持续较高或增高的BNP/NT-proBNP值和严重的左心室舒张功能障碍
（3）因体/肺循环充血需要大剂量的利尿治疗，因心输出量降低需要血管活性药物或正性肌力药物，1年内至少有1次恶性心律失常事件
（4）严重影响活动能力和活动耐量，休息时出现症状，6 min步行距离<300 m

7　心衰管理

7.1　从"金三角"到"新四联"

　　心衰的药物治疗是心衰管理的核心，对于提高患者生活治疗、延长器械干预时间、改善远期预后、降低死亡率等都有非常重要的作用。心衰的基础研究、机制靶点探索、药物研发、临床应用等，一直都是科学研究的热点。科学家揭开了心衰的面纱，确立了心衰作为综合征涉及包括神经交感、RAAS、内分泌和代谢等多机制介导的本质。心衰管理开始围绕基于机制的抗重构治疗，经过多年的实践表明，无论是对成人还是儿童，抗重构治疗的效果较好。研究数据显示，相比1991—2000年这10年，2001—2010年这10年间的扩张型心肌病儿童的生存率明显提高，其重要原因是21世纪以来的儿科心血管医生普遍开始应用ACEI/MRA/β受体阻滞剂类的心衰机制导向药物。

以往心衰药物的治疗基石俗称"金三角"方案，它的内核是调节RAAS和交感神经系统，现已被证明能够提高患者生存率，改善心衰症状，降低住院风险。在"金三角"不变的内核下，药物种类选择可能会有一些调整，比如ARNI开始逐步替代ACEI成为拮抗RAAS的首推药物。最新的欧美心衰指南，在"金三角"的基础上加用了SGLT2i，成为"新四联"（图6），标志着心衰管理开始加入心肌能量代谢调节的角色。成人心衰的研究发现，"新四联"与"金三角"相比，可显著降低62%的心血管死亡率或心衰再入院风险，降低50%的心血管死亡风险和47%的全因死亡风险。

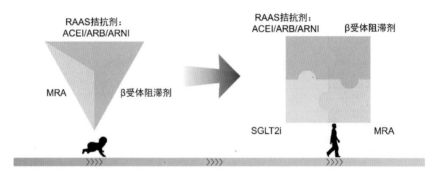

图6 "金三角"与"新四联"示意图

儿童心衰治疗的临床研究发展缓慢，目前仍以"金三角"方案为主，"新四联"在儿童心衰管理中能否获得同样的效果，以及相关并发症和副作用情况尚未可知。儿童心衰需要紧跟时代前沿的步伐，在药物应用和综合管理方面获得更多的经验和证据支持，形成适用于儿童心衰管理的方案。

7.2 心衰流程化管理

根据《2021年ESC急慢性心衰诊断和治疗指南》和《2022年AHA/ACC/HFSA心力衰竭管理指南》提出的心衰管理流程，结合儿童心衰的特征，对儿童心衰的治疗提出如图7所示的参考流程。

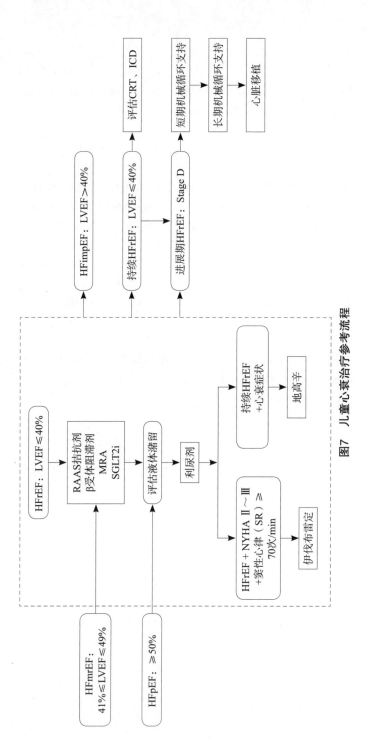

图 7 儿童心衰治疗参考流程

参考文献

［1］ HEIDENREICH P A, BOZKURT B, AGUILAR D, et al. 2022 AHA/ACC/ HFSA guideline for the management of heart failure: executive summary: a report of the American College of Cardiology/American Heart Association Joint Committee on clinical practice guidelines ［J］. Circulation, 2022, 145 （18）: e876–e894.

［2］ BOGLE C, COLAN S D, MIYAMOTO S D, et al. Treatment strategies for cardiomyopathy in children: a scientific statement from the American Heart Association ［J］. Circulation, 2023, 148（2）: 174–195.

［3］ MCDONAGH T A, METRA M, ADAMO M, et al. 2021 ESC Guidelines for the diagnosis and treatment of acute and chronic heart failure ［J］. European Heart Journal, 2021, 42（36）: 3599–3726.

［4］ MOTONAGA K S, DUBIN A M. Cardiac resynchronization therapy for pediatric patients with heart failure and congenital heart disease: a reappraisal of results ［J］. Circulation, 2014, 129（18）: 1879–1891.

［5］ VANDERPLUYM C J, FYNN–THOMPSON F, BLUME E D. Ventricular assist devices in children: progress with an orphan device application ［J］. Circulation, 2014, 129（14）: 1530–1537.

第二章

消化营养学

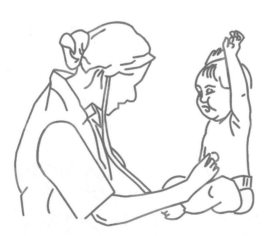

食物过敏诊断的最新进展

■ 梁诗彦　谷燕君　黄永坚

（香港中文大学）

1　引言

引起食物不良反应的原因有很多，但食物过敏是一种异常免疫反应的结果，这种反应在接触特定食物后可重复发生[1]。主要的食物过敏原有牛奶、鸡蛋、鱼类、贝类、坚果、小麦、花生和大豆8种。2023年1月，芝麻被认定为第九大食物过敏原[2]。我们观察到食物过敏触发因素的年龄特异性和地区特异性，即：牛奶和鸡蛋过敏在婴儿中更普遍，但是伴随着儿童的成长，在西方国家，花生过敏越来越常见，而在东方国家，贝类动物是食物过敏更常见的触发因素[3]。

免疫球蛋白E（IgE）介导的食物过敏是一种累及皮肤、消化道、呼吸道、神经、心血管等多器官、系统的全身性反应[4]。IgE介导的食物过敏症状从轻度的皮肤黏膜反应（如荨麻疹、血管性水肿）到危及生命的过敏性休克（如呼吸急促、支气管痉挛和低血压）不等。在澳大利亚，10%的1岁儿童通过口服食物激发试验被确诊为食物过敏。在美国，基于人群的横断面调查，食物过敏在儿童中的患病率约为8%，在成人中的患病率约为11%[5]。过敏原的分类错误、不均衡涉及、缺乏简单的诊断测试、广泛的临床表现和不确定的诱因给获取准确的食物过敏患病率带来了巨大的挑战。在中国，关于食物过敏患病率的研究非常有限。一项涉及中国、俄罗斯和印度的共35 549名

6～11岁儿童的研究发现，IgE介导的食物过敏的总体患病率较低，且在城市和农村地区之间有显著差异[6]。诊断可能的食物过敏是依靠IgE介导的食物过敏症状及可靠的IgE敏感性来确定。尽管食物特异性IgE敏感在印度和中国农村有很高的发病率，但确诊的食物过敏仍然非常罕见。在重庆，三项在同一家医院间隔10年（1999年、2009年和2019年）进行的关于0～2岁儿童致敏和激发试验确诊的食物过敏患病率的横断面研究结果显示，2009年（7.7%）和2019年（11.1%）的食物过敏患病率显著高于1999年（3.5%）[7-8]。总的来说，发展中国家城市的食物过敏患病率正在上升。

非IgE介导的食物过敏，有时也被称为非胃肠道食物诱导的过敏性不良反应（non-IgE-GI-FAs），包括食物蛋白诱导的小肠结肠炎综合征（FPIES）、食物蛋白诱导的过敏性直肠结肠炎（FPIAP）和食物蛋白诱导的肠病（FPE）。non-IgE-GI-FAs是独立的临床实体，但是它们与嗜酸性粒细胞性胃肠炎有许多相同的临床和组织学特征[9]。非IgE介导的食物过敏患病率在除牛奶过敏以外的领域尚未得到充分确定。牛奶蛋白诱导的小肠结肠炎综合征（CM-FPIES）的患病率（0.34%）通常低于IgE介导的牛奶过敏患病率（0.5%）[10]。FPIAP的患病率存在很大差异，对于出现单独的直肠出血症状的婴儿而言，其患病率范围从0.16%到64%不等[11]。FPE的确切患病率目前尚未明确。就FPIES而言，牛奶和大豆是最常见的过敏原，此外，大米和燕麦也是FPIES患者的常见过敏原。FPIES患者最常见的症状包括反复呕吐、面色苍白和疲劳。在慢性病例中，FPIES可导致发育不良。在小于1岁的婴儿中，FPIAP多表现为便血，而FPE表现为非血性腹泻、吸收不良、蛋白丢失性胃肠病、低白蛋白血症和生长发育落后。总体而言，non-IgE-GI-FAs预后良好。大多数食物蛋白诱导的FPIAP病例在1年内能够痊愈，而FPE则需要1～3年，FPIES的痊愈时间为1～5年。然而，痊愈的时间可能会因引起过敏的具体食物而有所不同。图8总结了食物过敏的不同表型。表14总结了3种非IgE介导的食物过敏的临床特征。

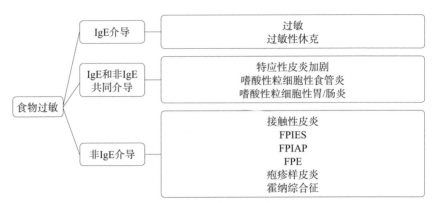

图8　食物过敏的不同表型

表14　3种非IgE介导的食物过敏的临床特征

特征		FPIES（急性）	FPIAP	FPE
典型发病年龄		出生至1岁	出生至6个月	2～24个月
症状	呕吐	明显/严重	无	明显（超过一半的案例）
	水样腹泻	明显（20%～50%的案例）	无	严重
	黏液性腹泻	无	明显	无
	带血腹泻	无	明显	无
	腹胀	无	无	明显
	嗜睡/休克	经常	无	无
	发育停滞	起初无	起初无	明显/严重
验血结果	低血红蛋白水平	中度严重性	轻微/罕见	中度严重性
	低清蛋白水平	轻微/正常	轻微/罕见	中度严重性
	白细胞增多伴中性粒细胞增多	明显	无	无
	吸收不良	无	无	明显/严重

（续表）

	特征	FPIES（急性）	FPIAP	FPE
过敏评估	皮肤点刺测试	高达30%呈阳性	阴性	阴性
	血清特异性IgE	高达30%呈阳性	阴性	阴性
	总IgE	正常/较高水平	正常/较高水平	正常
	外周血嗜酸性粒细胞增多	无	偶尔	无
组织活检	绒毛损伤	不完整/变形	无	变形/断裂
	结肠炎	明显	有病灶	无
	黏膜糜烂	不常见	不常见	无
	淋巴结节性增生	无	常见	无
	嗜酸性粒细胞	明显	明显	很少
	食物激发	4～6 h呕吐，5～8 h腹泻	6～72 h直肠出血	40～72 h呕吐和/或腹泻

近年来，食物过敏的患病率显著上升，给公共卫生带来重大挑战。本文旨在对近年来食物过敏的诊断进展进行综述。

2 食物过敏和过敏性休克的诊断

2.1 IgE介导的食物过敏和过敏性休克的诊断概述

食物过敏的诊断在很大程度上依赖于临床病史，其他的各种过敏诊断测试仅起到辅助作用。甚至最严重的食物过敏反应的诊断，即过敏性休克，也依赖于临床诊断。

根据《2020年世界过敏组织（WAO）严重过敏反应指南》[12]，过敏性休克是累及两个以上器官、系统或危及生命的呼吸和/或循环系统的急性过敏反应。若满足图9所示的两条标准中的任何一条时，则极有可能发生过敏性休克。

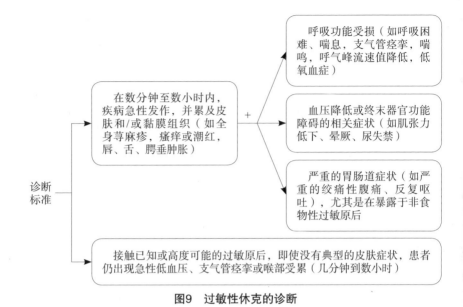

图9　过敏性休克的诊断

2.2　IgE介导的食物过敏的诊断试验

在IgE介导的食物过敏的诊断中，皮肤点刺试验（SPT）和过敏原特异性IgE检测是常用的一线诊断工具。SPT是一种体内试验，该测试是在患者皮肤（通常是前臂或背部）上放置少量致敏物质，如食物过敏原，然后轻轻刺破皮肤表面，让过敏原进入皮肤。SPT可提供即时结果，是评估速发型过敏反应的典型测试。过敏原特异性IgE检测是一种体外检测血液中针对特定过敏原（如特定食物蛋白）的IgE抗体水平的方法。它有助于确定一个人是否对特定的食物过敏。

过敏原组分解析诊断（CRD），也被称为分子过敏原诊断，是识别和测量过敏原中的特定成分或蛋白质的一种先进的方法，相比于过敏原特异性IgE检测，它提供了更多的信息。CRD有助于鉴别真正的致敏和交叉反应，帮助确定与特定食物过敏相关的风险水平，CRD与传统检测相比提高了总体诊断准确性。

以上这些测试针对的是食物过敏原的IgE水平，而嗜碱性粒细胞活化试验（BAT）则通过测量暴露于过敏原时嗜碱性粒细胞的激活情况来评估IgE的功能，因此，也被称为"试管内口服食物激发"。BAT以其检测过敏反应的高度特异性而闻名，特别是在其他测试（如SPT或过敏原特异性IgE检测）可能产生不确定或相互矛盾的结果的情况下。然而，BAT在各实验室之间未实现标准化，目前仅限于各自研究。

《欧洲过敏和临床免疫学学会（EAACI）指南：IgE介导的食物过敏的诊断》强调了血清过敏原特异性IgE（sIgE）、SPT和BAT在速发型食物过敏诊断中的应用[13]。在一项关于IgE介导的食物过敏诊断方法准确性的系统评价和荟萃分析中，SPT和sIgE在某些食物过敏（如花生和腰果）的诊断中得到了强有力的支持。然而，关于其他食物的测试，特别在小麦和大豆中，SPT和sIgE缺乏一致性的数据。CRD的最佳应用时机是在花粉–食物过敏综合征的背景下，通过测量过敏原成分（如花生中的Ara h 2、榛子中的Cor a 14和腰果中的Ana o 3）的sIgE来区分真正的致敏和交叉反应。此外，在诊断不明确的情况下，使用BAT来确认花生过敏和芝麻过敏的证据具有很高的确定性。

值得注意的是，《美国食物过敏的诊断和管理指南：美国国家过敏症和传染病研究所（NIAID）资助的专家小组报告》强调，可使用特应性斑贴试验（APT）来诊断食物过敏这一结论缺乏证据支持[14]。APT是将含食物成分的溶液应用于局部皮肤48 h。对于APT，到现在仍没有标准化的试剂、应用方法和指南。而APT的敏感性和特异性在不同的研究中差异很大，因此不建议在研究环境之外进行此类试验。此外，其他非标准化检查包括应用运动机能学测定、皮肤电试验等，在食物过敏的诊断中也不被推荐。

另外，地区性和国际性学会，如美国过敏哮喘和免疫学学会（AAAAI）[15]、欧洲过敏和临床免疫学学会[16]、加拿大过敏和临床免疫学学会（CSACI）[17]，以及香港过敏学会（HKIA）[18]，其发布的指南都警告不要使用食物特异性IgE或IgG4水平来评估食物不良反应是否存在，此类检测在诊断食物过敏或不耐受方面没有作用，应予以劝阻。

另外，口服食物激发试验（OFC）仍然是食物过敏诊断的参考标准，应在不确定的病例中进行，下文将进一步讨论。

2.3 诊断方法：口服食物激发试验

OFC是诊断食物过敏的金标准，其用于确定是否对食物过敏（初始激发）或确定是否产生了耐受。OFC有多种形式，包括开放式、单盲或双盲安慰剂对照。双盲安慰剂对照口服食物激发试验（DBPCFC）是研究中诊断食物不良反应的金标准，在临床实践中也可用于特定病例的诊断[19]。

OFC必须在专业医疗人员（如过敏专科医生或免疫学家）的监督下，并在过敏诊所或医院等医疗环境中进行。在进行OFC前，患者应避免任何可能影响结果解读的潜在混杂因素，如使用抗组胺药或大剂量糖皮质激素。此外，患者的基线健康状况也应该被评估，试验前应控制现有的过敏症状或呼吸系统疾病。

建议在医院进行OFC，根据患者对食物过敏原反应的风险程度，食物过敏原的种类、易获得性和风险，可以选择从家中自带食物进行开放式OFC，也可以进行单盲/双盲OFC。无论是单盲还是双盲OFC，具有相似味道或者相似外表的食物会被选择去模仿食物过敏原，从而使受试者不能分辨其差别。

OFC通常是每隔15～30 min增加可疑过敏性食物的剂量。一般情况下OFC剂量逐渐增加，直至发生过敏反应或达到最大标准剂量。如果患者有严重过敏反应史和/或发生反应概率较高，则应将整个OFC提供的食物分成至少6个剂量[20]。低毫克的起始剂量通常是安全的[21]。与此同时，在临床实践中，对于低风险的OFC，可考虑给予患者较高的起始剂量，但是最少给3或4剂。然而，高起始剂量可能与OFC过程中更严重的过敏反应相关[22]。图10提供了OFC的推荐剂量和结果定义[20]。

此外，还有研究小组提出了逐步口服食物挑战，建议进行单剂量口服食物挑战并逐渐增加挑战剂量，以评估患者的阈值剂量[23]。确认接受OFC以确定食物过敏原耐受性的患者，通常每次需要接受单步或两步激发，并且每3～6个月增加挑战剂量。例如，如果一个儿童对鸡蛋过敏，过敏专科医生可能会首先使用蛋黄对这个儿童进行口服激发测试。如果儿童通过了蛋黄口服激发测试，则这个儿童将被要求在家里吃下同等剂量的另一种形式的鸡蛋。如果儿童可耐受初始剂量，将每3～6个月接受一次增加鸡蛋剂量的测试，从1/32个鸡蛋开始，逐步发展到1个全鸡蛋。

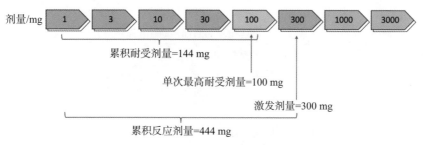

图10　OFC的推荐剂量和结果定义

表15概述了分步式OFC的工作流程。在开始OFC之前，应记录患者的基线生命体征，包括呼吸频率、心率和血压，并记录体格检查结果。每摄入一次OFC剂量后，检查患者是否发生了任何过敏反应，并定期监测其生命体征。如果发现任何客观存在的过敏反应，立刻停止OFC，并立即开展治疗以缓解过敏反应。OFC后，患者会被建议留院观察至少2 h。

表15　分步式OFC的工作流程

试验前准备	评估受试者情况	不稳定或恶化的过敏性疾病或慢性疾病
		妊娠
		最近使用抗组胺药/类固醇药等
		患有消化性溃疡疾病，使用抗溃疡药物
		其他不适或感染（发烧/上呼吸道感染/喘鸣）
		药物过敏/其他食物过敏
	基线评估	身高/体重
		血压/心率/血氧饱和度/呼吸频率
		皮肤状况
		面部照片（前、左、右）
		任何异常情况（红斑样皮疹/上呼吸道/下呼吸道/胃肠道）

（续表）

试验情况记录	剂量摄入时间
	剂量分量
	过敏症状
	过敏症状出现及缓解时间
	药物使用情况
	试验结果（通过/不通过/结果待定）
试验后安排	试验完成后需观察最少2 h方可出院，以免出现较延迟的过敏反应
	出院前向受试者/家属解释试验结果，并交代试验后可能出现的症状及需采取的行动

2.4　诊断方法：排除-再激发法

non-IgE-GI-FAs的诊断是基于对症状模式的识别。活检很少在FPIES或FPIAP患者中进行，但可能有助于FPE的诊断。排除-再激发法是一种用于确认或排除疑似食物过敏的诊断方法。它包括在一段时间内暂时性地从个人的饮食中去除可疑的过敏食物，然后有控制地重新引入这种食物，以观察症状是否复发。

在排除饮食因素方面，一种方法是避免各种食物，然后依次重新引入食物，属于自上而下的方法；另一种方法是最初去除一种或几种食物，然后根据临床反应扩大排除食物的范围，属于自下而上的方法。方法的选择取决于初始症状的严重程度，尤其是针对有发育不良和/或脱水的症状。

OFC仍是排除饮食症状缓解后确诊或评估耐受性的金标准。在FPIAP和FPE病例中，通常情况下，疑似过敏食物可在排除4～8周后重新摄入，并要求患者在过敏日记中记录症状。

在FPIES病例中，对于初次过敏反应严重的婴儿或可能需要进行紧急抢救的婴儿，其进行OFC需要在适当监测的环境中由医生指导进行，以确保给予患儿紧急处理措施的决策是基于临床医生的判断[9]。如果典型反应在6个月内发生2次，则FPIES的诊断不需要进行OFC来确认。

随着时间的推移，高达30%的FPIES患者会对相关食物产生特异性IgE[11]。因此，建议在OFC前进行皮肤点刺试验和/或特异性IgE检测。

3 总结

综上所述，本文对IgE和非IgE介导的食物过敏的诊断定义进行了全面的概述，推荐了食物过敏的诊断方法。正确诊断食物过敏是至关重要的。新的过敏诊断试验的进展是非常有希望的。然而，作为金标准的OFC仍然是食物过敏诊断途径中不可或缺的重要组成部分。

参考文献

[1] LOH W Y, TANG M L K. The epidemiology of food allergy in the global context [J]. International Journal of Environmental Research and Public Health, 2018, 15 (9): 2043.

[2] CHANG F, ENG L, CHANG C. Food allergy labeling laws: international guidelines for residents and travelers [J]. Clinical Reviews in Allergy & Immunology, 2023, 65 (2): 148–165.

[3] LEE B W, SHEK L P C, GEREZ I F A, et al. Food allergy: lessons from Asia [J]. World Allergy Organization Journal, 2008, 1 (7): 129–133.

[4] SICHERER S H, SAMPSON H A. Food allergy [J]. Journal of Allergy and Clinical Immunology, 2006, 117 (2): S470–S475.

[5] SICHERER S H, SAMPSON H A. Food allergy: a review and update on epidemiology, pathogenesis, diagnosis, prevention, and management [J]. Journal of Allergy and Clinical Immunology, 2018, 141 (1): 41–58.

[6] LI J, OGORODOVA L M, MAHESH P A, et al. Comparative study of food allergies in children from China, India, and Russia: the EuroPrevall-INCO surveys [J]. The Journal of Allergy and Clinical Immunology: In Practice, 2020, 8 (4): 1349–1358, e16.

[7] HU Y, CHEN J, LI H Q. Comparison of food allergy prevalence among Chinese infants in Chongqing, 2009 versus 1999 [J]. Pediatrics International, 2010, 52 (5): 820–824.

[8] MA Z Y, CHEN L, XIAN R L, et al. Time trends of childhood food allergy in China: three cross-sectional surveys in 1999, 2009, and 2019 [J].

Pediatric Allergy and Immunology, 2021, 32（5）: 1073–1079.

[9] NOWAK-WĘGRZYN A, KATZ Y, MEHR S S, et al. Non-IgE-mediated gastrointestinal food allergy [J]. Journal of Allergy and Clinical Immunology, 2015, 135（5）: 1114–1124

[10] KATZ Y, GOLDBERG M R, RAJUAN N, et al. The prevalence and natural course of food protein-induced enterocolitis syndrome to cow's milk: a large-scale, prospective population-based study [J]. Journal of Allergy and Clinical Immunology, 2011, 127（3）: 647–653, e3.

[11] CAUBET J C, SZAJEWSKA H, SHAMIR R, et al. Non-IgE-mediated gastrointestinal food allergies in children [J]. Pediaric Allergy and Immunology, 2017, 28（1）: 6–17.

[12] CARDONA V, ANSOTEGUI I J, EBISAWA M, et al. World allergy organization anaphylaxis guidance 2020 [J]. World Allergy Organization Journal, 2020, 13（10）: 100472.

[13] SANTOS A F, RIGGIONI C, AGACHE I, et al. EAACI guidelines on the diagnosis of IgE-mediated food allergy [J]. Allergy, 2023, 78（12）: 3057–3076.

[14] BOYCE J A, ASSA'AD A, BURKS A W, et al. Guidelines for the diagnosis and management of food allergy in the United States: summary of the NIAID-sponsored expert panel report [J]. Journal of Allergy and Clinical Immunology, 2010, 126（6）: 1105–1118.

[15] BOCK S A. AAAAI support of the EAACI Position Paper on IgG4 [J]. Journal of Allergy and Clinical Immunology, 2010, 125（6）: 1410.

[16] STAPEL S O, ASERO R, BALLMER-WEBER B K, et al. Testing for IgG4 against foods is not recommended as a diagnostic tool: EAACI task force report [J]. Allergy, 2008, 63（7）: 793–796.

[17] CARR S, CHAN E, LAVINE E, et al. CSACI position statement on the testing of food-specific IgG [J]. Allergy Asthma and Clinical Immunology, 2012, 8（1）: 12.

[18] LEE T H, WU Y Y, CHAN J K, et al. Immunoglobulin G testing in the diagnosis of food allergy and intolerance [J]. Hong Kong Medical Journal, 2017, 23（4）: 419–420.

[19] BOCK S A, SAMPSON H A, ATKINS F M, et al. Double-blind, placebo-controlled food challenge（DBPCFC）as an office procedure: a manual [J]. Journal of Allergy and Clinical Immunology, 1988, 82（6）: 986–997.

［20］BIRD J A, LEONARD S, GROETCH M, et al. Conducting an oral food challenge: an update to the 2009 adverse reactions to foods committee work group report ［J］. The Journal of Allergy and Clinical Immunology: In Practice, 2020, 8（1）: 75-90, e17.

［21］PERRY T T, MATSUI E C, CONOVER-WALKER M K, et al. Risk of oral food challenges ［J］. Journal of Allergy and Clinical Immunology, 2004, 114（5）: 1164-1168.

［22］SAMPSON H A, VAN WIJK R G, BINDSLEV-JENSEN C, et al. Standardizing double-blind, placebo-controlled oral food challenges: American Academy of Allergy, Asthma & Immunology-European Academy of Allergy and Clinical Immunology PRACTALL consensus report ［J］. Journal of Allergy and Clinical Immunology, 2012, 130（6）: 1260-1274.

［23］EBISAWA M, ITO K, FUJISAWA T, et al. Japanese guidelines for food allergy 2020 ［J］. Allergology International, 2020, 69（3）: 370-386.

经皮内镜胃造瘘术

■ 耿岚岚
（广州医科大学附属妇女儿童医疗中心）

经皮内镜胃造瘘术（percutaneous endoscopic gastrostomy，PEG）是在内镜引导下经皮穿刺放置胃造瘘管的微创手术，其概念在1980年被首次提出，目前成为长期管饲肠内营养的首选方式。与外科胃造瘘术相比，两者的并发症发生率和死亡率没有显著差异。然而，PEG的成本更低且操作时间更短。目前报道的有生后7天或体重2.3 kg的患儿成功行PEG的案例。

1 原理

经皮内镜胃造瘘术放置胃造瘘管后通过内固定盘片和外固定装置将胃壁和腹壁贴合在一起，经过1～2个月后形成永久的瘘管，该术式有时候需要在超声辅助或腹腔镜辅助下进行。经皮内镜胃造瘘示意见图11。

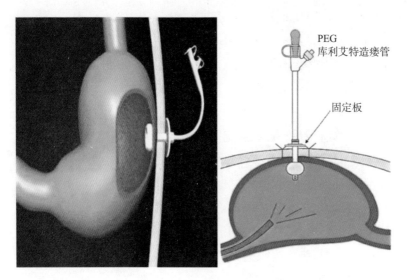

PEG
库利艾特造瘘管

固定板

图11 经皮内镜胃造瘘示意

2 适应证和禁忌证

2.1 适应证

当预计经管饲肠内营养的时间会超过2个月时，可考虑行PEG，具体适用的情况如下：

（1）优化营养状况和生长发育。

（2）预防营养不良［如化学治疗（简称化疗）、放疗、移植］。

（3）维持水电解质平衡。

（4）解除进食困难（如代谢性疾病、全肠内营养）。

（5）缓解胃淤滞。

（6）改善服药依从性。

（7）保证安全的喂养途径及防止误吸。

（8）提高儿童及其照料者的生活质量。

2.2 禁忌证

绝对禁忌证：

（1）不可纠正的凝血障碍［国际标准化比值＞1.5，活化部分凝血活酶时间（APTT）>50 s]。

（2）血小板计数<50×10^9/L。

（3）在穿刺部位有明确的夹杂增大的器官，如肝脏、结肠。

（4）明确的腹膜炎。

相对禁忌证：

（1）腹部有严重粘连或解剖结构异常。

（2）中量或大量腹水、严重低蛋白血症。

（3）活动性胃溃疡。

（4）凝血功能异常或行抗凝治疗的患者，若血小板计数下降，需升至50×10^9/L以上，皮下注射肝素的患者需停药6 h以上。

（5）1周内行脑室腹腔引流术的患者。

（6）腹膜透析患者。

3　术前准备

3.1　术前评估及沟通

（1）患者是否适合行PEG应由多学科团队做决定，内容包括评估患者是否有适应证和禁忌证、能否耐受手术、是否适合麻醉及麻醉方式。操作由有经验的专科医师完成。

（2）向患者及其家属充分告知病情、治疗方案及预后，以及手术可能存在的风险及替代方案等，并签署《经皮内镜胃造瘘术知情同意书》和《麻醉同意书》。

3.2　术前检查

（1）消化道造影，排除上消化道畸形或梗阻。

（2）超声检查定位，明确穿刺部位的腹壁及腹腔内有无炎症、肠粘连或肿大的内脏器官。

（3）其他术前常规检查，如血常规、血型、凝血功能、胸片、心电图等。

3.3　术前禁食

根据患者年龄及食物类型决定禁食时间，术前禁食6～10 h。

3.4　选择造瘘管

根据患者年龄、体重选择适合的胃造瘘管，以防造瘘管内固定盘片无法通过咽喉部或食管入口。通常用法式直径（Fr）代表造瘘管型号，1 Fr导管直径≈0.33 mm，常用的造瘘管型号为12～24 Fr。部分厂家用CH作为导管直径单位，1 CH≈1 Fr。此外，不同型号造瘘管的长度及内固定盘片的直径也不同。更换胃造瘘管时可选用球囊型胃造瘘管或纽扣式胃造瘘管。

4　手术方法

目前内科主要使用的置管方法有提拉法和推入法两种[1]，具体方法如下：

（1）提拉法。内镜经口腔进入胃腔，利用内镜光源确定腹壁穿刺点，用手术刀切5 mm左右切口，穿刺针经切口穿刺入胃腔，导丝通过穿刺针套管送入胃腔，牵引导丝和内镜一起退出，体外将导丝与造瘘管导丝连接，自腹壁侧牵拉导丝，将造瘘管经食管、胃、腹壁穿刺点牵拉出体外，直至造瘘管内固定盘片紧贴胃前壁。采用提拉法置管时，造瘘管需通过咽喉部，可能将口腔细菌带到造瘘部位，增加切口感染风险。此外，对于患有咽喉部肿瘤、食管癌的患者，有肿瘤种植的风险[2]。

（2）推入法和一步球囊胃造瘘术。内镜直视下确定穿刺点，穿刺点两旁1～2 cm处分别作为胃壁固定穿刺部位，刺入胃壁固定器，缝线固定胃壁与腹壁，穿刺针经穿刺点刺入胃腔，导丝经穿刺针套管送入胃腔，在导丝引导下插入球囊型胃造瘘管至胃腔。更换胃造瘘管时，拔出旧造瘘管后，经造瘘口插入球囊型或纽扣式胃造瘘管，向气囊注水，再用外固定装置固定造瘘管。

5　操作流程

（1）体位：仰卧位。

（2）麻醉方式：婴幼儿及儿童多采用气管插管全身麻醉。

（3）操作前准备：检查内镜设备及造瘘管装置是否完好。

（4）术者准备：行穿刺术的术者需以"六步洗手法"洗手，戴口罩、戴帽子、戴手套、穿手术衣，并消毒铺巾。另一位术者操作内镜，并辅助完成置管术。

（5）置管步骤：①麻醉前核对患者信息、手术部位、手术方式，麻醉师对其进行全身麻醉。②为患者摆好体位，暴露胸腹部，手术区消毒、铺巾。检查患者是否有松动的牙齿，在口腔内放置牙垫。③确定穿刺点。穿刺区域一般选择脐部、剑突、左锁骨中线与肋缘交界的三角内，若有脏器增大（如肝脾肿大）则须避开。内镜一般不进入十二指肠，而是进入胃内，向胃内注气，使胃腔充盈、胃前壁贴近腹壁，内镜朝向胃体中下部胃前壁，将三角区域内腹壁透光最亮处作为穿刺点，术者用手指模拟穿刺方向按压腹壁，进一步确定穿刺点，在皮肤处做标记。④用手术刀切开穿刺点皮肤约5 mm。内镜直视下将穿刺针经切口穿刺入胃腔，退出针芯，导丝经穿刺针套管送入胃腔，钳夹导丝与内镜同时退出口腔。将导丝与造瘘管末端导丝连接，采用提拉法，将造瘘管经食管、胃、腹壁穿刺点牵拉出体外，内镜直视下确定造瘘管内固定盘片紧贴胃前壁。剪去造瘘管末端并连接接头，用外固定装置固定造瘘管，对皮肤切口消毒并覆盖无菌纱布。

（6）换管：对于有内固定盘片的患者，如果需要更换为球囊型胃造瘘管或纽扣式胃造瘘管，或者拔管，需要全身麻醉下经胃镜取出造瘘管。一般在首次PEG后至少2个月将形成稳定的瘘管。

6　术中注意事项

（1）为避免食管撕裂或组织挫伤，在造瘘管表面需涂抹润滑剂（如石蜡油），必要时可修剪内固定盘片边缘。牵拉至咽喉部如感到阻力较大，让助手使用气管插管钳调整内固定盘片角度，术者感觉阻力减小后，再牵拉导丝使内固定盘片进入食管。

（2）穿刺前，内镜需向胃腔充分注气，使胃腔充盈、胃前壁紧贴腹壁。如腹壁不透光，内镜直视下先用注射器边穿刺边抽气，如抽到气体同时见注射器针尖入胃，表明穿刺点位置、穿刺方向正确；如抽到气体但内镜见不到注射器针尖，表明刺入小肠或结肠等空腔脏器；如抽到血液，表明可能刺入内脏；如无法确定穿刺点，应终止手术。

（3）使用提拉法置管时，若内固定盘片直径大于牙垫直径，牙垫需与导丝同时退出口腔，待内固定盘片进入食管后，再放置牙垫，重新进内镜。

（4）外固定装置与腹壁固定时，不宜过紧，以防止腹壁皮肤或胃壁缺血性坏死。

7 术后护理

7.1 管饲

一般术后24 h开始经胃造瘘管管饲，先少量、间断管饲，如无呕吐或渗液，可逐渐增加至正常喂养量。如有喂养不耐受（呕吐、腹泻或腹胀等），可持续管饲。每次管饲前后均应使用无菌水冲管，避免导管堵塞。管饲药物前需将药物充分碾碎溶解，此外避免管饲酸性液体，尤其是茶和果汁。管饲时及管饲后1 h内，使患者保持半坐卧位，避免反流。

7.2 造瘘口护理

术后24 h应消毒换药，并观察切口有无感染。在瘘管形成前，需空腹或抽空胃内容物后进行换药。每天消毒换药1～2次，旋转造瘘管1～2次，直至瘘管形成。切口愈合后可以洗浴，每2～3天换药1次。换药具体步骤如下：

（1）以"六步洗手法"洗手，戴手套。

（2）松开外固定装置，记录外固定装置在造瘘管上对应的刻度，松开固定夹，取下外固定装置，观察切口有无红肿、渗液等。

（3）清洗伤口，旋转造瘘管，清洗外固定装置。为防止粘连，先将造瘘管向胃腔推入1～3 cm，再向外牵拉至感受到内固定盘片阻力，最后旋转造瘘管。术后24 h可开始旋转造瘘管，每次以相同方向旋转180°或360°，每天1～2次，直至瘘管形成。

（4）固定外固定装置。参考换药前的固定位置（刻度），重新固定外固定装置。

（5）若术后早期伤口有渗液，用剪刀将无菌纱布剪成"Y"字形开口，垫至外固定装置下，以胶布固定。

7.3　球囊型和纽扣式胃造瘘管护理

每周定时抽空球囊1次，再重新注水3～10 mL。

8　术后随访

术后定期随访，初期每月随访1次，若无明显并发症，可每3个月随访1次，如发生切口感染、误吸、造瘘管漏液、移位或断管等，应及时复诊处理。

9　并发症及其处理

根据其严重程度，并发症可分为严重并发症和轻微并发症[3-5]。

9.1　严重并发症

严重并发症主要有胃穿孔、胃结肠瘘、内瘘管裂开、腹膜炎、围手术期吸入性肺炎、皮下脓肿、出血、胃出口梗阻、蜂窝织炎、坏死性筋膜炎、大量气腹、包埋综合征等。

9.2　轻微并发症

轻微并发症主要有导管阻塞、导管移位、导管老化、导管漏液、计划外移除、一过性胃瘫、胃壁溃疡、肉芽组织增生、局部感染等。

9.3　并发症处理

（1）内脏器官损伤、穿孔。术前以超声检查定位，减少穿刺引起的内脏器官损伤及穿孔的风险。术中发现内脏器官损伤或穿孔，应立即停止操作转外科手术。肠穿孔的诊断往往较困难，由于穿刺针穿透肠管的伤口小，术中可能无肠穿孔表现，待管饲后才会出现明显的症状及体征。此外，造瘘可能引起短暂的气腹，限制了平片在疑似内脏穿孔诊断中的应用，故术后应密切监测腹部体征，采用透视、超声甚至CT检查，必要时行外科探查，以及时诊断及治疗。

（2）出血。造瘘通道出血或胃动脉、脾、肠系膜静脉损伤出血（表现为腹膜后大量出血）和腹直肌鞘血肿均有报道。故术前应评估患者凝血功能，通过超声检查定位，避免穿刺时损伤内脏器官。出血时先采用局部按压止血，效果不明显时需考虑内镜或外科探查及止血治疗。若血流动力学不稳定，应立即行液体复苏、输血治疗。

（3）切口感染。放置造瘘管应确保无菌操作，术前2 h预防性使用抗生素（静脉给药），可降低术后感染的风险。当外固定装置与腹壁间隙过大时，易出现消化液及喂养液外漏，引起切口感染。故术后应密切观察，及时消毒换药，并覆盖无菌纱布以保持切口干燥。如切口皮肤红肿伴脓性分泌物，可完善脓液细菌培养及药敏试验，使用抗生素（外用药、口服或静脉给药等）治疗。

（4）吸入性肺炎。长期卧床的神经系统疾病患者，经胃造瘘管管饲仍有发生胃食管反流、吸入性肺炎的可能。预防方法包括喂养时采用半坐卧位、减少喂养量或减少持续喂养。对于有明显误吸风险的患者，可考虑采用经胃造瘘空肠管喂养，但这一操作会增加导管移位及脱管的风险。

（5）造瘘管断管。术后加强护理，避免折管、摩擦等，以防断管。断管后先内镜下取出残留的内固定盘片，可顺便更换为球囊型或纽扣式胃造瘘管。

参考文献

［1］ HOMAN M，HAUSER B，ROMANO C，et al. Percutaneous endoscopic gastrostomy in children：an update to the ESPGHAN position paper［J］. Journal of Pediatric Gastroenterology and Nutrition，2021，73（3）：415–426.

［2］ GREAVES J R. Head and neck cancer tumor seeding at the percutaneous endoscopic gastrostomy site［J］. Nutrition in Clinical Practice，2018，33（1）：73–80.

［3］ NUNES G，FONSECA J，BARATA A T，et al. Nutritional support

of cancer patients without oral feeding: how to select the most effective technique? [J] . GE – Portuguese Journal of Gastroenterology, 2020, 27 （3）: 172–184.

[4] BALOGH B, KOVÁCS T, SAXENA A K. Complications in children with percutaneous endoscopic gastrostomy （PEG）placement [J] . World Journal of Pediatrics, 2019, 15（1）: 12–16.

[5] BAWAZIR O A. Percutaneous endoscopic gastrostomy in children less than 10 kilograms: a comparative study [J] . Saudi Journal of Gastroenterology, 2020, 26（2）: 105–110.

儿童消化内镜临床治疗进展

■ 李稚灵　杨敏

（广东省人民医院）

近年来，随着内镜技术的不断创新与发展，以及儿童消化内镜的推广和普及，拓展了儿童消化系统疾病谱，极大地提高了儿童消化系统疾病的诊治水平。消化内镜在儿童消化系统疾病的临床诊疗中发挥着越来越重要的作用。本文简述儿童消化内镜临床治疗的新进展，旨在为儿科消化系统疾病的诊疗提供参考。

消化内镜是一种微创性的检查和治疗手段，已广泛应用于儿童消化领域。近20年来儿童消化内镜的发展尤为迅速，除内镜下息肉切除术、消化道异物取出术等常规治疗技术外，腔内狭窄扩张术、消化内镜隧道技术及内镜逆行胰胆管造影术（endoscopic retrograde cholangiopancreatography，ERCP）等的临床应用，使儿童胃肠道息肉、腔内狭窄、消化道出血、胆胰系统等消化道疾病得到了更加安全、有效、微创、经济的治疗。但儿童消化内镜的区域发展不平衡，且儿童创新性特色技术尚有不足，儿童消化系统疾病诊治仍然面临诸多挑战。

1　消化道息肉的内镜治疗

结直肠息肉是儿童下消化道出血的常见病因之一[1]，以结肠息肉多见，大多数为单发、良性病变，引起反复便血，少数肠息肉可能导致肠套叠或肠梗阻，需要进行外科手术治疗。因此，一旦发现，应及时治疗。与外科手术相比，内镜下息肉切除术有简单易行、创伤小、并发症少、安全性高等优点，已成为儿童结直肠息肉的主要治疗方式，国内儿童专科医院及多数综合医院已常规开展此项工作。儿童结直肠息肉的内镜治疗主要包括：冷（热）活检钳除法、冷（热）圈套器切除法、高频电刀切除法、内镜黏膜切除术（endoscopic mucosal resection，EMR）、内镜黏膜下剥离术（endoscopic submucosal dissection，ESD）以及氩等离子体凝固术（argon plasma coagulation，APC）等。国内一项回顾性研究显示[2]，儿童肠息肉切除术并发症的发生率为9.1%，以出血最为常见，占总并发症的83.3%，其他并发症包括穿孔及电凝综合征等。选择正确的手术方式是减少并发症的关键。目前，对有蒂息肉选择圈套器切除，无蒂息肉多采用EMR，在基底部注射肾上腺素[3]，采用金属钛夹封闭创面，预防出血及穿孔[4]。

2　上消化道异物取出术

上消化道异物是儿童消化系统疾病中常见的急症之一[5]，如处理不及时，可形成溃疡甚至发生穿孔、窒息。常见的异物包括硬币、纽扣电池、游戏币、铁钉、耳环、玩具（如磁力珠）等，也有因自身疾病或情绪影响故意吞入的异物如大头针、刀片等。因儿童配合度差，无痛胃镜可避免操作过程中的不良反应，提高依从性，缩短手术时间，在临床上已得到广泛应用[6]。通过胃镜借助异物钳（鳄口钳、鼠齿钳、三爪钳）、活检钳、网篮等器械，可取出嵌顿或滞留在食管、胃或十二指肠的异物。上消化道异物的并发症包括局部黏膜糜烂、溃疡、穿孔、感染、上消化道梗阻及食管气管瘘等[7]。因此，医务人员需要不断提高内镜的操作水平，根据异物的性质、形态及滞留部位，选用合适的器械，以提高异物取出的成功率。

3　消化道出血的内镜治疗

消化系统出血是儿童常见的急症之一。内镜下止血是一种有效的治疗方法，目前主要用于包括炎症、溃疡、食管–胃底静脉曲张等引起的出血[8]。通过内镜下注射止血药物、电凝止血、激光止血或钛夹夹闭等方法，可迅速止血，创伤小，避免手术所致的风险[9]。对于一些难以控制的消化道出血，可以选择内镜下血管造影及栓塞治疗等方法[10]。

4 腔内狭窄扩张术

儿童常见的腔内狭窄包括食管狭窄、贲门失弛缓症和幽门狭窄。内镜下扩张治疗是消化道腔内狭窄的常用治疗方法，包括内镜下探条扩张术、内镜下球囊扩张术等。对难以控制的消化道狭窄，可以采用内镜下支架置入术[11]。

儿童食管狭窄的常见原因包括先天性食管狭窄、食管手术后和化学物质腐蚀后导致的狭窄。目前内镜下球囊扩张术（endoscopic balloon dilation，EBD）常用水囊法或气囊法，通过内镜钳道插入相应的扩张导管，在内镜直视下将扩张导管置于狭窄部位，逐渐注气或注水使球囊扩张达到预计大小。内镜下球囊扩张术已成为先天性食管闭锁术后吻合口狭窄及化学物质腐蚀性狭窄的首选治疗方式[12]。

贲门失弛缓症是一种儿童常见的食管动力障碍性疾病，主要表现为食管下段括约肌（LES）松弛异常，导致吞咽困难、反流、呕吐和胸痛等症状。内镜治疗是儿童贲门失弛缓症的主要治疗方法之一，包括EBD和经口内镜下肌切开术（peroral endoscopic myotomy，POEM），可以缓解食管下端括约肌痉挛，改善症状[13-14]。

儿童幽门狭窄包括先天性肥厚性幽门狭窄和溃疡性幽门狭窄，其主要表现为频繁剧烈的非胆汁性呕吐，可导致患儿营养不良、生长发育迟缓等问题。内镜下治疗方式主要包括：内镜下球囊扩张术、经口内镜下幽门肌切开术（gastric peroral endoscopic pyloromyotomy，G-POEM）、内镜下支架置入术等。消化内镜微创技术已逐渐成为治疗儿童幽门狭窄的安全、有效的方法。

5　内镜逆行胰胆管造影术

ERCP是在内镜下经十二指肠乳头插管注入对比剂，从而逆行显示胰胆管的造影技术。由于超声内镜技术的不断拓展，ERCP正逐步从诊断性检查过渡到以治疗为目的的临床应用。儿童ERCP主要用于诊治胰胆管系统疾病，如先天性胆管扩张症、胰胆管结石、胰胆管肿瘤等，还可用于肝胰壶腹括约肌测压、胆道寄生虫感染的辅助诊疗[15-16]。禁忌证主要包括上消化道狭窄或梗阻导致内镜无法到达十二指肠降段、严重的心肺疾病、凝血功能障碍、急性胰腺炎及消化道出血等。近年来，新型内镜和导管的应用使儿童ERCP更安全、有效。例如：细径内镜和柔软的导管可以减少对胰胆管的损伤，从而降低并发症的发生率；三维成像技术可以提供更加清晰和准确的胰胆管图像，有助于医生更好地进行诊断和治疗。Negm等[17]回顾性分析251例因怀疑胆道闭锁而进行ERCP的患儿的临床资料，结果表明，ERCP是诊断婴儿胆道闭锁的可靠方法。胆结石包括胆囊结石、胆总管结石和肝内胆管结石，儿童中直径较大的胆结石通过ERCP取出的效果良好[18-19]。儿童胆源性急性胰腺炎合并胆道梗阻是ERCP的主要适应证。胰腺分裂、胰腺假性囊肿、胰瘘等通过ERCP也可取得良好的手术效果[20]。ERCP虽然成功率高、创伤小，但仍需要重视术后并发症的发生。术后并发症主要包括术后胰腺炎、乳头括约肌急性及迟发性出血、穿孔、感染等。研究显示，术后胰腺炎在儿童中的发生率为2.8%～9.2%，与患者年龄小、十二指肠肠腔小、操作困难及操作时长有关[21]。因此需要配备操作经验丰富的内镜医生，充分评估儿童ERCP的适应证，最大限度减少术后并发症，使更多患有胰胆疾病的儿童获益。

总之，儿童消化内镜是一种安全、有效的治疗方法，具有创伤小、恢复快、并发症少等优点，其疗效取决于疾病的类型、病情的严重程度及治疗方法的选择等因素。同时，应该高度重视儿童消化内镜治疗的风险和并发症，严格掌握适应证和操作规范。随着技术的不断创新，儿童消化内镜的治疗范围将不断扩大，为医生在儿童消化系统疾病诊治的方法上提供更多的选择，使更多的患儿受益。

参考文献

［1］ MANDHAN P. Sigmoidoscopy in children with chronic lower gastrointestinal bleeding［J］. Journal of Paediatrics and Child Health，2004，40（7）：365-368.

［2］ 杨洪彬，方莹，任晓侠，等. 儿童结肠息肉内镜治疗术后并发症的相关因素研究［J］. 中国实用儿科杂志，2019，34（8）：694-698.

［3］ 田原，杨杰，李红灵，等. 结肠息肉内镜摘除术后并发症发生特征及危险因素分析［J］. 遵义医学院学报，2018，41（1）：58-62.

［4］ 肖龙，陆志平，曾远程，等. 金属钛夹在结肠息肉高频电切除术中的应用［J］. 实用临床医药杂志，2012，16（19）：64-65.

［5］ T-PING C，NUNES C A，GUIMARAES G R，et al. Accidental ingestion of coins by children：management at the ENT Department of the João XXⅢ Hospital［J］. Brazilian Journal of Otorhinolaryngology，2006，72（4）：470-474.

［6］ CHUNG S，FORTE V，CAMPISI P. A review of pediatric foreign body ingestion and management［J］. Clinical Pediatric Emergency Medicine，2010，11（3）：225-230.

［7］ 王宝娣，张晓辉. 上消化道异物胃镜治疗体会［J］. 基层医学论坛，2008，12（2）：75-76.

［8］ 游洁玉，姜娜. 儿童非静脉曲张性上消化道出血的内镜下诊治进展［J］. 中国实用儿科杂志，2018，33（11）：845-848.

［9］ 刘金波，黄华. 儿童消化道出血的内镜治疗进展［J］. 中国小儿急救医学，2019，26（2）：145-149.

［10］张文书. 上消化道出血的内镜诊治进展［J］. 中外医疗，2009，28（28）：158.

［11］AHMAD A，WONG KEE SONG L M，ABSAH I. Esophageal stent placement as a therapeutic option for iatrogenic esophageal perforation in children［J］. Avicenna Journal of Medicine，2016，6（2）：51-53.

［12］WU Y M，SOMME S，SHI C R，et al. Balloon catheter dilatation in children with congenital and acquired esophageal anomalies［J］. Journal of Pediatric Surgery，2002，37（3）：398-402.

［13］谢家伦，刘文旭，刘唐彬，等. 小儿贲门失弛缓症诊治经验［J］. 中华

小儿外科杂志，2001，22（5）：284-285.

［14］代东伶，蔡华波，周少明，等. 球囊扩张术在小儿食道狭窄及贲门失弛缓中的应用分析［J］. 中国内镜杂志，2017，23（8）：71-76.

［15］LIN T K，FISHMAN D S，GIEFER M J，et al. Functional pancreatic sphincter dysfunction in children：recommendations for diagnosis and management［J］. Journal of Pediatric Gastroenterology and Nutrition，2019，69（6）：704-709.

［16］薛宁，雷秀芳，徐俊杰，等. 经内镜逆行胰胆管造影术在儿童胰胆疾病中的应用进展［J］. 中华儿科杂志，2021，59（2）：145-149.

［17］NEGM A A，PETERSEN C，MARKOWSKI A，et al. The role of endoscopic retrograde cholangiopancreatography in the diagnosis of biliary atresia：14 years'experience［J］. European Journal of Pediatric Surgery，2018，28（3）：261-267.

［18］BONASSO P C，GURIEN L A，STASZAK J，et al. In-hospital pediatric endoscopic retrograde cholangiopancreatography is associated with shorter hospitalization for children with choledocholithiasis［J］. Journal of Pediatric Gastroenterology and Nutrition，2019，68（1）：64-67.

［19］张堤，汤小伟，徐聪，等. 经内镜逆行胰胆管造影术应用于儿童胆胰疾病的大样本研究［J］. 中华消化内镜杂志，2019，36（1）：31-35.

［20］傅琳琛，楼金玕. 内镜下逆行胰胆管造影术及治疗技术在儿童胰腺疾病中的应用［J］. 中国小儿急救医学，2023，30（7）：499-503.

［21］孙霄昂，邓朝晖. 儿童ERCP术后胰腺炎危险因素的研究进展［J］. 国际儿科学杂志，2020，47（9）：628-631.

第三章

肾脏风湿病学

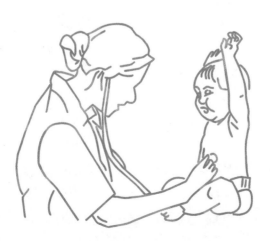

香港小儿肾科的发展历程

■ 陈宇轩　马立德　赖伟明
（香港儿童医院）

　　20世纪60年代，儿科在香港成为一门独立的医学专业。香港大学曹延洲教授率先开展了儿童肾脏疾病的临床服务，随后，他与亚洲儿科肾脏病学领域的杰出领导者赵孟准教授合作。1989年7月，香港小儿肾科学会成立，其一直致力于推动香港儿科肾脏病学专业教育的发展，并提供最高水平的专业医疗护理服务。1999年，赵孟准教授在玛嘉烈医院创立了香港首个儿童肾科中心。在过去的20多年里，该中心一直是处理复杂肾脏疾病、透析和移植的三层转诊中心。该儿童肾科中心于2019年搬迁至香港儿童医院。

　　在过去的10年，香港儿童肾脏疾病的治疗取得了显著进展，特别是在小儿肾小球疾病治疗方面取得的进步，不仅提高了疾病控制水平，还减少了治疗相关的毒性反应。国际多中心研究表明，抗CD20利妥昔单抗（rituximab）不仅在原发性肾脏病综合征的缓解方面起到了重要作用，同时也被用作危及生命/器官的难治性狼疮性肾炎的紧急治疗方式[1-3]。

　　作为儿科肾脏病学的指定转诊中心，我们致力于提供并推进创新而高效的治疗方案。为了实现这一目标并改善患者的预后，我们致力于引入一些有效的新型药物，如奥妥珠单抗（obinutuzumab）、伏环孢素（voclosporin）和阿伐可泮（avacopan），用于治疗难治性疾病[4-5]。2023年，我们成功开展了奥妥珠单抗治疗儿童难治性肾脏病综合征的计划，使对利妥昔单抗治疗反应差的患者获得了长期缓解。无论是在临床还是学术上，我们积极与内地专家及全球专家通力协作，并且争取社会资源的支持，从而增加儿童和青少年获得治疗的机会。

另外，儿童肾科中心亦照顾患有终末期肾病（end-stage renal disease，ESRD）的儿童。在香港，儿童终末期肾病的发病率为每百万儿童6.28例[6]。ESRD的发病率正逐年增加，从2001—2005年的4.38%上升到2016—2020年的9.17%。ESRD的主要原因是先天畸形（33%）。儿童肾脏替代治疗（renal replacement therapy，RRT）的选择包括腹膜透析（peritoneal dialysis，PD）、血液透析（hemodialysis，HD）和肾移植，其选择性在全球范围有着巨大差异。在香港，超过70%的儿童最初采用腹膜透析作为肾脏替代治疗方式，等待肾移植的时间相对较长，平均为3.7年[6]。在儿童肾移植等待过程中，居家PD和医疗机构HD是两种过渡性的肾脏替代治疗方式。欧洲和美国的注册数据显示，超过一半的儿童最初选择血液透析作为透析方式，其次是腹膜透析，占30%～40%，而10%～20%选择抢先肾移植[7]。香港自1985年以来一直采用以腹膜透析为主的策略[8]，这是一种重要且经济高效的家庭透析方式[8]。腹膜透析是婴儿和幼童首选的透析方式，方便有效，亦避免了对儿童宝贵的血管通路的损伤。此外，由于奶及奶制品是婴幼儿营养摄入的主要来源，腹膜透析能更好地进行婴幼儿液体容量管理。因此，在香港，70%的儿科末期肾病患者最初选择腹膜透析作为肾脏替代治疗方式[6, 9-11]。

腹膜透析的程序可以分为手动进行或自动化腹膜透析（automated PD，APD）。自动化腹膜透析在儿童患者中是常见的选择，通常在夜间执行，以方便其上学和白天活动。自1996年以来，我们的团队为所有终末期肾病儿科患者设立了自动化腹膜透析计划[12]。首先由捐赠和儿童肾病基金赞助，随后得到了香港医院管理局的支持。接受自动化腹膜透析治疗的患者，腹膜炎发生率低、透析充分度高，并且生活质量得到了提高[12-13]。近年来，基于云端远程患者监测（remote patient monitoring）的自动化腹膜透析试点计划降低了患者的紧急住院率，使患者超滤量增加，且得到了更好的血压控制，成功改善了患者的预后[14]。腹膜透析的生理溶液（physiological solution）也已经用于儿童患者，以提高患者及其家属的满意度和达到长期透析的效果。

自动化腹膜透析是儿童理想的居家透析选择，不过部分终末期肾病患儿，如既往腹部手术导致严重腹腔粘连的患儿不适于采用腹膜透析治疗，血液透析将是这些患儿的首选治疗方法。香港自1990年起开展儿科血液透析服务。治疗通常每周进行3次，每次4 h。对于儿童而言，血管通路（vascular access）仍然是一个具有挑战性的问题。虽然动静脉瘘是血液透析的首选通路[15]，但在香港，多数患儿通过中心静脉导管（venous catheter）进行透析。最近，血液透析滤过（haemodiafiltration，HDF）作为一种更为优化的血液净化方式，具有更有效、更稳定、较少的心血管并发症及改善患儿身高的特点[16]，自2019年以来，其已成为香港所有儿科患者的血液透析方式。在不久的将来，我们希望为儿童建立居家血液透析服务，对其学业、社交生活和生活质量将产生正面影响[17]。

肾脏移植，特别是抢先肾脏移植（preemptive kidney transplant），仍然是肾脏替代治疗的首选方式[18]。与透析相比，它有更高的生存率，可以为患者提供更高的生活质量[19]。它分为活体供者和尸体供者肾移植。在儿科，活体供者往往来自患者父母[20]。在过去的20年里，我们团队中ESRD患者的1年、5年、10年和15年的生存率分别为100%、94.8%、89.7%、87.1%，与其他发达国家报道的数据相似[19, 21]。

与尸体供者肾移植相比，活体供者相关肾移植的器官存活率更高[20]。然而，进行活体供者肾移植的困难包括照顾者问题、与健康相关的问题、经济负担及宗教原因等。在香港，尸体供者肾移植率较低，每年只进行60～70例肾脏移植，等待时间亦较长[10]。在香港，第一例活体供者的儿童肾移植，于1992年在玛嘉烈医院进行；随后，第一例儿童尸体供者的肾移植于1997年进行。直到现在，香港每年平均进行5～10例儿科肾脏移植手术，至今已成功进行了100例以上儿科肾脏移植，为患儿重获健康带来了希望。2023年，我们的团队成功地使用利妥昔单抗和免疫吸附治疗进行了第一例ABO血型不兼容的活体供者肾移植。我们希望尽一切努力推动器官移植，支持肾病儿童。

作为香港复杂性儿童肾脏疾病和肾替代治疗的指定转诊中心，我们的临床卓越性在香港、内地和国际上得到了认可。儿科肾脏中心被香港医院管理局授予香港杰出医疗团队奖。我们在肾病综合征和狼疮性肾炎领域进行了高影响力的国际性研究，研究成果发表在权威医学期刊上，取得了优异的成绩[1, 3, 22-25]。我们还致力于ABO血型不兼容性专业医学教育和其他专业医学教育，开设教育课程，并在国际儿科肾脏病学会和亚太肾脏病学会中牵头开展专业教育活动，这些活动得到了良好的反响，为促进儿科肾脏学界的医学进步做出了重要贡献。

随着儿童肾科中心搬迁到香港儿童医院，我们的团队（图12）将继续努力，引领儿童肾脏疾病学术发展，成为卓越的儿科肾脏疾病中心，并致力于培养下一代医疗专业人员，改善儿童和青少年的肾脏健康。

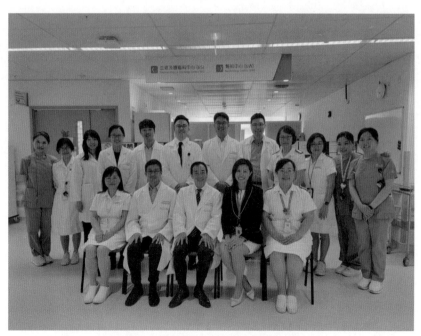

图12　香港儿童医院儿科肾病中心团队

参考文献

［1］ CHAN E Y-H, WEBB H, YU E, et al. Both the rituximab dose and maintenance immunosuppression in steroid-dependent/frequently-relapsing nephrotic syndrome have important effects on outcomes ［J］. Kidney International, 2020, 97（2）: 393-401.

［2］ CHAN E Y-H, WONG S-W, LAI F F-Y, et al. Long-term outcomes with rituximab as add-on therapy in severe childhood-onset lupus nephritis ［J］. Pediatric Nephrology, 2023, 38（12）: 4001-4011.

［3］ CHAN E Y-H, YU E L M, ANGELETTI A, et al. Long-term efficacy and safety of repeated rituximab to maintain remission in idiopathic childhood nephrotic syndrome: an international study ［J］. Journal of the American Society of Nephrology, 2022, 33（6）: 1193-1207.

［4］ JAYNE D R W, MERKEL P A, SCHALL T J, et al. Avacopan for the treatment of ANCA-associated vasculitis ［J］. New England Journal of Medicine, 2021, 384（7）: 599-609.

［5］ ROVIN B H, TENG Y K O, GINZLER E M, et al. Efficacy and safety of voclosporin versus placebo for lupus nephritis（AURORA 1）: a double-blind, randomised, multicentre, placebo-controlled, phase 3 trial ［J］. The Lancet, 2021, 397（10289）: 2070-2080.

［6］ CHAN E Y-H, YAP D Y-H, WONG W H-S, et al. Demographics and long-term outcomes of children with end-stage kidney disease: a 20-year territory-wide study ［J］. Nephrology, 2022, 27（2）: 171-180.

［7］ HARAMBAT J, VAN STRALEN K J, KIM J J, et al. Epidemiology of chronic kidney disease in children ［J］. Pediatric nephrology, 2012, 27（3）: 363-373.

［8］ LI P K-T, LU W H, MAK S-K, et al. Peritoneal dialysis first policy in Hong Kong for 35 years: global impact ［J］. Nephrology, 2022, 27（10）: 787-794.

［9］ HATTORI M. Current trend of pediatric renal replacement therapy in Japan ［J］. Contributions to Nephrology, 2018（196）: 223-228.

［10］ LEUNG C B, CHEUNG W L, LI P K-T. Renal registry in Hong Kong: the first 20 years ［J］. Kidney Internationalernational Supplements, 2015, 5（1）: 33-38.

［11］ CHIU M C, TSE K C, LAI W M. Occasional survey dialysis and renal transplantation in children ［J］. Hong Kong Journal of Paediatrics（New Series）, 2002（7）: 230-236.

［12］LAI W M, TSE K C, LAU S C, et al. Automated peritoneal dialysis: clinical experience in 32 children ［J］. Hong Kong Journal of Paediatrics（New Series）, 2004（9）: 44-49.

［13］CHIU M-C, NG C F-N, LEE L-P, et al. Automated peritoneal dialysis in children and adolescents—benefits: a survey of patients and parents on health-related quality of life ［J］. Peritoneal dialysis international, 2007（Suppl 2）: S138-S142.

［14］CHAN E Y-H, LIU M-S, OR P-C, et al. Outcomes and perception of cloud-based remote patient monitoring in children receiving automated peritoneal dialysis: a prospective study ［J］. Pediatric Nephrology, 2023, 38（7）: 2171-2178.

［15］MA A, SHROFF R, HOTHI D, et al. A comparison of arteriovenous fistulas and central venous lines for long-term chronic haemodialysis ［J］. Pediatric Nephrology, 2013, 28（2）: 321-326.

［16］SHROFF R, SMITH C, RANCHIN B, et al. Effects of hemodiafiltration versus conventional hemodialysis in children with ESKD: the HDF, heart and height study ［J］. Journal of the American Society of Nephrology, 2019, 30（4）: 678-691.

［17］MEDYŃSKA A, ZWOLIŃSKA D, GRENDA R, et al. Psychosocial aspects of children and families treated with hemodialysis ［J］. Hemodialysis International, 2017, 21（4）: 557-565.

［18］MUDALIGE N L, KESSARIS N, STOJANOVIC J, et al. Improved outcomes for paediatric renal transplant recipients ［J］. Paediatrics and Child Health, 2018, 28（7）: 337-343.

［19］CHESNAYE N C, VAN STRALEN K J, BONTHUIS M, et al. Survival in children requiring chronic renal replacement therapy ［J］. Pediatric Nephrology, 2018, 33（4）: 585-594.

［20］SIGURJONSDOTTIR V K, GRIMM P C. Living or deceased donor kidney transplantation in children ［J］. Current Opinion in Pediatrics, 2019, 31（2）: 232-236.

［21］BONTHUIS M, VIDAL E, BJERRE A, et al. Ten-year trends in epidemiology and outcomes of pediatric kidney replacement therapy in Europe: data from the ESPN/ERA-EDTA registry ［J］. Pediatric Nephrology, 2021, 36（8）: 2337-2348.

［22］CHAN E Y-H, YAP D Y-H, WONG W H-S, et al. Renal relapse in children and adolescents with childhood-onset lupus nephritis: a 20-year study ［J］. Rheumatology, 2023, 63（4）: 953-961.

［23］MALAKASIOTI G, IANCU D, MILOVANOVA A, et al. A multicenter retrospective study of calcineurin inhibitors in nephrotic syndrome secondary to podocyte gene variants ［J］. Kidney International, 2023, 103（5）: 962-972.

［24］CHAN E Y-H, YAP D Y-H, COLUCCI M, et al. Use of rituximab in childhood idiopathic nephrotic syndrome ［J］. Clinical Journal of the American Society of Nephrology, 2023, 18（4）: 533-548.

［25］CHAN E Y-H, YAP D Y-H, WONG W-T, et al. Long-term outcomes of children and adolescents with biopsy-proven childhood-onset lupus nephritis ［J］. Kidney International Reports, 2022, 8（1）: 141-150.

儿童IgA肾病的治疗进展

■ 郑晓虹 蒋小云
（中山大学附属第一医院）

IgA肾病（IgA nephropathy，IgAN）是最常见的原发性肾小球疾病之一，是一组病理特征以肾小球系膜区IgA沉积为主的临床综合征。IgAN的临床表现类型多样，以发作性肉眼血尿及持续性镜下血尿最为常见，常伴有不同程度的蛋白尿，部分患儿表现为肾病综合征、急性肾炎综合征，甚至急进性肾炎综合征，可合并高血压及肾功能不全。IgAN在儿童中的发病率高，病程迁延反复，部分患儿最终进展至终末期肾病（ESRD），需要肾脏替代治疗，患儿的生活质量及生命质量将遭受严重的威胁。然而目前的治疗手段相对较少，且治疗效果有限。近年来，许多研究针对其发病机制中重要的信号通路及关键分子进行不断的探索，其中部分初期研究结果显示一些药物有较好的临床效果。本文介绍儿童IgAN的治疗进展，旨在为临床医生提供更好的治疗选择。

1 IgAN概述

IgAN是全球范围内最常见的原发性肾小球疾病之一，其特征性的改变是在肾小球系膜区存在以免疫球蛋白IgA沉积为主、伴有或不伴有其他免疫球蛋白（如IgG、IgM等）的沉积，常伴系膜细胞增生和基质增多[1]。IgAN全球的发病率至少为每年2.5/100 000，但IgAN发病率在不同种族中差别很大，其在东亚黄种人中发病率最高，其次是白种人，在非裔黑种人中比较罕见[2]。

IgAN是一种进展性疾病，病程迁延反复，25%～30%的成人IgAN患者在20～25年内出现肾功能恶化并最终进展至ESRD[3]。对儿童期起病的患者长期随访20年，有约30%最终进展至ESRD[4]。IgAN是导致成人慢性肾功能衰竭的最常见原因之一，也是维持性血液透析最常见的原发病之一，这不仅会给患者的生活带来极大的痛苦、对患者的生命造成严重的威胁，同时也给其家庭和社会增添无比沉重的经济负担。

IgAN是一种自身免疫性疾病，其发病机制目前较为公认的是"四重打击学说"：第一重打击为黏膜免疫中B淋巴细胞异常活化导致Gd-IgA1生成增多；第二重打击为循环中Gd-IgA1相关免疫复合物生成；第三重打击为免疫复合物在肾小球系膜区沉积；第四重打击为系膜细胞活化增殖、补体系统和炎症因子激活，最终导致肾脏的炎症损伤和纤维化[5]。

2　IgAN治疗新进展

目前儿童IgAN尚无特效方案，中华医学会儿科学分会肾脏学组在《原发性IgA肾病诊治循证指南（2016）》[6]中指出，儿童IgAN采用多药联合、低毒性、长疗程（一般1年以上）的治疗原则，主要药物包括糖皮质激素和多种免疫抑制剂、血管紧张素转化酶抑制剂（ACEI）、血管紧张素受体拮抗剂（ARB）、鱼油和抗凝药物等；对于持续镜下血尿2周以上者，建议采用甲泼尼龙冲击治疗1～2周；对于24 h尿蛋白定量＞50 mg/kg，或中度以上系膜增生者，建议采用长程激素联合免疫抑制剂治疗（首选环磷酰胺）。改善全球肾脏病预后组织（KDIGO）在2021年发布的肾小球肾炎指南[7]中指出，IgAN的治疗应以支持性治疗为主，即使用足量或耐受剂量的肾素-血管紧张素系统抑制剂（RASi），控制血压、使心血管风险最小化、调整生活方式，对于儿童患者，若尿蛋白＞1 g/d或尿蛋白肌酐比（urine protein creatinine ratio，UPCR）＞1 g/g或系膜细胞增多，考虑使用糖皮质激素治疗。随着对IgAN发病机制的深入研究，其发病机制中的关键分子逐渐成为未来治疗的潜在靶点。

2.1 黏膜免疫调节药物

有证据表明，回肠末端派尔集合淋巴结（Peyer's patch）是IgA类别转换黏膜B淋巴细胞的关键来源，黏膜B淋巴细胞经血清B淋巴细胞激活因子、T细胞依赖等途径活化，类别转换为分泌IgA的浆细胞。既往研究表明，肠道黏膜免疫激活与IgAN发病密切相关。在微生物或食物抗原的作用下，肠道黏膜免疫中回肠末端派尔集合淋巴结异常增殖与活化，类别转换黏膜B淋巴细胞增多，从而导致Gd-IgA1生成增多，这是IgAN发病机制的源头[8]。

靶向释放布地奈德胶囊——耐赋康（Nefecon）是全球首个被美国FDA和欧洲药品管理局（EMA）两大权威药监机构批准用于IgAN对因治疗的药物，耐赋康是一种靶向迟释的布地奈德胶囊，可靶向释放于回肠末端的黏膜B淋巴细胞（包括派尔集合淋巴结），在局部发挥药理作用，旨在抑制回肠派尔集合淋巴结中B淋巴细胞增殖、IgA类别转换重组和B淋巴细胞成熟，以及抑制回肠固有层浆细胞分泌Gd-IgA1，进而减少循环中Gd-IgA1和肾脏免疫复合物沉积，从发病机制源头上对IgAN进行干预[9]。耐赋康经过门静脉循环时基本无活性，故而能最大限度地减少全身糖皮质激素相关的副作用风险[10]。

NEFIGAN是一项评价口服耐赋康治疗原发性IgAN的安全性和有效性的Ⅱb期临床试验，研究结果显示：耐赋康（16 mg/d）治疗组UPCR平均降低27.3%，而安慰剂组升高2.7%；耐赋康治疗组估算肾小球滤过率（eGFR）保持稳定，而安慰剂组eGFR在治疗期间降低9.8%；耐赋康治疗组总体耐受性良好[11]。近日，全球性Ⅲ期临床试验NefIgArd的完整研究结果公布，NefIgArd是一项全球多中心、随机、双盲、安慰剂对照的Ⅲ期临床试验，共纳入364例具有进展至ESRD风险的原发性IgAN患者，在目前标准的支持治疗基础上联合口服耐赋康（16 mg/d）或安慰剂治疗9个月后，停药随访15个月，结果表明，耐赋康治疗可保护IgAN患者的肾功能、延缓eGFR下降达

50%，降低蛋白尿（最大降幅51%，停药随访期平均降幅41%）、降低血尿风险达60%，且在亚洲人群中保护肾功能的作用同样显著持久[12]。

2.2 针对B/T细胞免疫疗法

IgAN患者体内Gd-IgA1由B细胞产生，这一过程由T细胞依赖的或非T细胞依赖的机制诱导。T细胞依赖途径中，Th细胞亚群失衡参与IgAN的发生发展；非T细胞依赖途径中，B细胞通过如Toll样受体（Toll-like receptor，TLR）等多种天然免疫信号途径被激活。此外，B淋巴细胞刺激因子（B-lymphocyte stimulator，BLyS）[也称为B淋巴细胞活化因子（B-cell activating factor of the TNF family，BAFF）]和增殖诱导配体（a proliferation inducing ligand，APRIL）是导致IgAN的重要细胞因子，二者均承接了B细胞的成熟、增殖和分化，承担了浆细胞的转化和存活，是IgAN中重要的干预靶点。目前多项研究证明了BLyS过表达能够促进IgA异常糖基化和肾脏免疫复合物沉积，且APRIL的表达能够诱导Gd-IgA1产生[13-14]。APRIL和BLyS共享跨膜激活剂和钙调节剂，即亲环素配体相互作用因子（transmembrane activator and calcium modulator and cyclophilin ligand interactor，TACI）和B细胞成熟抗原这两个受体，另外BAFF还有一个独特的受体，即BAFF受体。

（1）TACI-Ig融合蛋白。泰它西普作为一种TACI-Ig融合蛋白，能够同时靶向BLyS和APRIL，实现多阶段抑制B细胞成熟和分化，从IgAN发病上游阻断疾病发生发展。2023年，泰它西普的Ⅱ期临床研究结果公布，该研究纳入了国内25家医院共44例高进展风险IgAN患者，结果显示泰它西普能够显著改善IgAN患者尿蛋白，同时，泰它西普治疗期间治疗组eGFR基本保持稳定[15]，提示泰它西普具有良好的IgAN治疗效果与安全性。目前，泰它西普已启动Ⅲ期临床研究，以证明其临床治疗IgAN的可行性。

（2）TLR拮抗剂。羟氯喹（hydroxychloroquine，HCQ）作为TLR拮抗剂，通过抑制抗原对TLR的激活，减少α干扰素（INF-α）、白细胞介素（IL）-6和肿瘤坏死因子（TNF）-α等细胞因子的产生，从而抑制T、B淋巴细胞的激活。我国一项随机对照试验研究结果显示，同安慰剂组相比，在使用大剂量RAAS抑制剂治疗的IgAN患者中，HCQ可有效降低患者的蛋白尿水平，而对eGFR无影响，且无严重不良事件发生[16]。基于此，2021版KDIGO肾小球肾炎指南[7]中已将HCQ推荐用于已经使用最佳支持治疗后仍处于高风险进展的中国IgAN成人患者。

（3）抗CD20单抗。利妥昔单抗是人鼠嵌合型抗CD20单抗，可靶向杀伤CD20＋B淋巴细胞。近年来利妥昔单抗在肾脏疾病中的应用越来越广泛，包括原发性肾小球疾病及继发性免疫性肾脏疾病，如难治性肾病综合征、抗中性粒细胞胞质抗体（antineutrophil cytoplasmic antibody，ANCA）相关性肾炎、狼疮性肾炎、特发性膜性肾病等，具有较好的尿蛋白缓解率且有良好的安全性[7]。目前对于利妥昔单抗在治疗IgAN中的效果及安全性没有统一意见[17-18]，尚需要大型临床研究数据证明。但对于高剂量激素、其他免疫抑制剂不能耐受或依赖的难治性IgAN患者，利妥昔单抗可能成为一种新的治疗手段。

（4）BLyS抑制剂和APRIL抑制剂。贝利尤单抗为重组的完全人源化IgG2λ单克隆抗体，是首个作用于BLyS的抑制剂，可与可溶性BLyS高亲和力结合并抑制其活性，从而抑制B淋巴细胞的成熟、增殖与活化。Blisibimod也是一种BLyS抑制剂，BRIGHT-SC研究是一项探索Blisibimod治疗IgAN患者疗效与安全性的国际多中心、随机、双盲Ⅱ/Ⅲ期临床试验，中期结果显示皮下注射Blisibimod可减少IgAN患者的蛋白尿。

VIS649和BION1301分别是一种抑制APRIL的人源化IgG2λ单克隆抗体和人源化IgG4单克隆抗体，其治疗IgAN的临床试验均在进行中。

2.3 补体途径单克隆抗体

IgAN发病机制的"四重打击学说"中的第四重打击，即免疫复合物沉积于肾脏后补体系统的激活，是IgAN发病的重要一环[5]。研究表明，IgAN患者肾组织中C3、C4d、甘露糖结合凝集素（mannose-binding lectin，MBL）和C5b-9沉积，而C1q缺失，提示补体旁路途径和凝集素途径在IgAN的发病中发挥重要作用[19-20]。

（1）C5/C5R抑制剂。依库珠单抗是一种针对补体C5的重组人源化单克隆抗体，其通过与补体C5结合，抑制末端补体成分C5a和膜攻击复合物C5b-9的产生。目前有个别依库珠单抗治疗IgAN患者的病例报道[21-22]，但治疗效果不一。此外，有关C5单克隆抗体Ravulizumab、C5aR抑制剂Avacopan、抑制C5的小干扰RNA药物Cemdisiran、C3激活抑制剂的衍生物APL-2等治疗IgAN的临床试验均正在进行中。

（2）B因子抑制剂。Iptacopan（LNP023）是一种高选择性的小分子可逆性B因子抑制剂，可阻断补体旁路途径。2020年Iptacopan已被EMA批准作为治疗IgAN的孤儿药资格。Iptacopan的Ⅱ期临床试验评估了该抑制剂治疗原发性IgAN的有效性和安全性，中期分析结果显示，Iptacopan最高剂量200 mg每日2次治疗90 d后患者的蛋白尿减少23%，而eGFR几乎没有改变，提示Iptacopan对IgAN的疗效良好且相对安全，目前其Ⅲ期临床试验也正在进行中。

（3）MBL相关丝氨酸蛋白酶2（MASP-2）抑制剂。MASP-2是凝集素途径中的关键效应酶，可促进C3转化酶的形成及其下游炎症因子的产生。Narsoplimab是MASP-2的人源型IgG4单克隆抗体，其Ⅲ期临床试验中期结果表明，Narsoplimab可显著降低高风险IgAN患者的蛋白尿，稳定肾功能水平[23]，有望成为IgAN治疗的新药物。

2.4 其他药物

（1）钠-葡萄糖协同转运蛋白2（SGLT-2）抑制剂。达格列净是一种SGLT-2抑制剂，可减少肾脏近曲小管的葡萄糖重吸收，从而增强尿葡萄糖排泄[24]。研究者发现，SGLT-2抑制剂可减缓eGFR的下降速率并降低蛋白尿[25]。一项多国多中心、双盲、安慰剂对照的随机试验（DAPA-CKD试验）评估了达格列净对IgAN患者的疗效与安全性，结果发现在使用ACEI/ARB治疗的IgAN患者中，达格列净可以显著降低慢性肾脏病（CKD）进展的风险，并具有良好的安全性[26]。

（2）内皮素-血管紧张素受体拮抗剂。Sparsentan是一种非免疫抑制性单分子、双重内皮素和血管紧张素受体拮抗剂，已获得美国FDA批准，用于有高危进展风险的成年IgAN患者，以减少蛋白尿。PROTECT是一项国际、双盲、随机对照研究，旨在评估Sparsentan治疗成人IgAN患者的疗效和安全性，2023年的中期研究结果显示，治疗36周后，Sparsentan治疗组蛋白尿较基线平均值下降49.8%，且耐受性良好[27]。该临床研究仍在进行中，以探讨Sparsentan的长期疗效和安全性。

（3）菌群移植。越来越多的证据表明，肠道菌群失调在IgAN的发病中发挥重要作用。我国首次报道两例采用菌群移植治疗难治性IgAN的病例，结果显示该两例患者均达到部分缓解，且耐受性良好[28]，未发生严重不良事件，提示菌群移植可为难治性IgAN治疗提供新方向，未来仍需进一步进行大规模研究。

3 总结

目前，新型生物制剂和靶向药物在IgAN中的高质量研究正在开展和进行，但是儿童IgAN的临床试验相对匮乏，未来仍需儿童多中心、大样本的随机对照试验，为IgAN患儿提供更多精准治疗的选择与临床获益。

参考文献

［1］ WYATT R J, JULIAN B A. IgA nephropathy［J］. The New England Journal of Medicine, 2013, 368（25）: 2402–2414.

［2］ MCGROGAN A, FRANSSEN C F M, DE VRIES C S. The incidence of primary glomerulonephritis worldwide: a systematic review of the literature［J］. Nephrology Dialysis Transplantation, 2011, 26（2）: 414–430.

［3］ BARRATT J, FEEHALLY J. IgA nephropathy［J］. Journal of the

American Society of Nephrology, 2005, 16（7）: 2088-2097.

［4］ WYATT R J, KRITCHEVSKY S B, WOODFORD S Y, et al. IgA nephropathy: long-term prognosis for pediatric patients［J］. The Journal of Pediatrics, 1995, 127（6）: 913-919.

［5］ SUZUKI H, KIRYLUK K, NOVAK J, et al. The pathophysiology of IgA nephropathy［J］. Journal of the American Society of Nephrology, 2011, 22（10）: 1795-1803.

［6］ 中华医学会儿科学分会肾脏学组. 原发性IgA肾病诊治循证指南（2016）［J］. 中华儿科杂志, 2017, 55（9）: 643-646.

［7］ Kidney Disease: Improving Global Outcomes（KDIGO）Glomerular Diseases Work Group. KDIGO 2021 clinical practice guideline for the management of glomerular diseases［J］. Kidney International, 2021, 100（4）: S1-S276.

［8］ COPPO R. The intestine-renal connection in IgA nephropathy［J］. Nephrology Dialysis Transplantation, 2015, 30（3）: 360-366.

［9］ BARRATT J, ROVIN B H, CATTRAN D, et al. Why target the gut to treat IgA nephropathy?［J］. Kidney International Reports, 2020, 5（10）: 1620-1624.

［10］ BARRATT J, LAFAYETTE R A, ROVIN B H, et al. Budesonide delayed-release capsules to reduce proteinuria in adults with primary immunoglobulin A nephropathy［J］. Expert Review of Clinical Immunology, 2023, 19（7）: 699-710.

［11］ FELLSTRÖM B C, BARRATT J, COOK H, et al. Targeted-release budesonide versus placebo in patients with IgA nephropathy（NEFIGAN）: a double-blind, randomised, placebo-controlled phase 2b trial［J］. The Lancet, 2017, 389（10084）: 2117-2127.

［12］ LAFAYETTE R, KRISTENSEN J, STONE A, et al. Efficacy and safety of a targeted-release formulation of budesonide in patients with primary IgA nephropathy（NefIgArd）: 2-year results from a randomised phase 3 trial［J］. The Lancet, 2023, 402（10405）: 859-870.

［13］ BARRATT J, TUMLIN J, SUZUKI Y, et al. Randomized phase Ⅱ JANUS study of atacicept in patients with iga nephropathy and persistent proteinuria［J］. Kidney International Reports, 2022, 7（8）: 1831-1841.

［14］ MYETTE J R, KANO T, SUZUKI H, et al. A proliferation inducing ligand（APRIL）targeted antibody is a safe and effective treatment of murine IgA nephropathy [J]. Kidney International, 2019, 96 (1): 104–116.

[15] LÜ J C, LIU L J, HAO C M, et al. Randomized phase 2 trial of telitacicept in patients with IgA nephropathy with persistent proteinuria [J]. Kidney International Reports, 2023, 8 (3): 499–506.

[16] LIU L J, YANG Y Z, SHI S F, et al. Effects of hydroxychloroquine on proteinuria in IgA nephropathy: a randomized controlled trial [J]. American Journal of Kidney Diseases, 2019, 74 (1): 15–22.

[17] LAFAYETTE R A, CANETTA P A, ROVIN B H, et al. A randomized, controlled trial of rituximab in IgA nephropathy with proteinuria and renal dysfunction [J]. Journal of the American Society of Nephrology, 2017, 28 (4): 1306–1313.

[18] LUNDBERG S, WESTERGREN E, SMOLANDER J, et al. B cell-depleting therapy with rituximab or ofatumumab in immunoglobulin a nephropathy or vasculitis with nephritis [J]. Clinical Kidney Journal, 2017, 10 (1): 20–26.

[19] POPPELAARS F, FARIA B, SCHWAEBLE W, et al. The contribution of complement to the pathogenesis of IgA nephropathy: are complement-targeted therapies moving from rare disorders to more common diseases? [J]. Journal of Clinical Medicine, 2021, 10 (20): 4715.

[20] BARRATT J, LAFAYETTE R A, ZHANG H, et al. IgA nephropathy: the lectin pathway and implications for targeted therapy [J]. Kidney International, 2023, 104 (2): 254–264.

[21] ROSENBLAD T, REBETZ J, JOHANSSON M, et al. Eculizumab treatment for rescue of renal function in IgA nephropathy [J]. Pediatric Nephrology, 2014, 29 (11): 2225–2228.

[22] RING T, PEDERSEN B B, SALKUS G, et al. Use of eculizumab in crescentic IgA nephropathy: proof of principle and conundrum? [J]. Clinical Kidney Journal, 2015, 8 (5): 489–491.

[23] LAFAYETTE R A, ROVIN B H, REICH H N, et al. Safety, tolerability and efficacy of narsoplimab, a novel MASP-2 inhibitor for the treatment of IgA nephropathy [J]. Kidney International Reports, 2020, 5 (11): 2032–2041.

[24] VALLON V. The mechanisms and therapeutic potential of SGLT2 inhibitors in diabetes mellitus [J]. Annual Review of Medicine, 2015, 66 (1): 255–270.

[25] MOSENZON O, WIVIOTT S D, CAHN A, et al. Effects of dapagliflozin

on development and progression of kidney disease in patients with type 2 diabetes: an analysis from the DECLARE-TIMI 58 randomised trial [J]. The Lancet Diabetes & Endocrinology, 2019, 7 (8): 606-617.

[26] WHEELER D C, TOTO R D, STEFÁNSSON B V, et al. A pre-specified analysis of the DAPA-CKD trial demonstrates the effects of dapagliflozin on major adverse kidney events in patients with IgA nephropathy [J]. Kidney International, 2021, 100 (1): 215-224.

[27] HEERSPINK H J L, RADHAKRISHNAN J, ALPERS C E, et al. Sparsentan in patients with IgA nephropathy: a prespecified interim analysis from a randomised, double-blind, active-controlled clinical trial [J]. The Lancet, 2023, 401 (10388): 1584-1594.

[28] LAURIERO G, ABBAD L, VACCA M, et al. Fecal microbiota transplantation modulates renal phenotype in the humanized mouse model of IgA nephropathy [J]. Frontiers in Immunology, 2021 (12): 694787.

幼年型皮肌炎诊治进展

■ 欧榕琼　檀卫平

（中山大学孙逸仙纪念医院）

皮肌炎（dermatomyositis，DM）是一种由自身免疫紊乱引起的免疫血管炎性疾病，主要累及肌肉和皮肤，临床表现为对称性近端肌无力和特征性皮疹，可伴有其他器官损害，如间质性肺炎、关节炎等。起病年龄<16岁者，称为幼年型皮肌炎（juvenile dermatomyositis，JDM）。幼年型皮肌炎在儿童中是一种罕见病，发病率为（2～4）/1 000 000，患病率约4/100 000，好发年龄为5～10岁，女孩发病较男孩多见［（2～5）：1］[1]。所有国家和种族的儿童均可能患幼年型皮肌炎，是儿童和青少年特发性炎性肌病中最常见的一种。

1　皮肌炎发展历史

1866年，Virchow最早在某些多发性肌炎（polymyositis，PM）的患者中发现了皮疹和肌无力具有相关性并对其进行了描述。1891年，Unverricht进一步明确皮肌炎为独立于多发性肌炎的新型疾病。经过100余年的发展，从病理特征、与肿瘤的相关性、对糖皮质激素的治疗反应、诊断标准的产生、肌炎特异性自身抗体的发现到诊疗指南的更新迭代，人们对皮肌炎有了更为深刻的认识，皮肌炎患者的预后也得到了明显的改善（图13）。

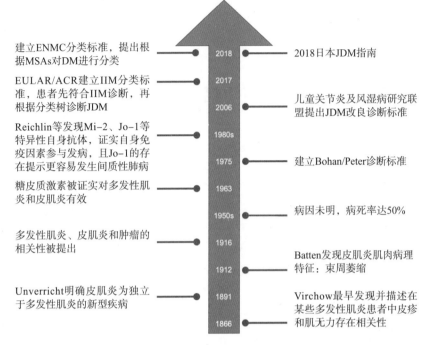

建立ENMC分类标准，提出根据MSAs对DM进行分类 —— 2018 —— 2018日本JDM指南

EULAR/ACR建立IIM分类标准，患者先符合IIM诊断，再根据分类树诊断JDM —— 2017

—— 2006 —— 儿童关节炎及风湿病研究联盟提出JDM改良诊断标准

Reichlin等发现Mi-2、Jo-1等特异性自身抗体，证实自身免疫因素参与发病，且Jo-1的存在提示更容易发生间质性肺病 —— 1980s

—— 1975 —— 建立Bohan/Peter诊断标准

糖皮质激素被证实对多发性肌炎和皮肌炎有效 —— 1963

—— 1950s —— 病因未明，病死率达50%

多发性肌炎、皮肌炎和肿瘤的相关性被提出 —— 1916

—— 1912 —— Batten发现皮肌炎肌肉病理特征：束周萎缩

Unverricht明确皮肌炎为独立于多发性肌炎的新型疾病 —— 1891

—— 1866 —— Virchow最早发现并描述在某些多发性肌炎患者中皮疹和肌无力存在相关性

图13　皮肌炎发展历史

2　皮肌炎病因

遗传易感性、暴露于环境中的危险因素（如紫外线及感染等）均被认为与皮肌炎发病相关。研究表明有些病原（如病毒和细菌）可能触发免疫系统异常活化。部分JDM患儿有家族史，可能患其他自身免疫性疾病（如糖尿病或关节炎），提示其具有遗传易感性，但患儿家族其他成员发展为皮肌炎的危险性并不增加。

3　皮肌炎免疫病理特征

DM的病理特征是血管病变，为以淋巴细胞浸润为主的非化脓性炎症，皮肤和肌肉的小血管均可受累，引起皮炎和肌炎。皮肤血管病变表现为网状青斑、溃疡以及牙龈、甲根皱襞毛细血管扩张，毛细血管的损害程度能够反映疾病的活动度且与内皮细胞损伤有关[2]。肌肉病理聚焦在肌纤维、炎症、血管、结缔组织4个方面[3]，其中各类病理表现的提示意义（由弱到强）：肌纤维坏死或重构/毛细血管密度降低/膜攻击复合物（MAC）在毛细血管沉积＜炎性细胞在非坏死性的肌纤维浸润/血管周围炎性细胞浸润/肌束膜炎性细胞浸润＜束周肌纤维萎缩/束周肌纤维坏死/肌纤维周围液泡＜肌束膜碱性磷酸酶阳性。

Ⅰ型干扰素（IFN-Ⅰ）在皮肌炎肌肉中的特征性表达被微阵列证实，IFN-Ⅰ通路基因在DM患者中表达上调，黏病毒抗性蛋白1（myxovirus resistance protein 1，MxA）被认为是最可靠的诊断标记。另外，肌肉的IFN-Ⅰ通路与DM特异性自身抗体（TIF1-γ、MDA5、Mi-2、NXP2和SAE）密切相关，因此有学者建议可将DM归类为Ⅰ型干扰素病。

4 皮肌炎临床特征

肌肉表现为对称性四肢近端肌无力和疼痛，主要侵犯肢带肌、腰胯部及肩颈部肌肉。多数患者有典型皮疹。皮疹常常出现在颜面部、眼睑、指间关节、膝关节和肘关节。皮疹和肌无力往往不是同时发生的，皮疹可先于或晚于肌无力出现。少数患者可能出现发生于其他器官的小血管炎。幼年型皮肌炎的特征性临床表现见表16。

表16　幼年型皮肌炎的特征性临床表现[2]

临床特征	患儿比例/%
近端肌肉无力	82～100
特征性皮疹（Gottron丘疹±紫红色丘疹）	66～95
钙质沉着	5～30
吞咽困难	18～44
呼吸困难	5～43
关节炎	23～61

特征性皮疹表现：

Heliotrope征（眶周紫红斑）：双上眼睑出现暗紫红色水肿性红斑。

Gottron丘疹：见于掌指关节、近端和远端指间关节的伸面及肘、膝、内外踝等大关节的伸面，为暗紫红色丘疹、斑块或斑疹，表面附着糠状鳞屑，后期可有点状凹陷和萎缩，以及色素沉着、色素减退以及毛细血管扩张。

披肩征（皮肤异色症）：皮肤异色症样皮损，见于患者颈后、上背、肩及上臂外侧，分布区域类似工人干活时使用的披肩形状。

胸前"V"字征（皮肤异色症）：皮肤异色症样皮损，见于皮肌炎患者胸前"V"字区。

钙质沉着：为营养不良性钙质沉着，可表现为浅表性斑块和结节、肿瘤样沉积及筋膜处外骨骼样沉积，发生于关节处可影响关节功能。研究发现钙质沉着与疾病活动相关，需要更加积极的全身治疗。

技工手：双手掌面和侧面皮肤角化、皲裂、粗糙和苔藓化，和技术工人的手相似，JDM患儿少见。

除了特征性皮疹，皮肌炎皮疹多种多样，非特异性皮疹如甲根皱襞僵直性毛细血管扩张、坏死性血管炎、雷诺现象、鳞屑性红斑、脱发、类皮肤淀粉样变等也可见于部分患者。

5 幼年型皮肌炎诊断

2022年中国幼年皮肌炎诊断与治疗指南[4]推荐应用1975年Bohan和Peter制定的JDM标准（简称Bohan和Peter标准）[5]或2017年欧洲抗风湿病联盟（EULAR）和美国风湿病学会（American College of Rheumatology，ACR）制定的成人和儿童特发性炎性肌病的分类标准[6]（简称2017年EULAR/ACR标准）。1975年Bohan和Peter标准主要包括：①临床肌力评估；②肌肉活检；③肌电图变化；④肌酶升高；⑤皮疹。确诊：特征性皮疹＋上述3条。疑诊：特征性皮疹＋上述2条。该标准适用于成人及儿童。2017年EULAR/ACR建立了新的特发性炎性肌病（IIM）分类标准，标准对发病年龄、肌无力、皮疹、其他器官受累表现、实验室检查（肌酶、抗Jo-1等自身抗体）及肌肉病理特征等内容进行评分，若患者评分符合IIM（表17），再根据分类树诊断皮肌炎（图14）。2017年EULAR和ACR标准的灵敏度和特异度分别为87%和82%，当存在肌肉活检的情况下，其准确率更高，可达93%和88%。Bohan和Peter标准相比而言灵敏度更高（96%），但特异度相对较低（55%）。

表17　EULAR/ACR提出的成人和儿童IIM分类标准

变量		分值		定义
		无肌肉活检	有肌肉活检	
起病年龄（出现与本病相关的首发症状时年龄）	≥18岁，<40岁	1.3	1.5	18岁或以上，但<40岁
	≥40岁	2.1	2.2	40岁或以上
肌无力	客观存在对称性上肢近端肌无力，通常呈进展性	0.7	0.7	徒手肌力检查或其他客观的肌力检查，双上肢近端肌无力，通常随时间推移而进展
	客观存在对称性下肢近端肌无力，通常呈进展性	0.8	0.5	徒手肌力检查或其他客观的肌力检查，双下肢近端肌无力，通常随时间推移而进展
	颈屈肌比颈伸肌相对力弱	1.9	1.6	徒手肌力检查或其他客观的肌力检查，颈屈肌比颈伸肌相对力弱
	下肢，近端比远端相对力弱	0.9	1.2	徒手肌力检查或其他客观的肌力检查，下肢近端较远端相对力弱
皮疹	Heliotrope征	3.1	3.2	上眼睑或眶周分布紫色、紫丁香色或红色斑疹，通常与眶周水肿伴随出现
	Gottron丘疹	2.1	2.7	关节伸面侧红色至紫红色丘疹，有时伴脱屑，可分布于手指关节、肘、膝、踝和足趾关节
	Gottron征	3.3	3.7	关节伸侧红色至紫红色斑疹，而非丘疹
其他临床表现	吞咽困难或食管运动功能障碍	0.7	0.6	吞咽困难或食管运动异常的客观证据
实验室检查	抗Jo-1（抗组氨酰-tRNA合成酶）阳性	3.9	3.8	标准试验和验证试验检测血清学抗体阳性
	血清肌酸激酶（CK）或LDH或AST或ALT升高	1.3	1.4	病程中最异常的检测值（最高绝对值）高于正常值上限

（续表）

变量		分值		定义
		无肌肉活检	有肌肉活检	
肌肉活检存在以下病变	肌内膜单核细胞浸润，单核细胞分布于肌纤维周围，但不侵入肌纤维		1.7	肌内膜单核细胞浸润，毗邻健康、无肌纤维坏死的肌纤维膜，但没有明显的肌纤维受累
	肌束膜和/或血管周围单核细胞浸润		1.2	单核细胞位于肌束膜和/或血管周围（肌束膜或肌内膜血管）
	束周萎缩		1.9	肌肉活检显示束周区域的肌纤维较靠近中央的肌纤维变少
	镶边空泡		3.1	苏木精-伊红染色镶边空泡呈现蓝色，改良Gomori三色染色呈红色

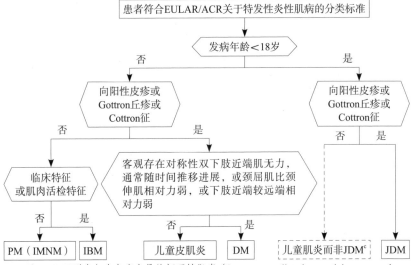

注：PM亚型中包含免疫介导的坏死性肌炎（immune-mediated necrotizing myopathy, IMNM）。包涵体肌炎（inclusion body myositis, IBM）的亚类中，需满足下列条件之一：①指屈肌无力和治疗后无改善；②肌肉活检可见边缘空泡；③非JDM的儿童肌炎是基于专家意见的分类。IMNM和轻肌病性皮肌炎因例数太少没有分型。

图14　2017年EULAR/ACR关于特发性炎性肌病亚型的分类流程图

　　但是2017年EULAR/ACR标准没有根据自身抗体定义亚类，因此2018年欧洲神经肌肉中心（European Neuromuscular Centre, ENMC）提出新的皮肌炎分类标准[3]（表18），该分类标准提出根据肌炎特异性抗体（MSAs）定义皮肌炎亚类，一共可分为6个亚类：① 抗TIF1-γ DM；②抗NXP2 DM；③抗Mi-2 DM；④抗MDA5 DM；⑤抗SAE DM；⑥自身抗体阴性DM。需要注意的是此分类策略需要标准化的抗体检测方法。而2018日本皮肌炎诊疗指南[7]肯定了MRI在皮肌炎诊断中的地位，MRI提示肌炎可作为诊断条件之一，关于肌炎特异性自身抗体也没有局限于Jo-1抗体，纳入了抗MDA5、抗Mi-2等，更贴近临床的分类。

表18　ENMC 2018皮肌炎分类标准[3]

1.DM的分类标准需要满足下列临床及皮肤活检特点：
（1）临床检查发现（至少需要2条）：Gottron征、Gottron丘疹和/或向阳性皮疹。
（2）皮肤活检：界面性皮炎。
2.DM的分类标准需要满足下列临床表现及具备DM肌肉特点或DM特异性抗体阳性：
（1）临床检查发现（至少需要1条）：Gottron征、Gottron丘疹和/或向阳性皮疹。
（2）DM的肌肉特点。
a. 四肢近端肌无力。
b. 肌酶升高。
c. 肌肉活检提示DM：淋巴细胞浸润（常在血管周围）；束周病变（即束周肌纤维COX染色淡染和/或NCAM染色阳性）。
d. 肌活检确诊DM：束周萎缩和/或束周黏病毒抗性蛋白1（MxA）过表达，少或无束周坏死。
如果患者具备a+b、a+c、b+c或b+d中的任何一项就可称为患者具备DM肌肉特点。
（3）DM特异性抗体：抗TIF1-γ、抗NXP2、抗Mi-2、抗MDA5或抗SAE中任何一种抗体阳性。

注：①如果患者无DM的皮肤病变表现则不能诊断为DM。②抗合成酶抗体阳性的患者应诊断为"抗合成酶抗体综合征"而不是DM；抗合成酶综合征患者伴有DM样皮疹应诊断为"抗合成酶综合征伴有DM样皮疹"。③抗HMGCR抗体或抗SRP抗体阳性的患者应诊断为"免疫介导的坏死性病"而不是DM；抗HMGCR抗体阳性伴有DM样皮疹应诊断为"抗HMGCR肌病伴有DM样皮疹"；抗SRP抗体阳性伴有DM样皮疹应诊断为"抗SRP肌病伴有DM样皮疹"。④DM特异性抗体阳性的患者应根据其抗体类型进行进一步的亚型分类（即抗TIF1-γ DM，抗NXP2 DM等）。⑤DM特异性抗体阴性的患者应诊断为"自身抗体阴性DM"。⑥掌指关节、近端指间关节和/或远端指间关节伸侧表面的皮肤溃疡（如抗MDA5 DM中所见）应认为临床意义与Gottron丘疹一样。

6　各亚类皮肌炎特点

（1）抗NXP2抗体。在儿童中，NXP2与钙化相关，且肌无力更严重，更难缓解；在成人中，NXP2与肿瘤相关。

（2）抗TIF1-γ抗体。肌肉受累更常见，43%的患者发生吞咽困难。肌肉病理：接近一半的患者有典型的束周萎缩，较少发生间质性肺疾病（ILD）或快速进展性ILD。55%的患者发生肿瘤（基于中国的一个成人皮肌炎队列研究）。

（3）抗Mi-2抗体。其与经典皮肌炎相关，表现为特征性皮疹、表皮生长过度、甲周出血，轻微的肌肉受累，较低ILD及肿瘤风险，预后较好。但法国的一个成人队列研究发现抗Mi-Z抗体与肿瘤有相关性，发生率为22%。

（4）抗SAE抗体。相对少见，发生率为1%～8%，有经典的特征性皮疹（Heliotrope征、Gottron丘疹），皮疹对治疗反应不佳。可以是无肌病性皮肌炎，或是轻微的肌肉损伤，但吞咽困难常见（40%），ILD少见。由于病例数太少，故未评估SAE与肿瘤的相关性。

（5）抗MDA5抗体。最早在日本的无肌病但有ILD的皮肌炎患者中发现。在欧洲和北美洲发病率为4%～7%，在亚洲为15%～20%，女性发病率高（56%～88%）。ILD发生率为50%～100%，发生快速进展的ILD是MDA5阳性皮肌炎的特征，并可能威胁生命，故生存率低（59%～75%），但肌炎症状可以很轻或没有。除皮疹、肌炎、间质性肺炎外，可有发热、关节炎、皮肤溃疡、脱发、技工手等表现。2/3的患者有多关节炎。研究发现，抗MDA5阳性患者血液中的IFN-Ⅰ与其他类型的DM一样高，提示它们有着相同的发病机制。另外，可合并弥漫性肺泡损伤、纵隔气肿、皮下气肿等严重并发症，且MDA5阳性的患者更容易发生感染，包括严重致死性卡氏肺孢子虫感染（普通DM患者感染率为3.4%，MDA5阳性患者感染率为40%），其他如淋巴细胞减少、高血清铁蛋白也常见。中国成人队列研究提示MDA5阳性患者对糖皮质激素治疗反应不佳，需要更加积极的治疗，5年生存率仅50.2%。

7　JDM相关肌炎特异性抗体

英国JDM队列和生物标志物研究（UK Juvenile DM Cohort and Biomarker Study，JDCBS）提示65%的JDM患者有肌炎特异性抗体（MSAs）。JDM肌炎特异性抗体的发生率和成人DM不同，TIF1-γ（20%～25%）和NXP2（18%～20%）在儿童中较常见，Jo-1、MDA5和Mi-2在儿童中相对少见。临床特点方面，Mi-2阳性患者有经典严重的病理特征，MDA5阳性患者病理改变轻微，而TIF1-γ和NXP2阳性患者病理表现多样。因为MSAs在儿童系统性红斑狼疮和幼年特发性关节炎患者中没有被发现，所以检测MSAs对于JDM早期诊断很重要。由于特发性免疫性肌病患者对自身抗原产生的特异性免疫反应会随着年龄的变化而不同，所以相同的MSAs亚类在儿童和成人中会有不同的特征。

8 特殊类型幼年皮肌炎

（1）幼年低肌病性皮肌炎（juvenile hypomyopathic dermatomyositis，JHDM）。临床表现有皮肌炎典型皮疹而无肌炎，但辅助检查提示亚临床肌炎。

（2）幼年无肌病性皮肌炎（juvenile amyopathic dermatomyositis，JADM）。临床表现有皮肌炎典型皮疹而无肌炎相关的临床及实验室证据。

（3）临床无肌病性皮肌炎（clinical amyopathic dermatomyositis，CADM）。将出现皮肌炎典型皮疹后超过6个月无临床肌炎表现，伴或不伴电生理、组织病理和/或影像学等方面的亚临床肌炎证据的皮肌炎，即HDM和ADM统称为CADM。

9 皮肌炎与肿瘤

成人DM患者发生肿瘤的风险增高，肿瘤一般发生在肌炎发病后的前3年，以下因素和肿瘤发病相关：肌炎发病年龄大，男性，严重的皮肤受累，C反应蛋白（C-reactive protein，CRP）/红细胞沉降率（erythrocyte sedimentation rate，ESR）升高；而合并ILD、关节炎、雷诺现象则肿瘤发生风险降低。TIf1-γ及NXP2与肿瘤发生强相关，比值比（OR）为3.78（95%置信区间1.33～10.8），但JDM患者很少发生肿瘤。

10 治疗和预后

10.1 治疗总原则
药物和锻炼相结合。

一线方案：糖皮质激素联合氨甲蝶呤（MTX）或硫唑嘌呤（AZA）。

二线方案：霉酚酸酯（MMF）、他克莫司（TAC）/环孢素（CsA），或联用MTX与AZA。

三线方案：利妥昔单抗、依那西普、贝利尤单抗、环磷酰胺（CTX）、促皮质素等。大剂量静脉注射免疫球蛋白（IVIG）（1～2 g/kg）可以单独作为一线、二线、三线治疗，有临床对照研究显示连用3个月大剂量IVIG有利于疾病缓解。

针对皮肤病变，可加强保湿、防晒，外用糖皮质激素、他克莫司软膏，口服羟氯喹；针对钙质沉积，可予双膦酸盐、钙通道阻滞剂治疗。

2018日本皮肌炎诊疗指南对皮肌炎的治疗策略有比较明确的指引，对临床诊疗有一定的指导意义[7]。JDM的治疗流程如图15所示。

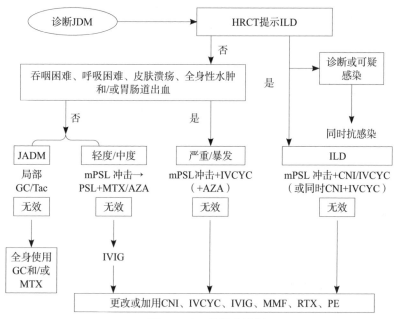

图15　JDM的治疗流程

注：CNI为钙调神经磷酸酶抑制剂；GC为糖皮质激素；IVCYC为静脉注射环磷酰胺；IVIG为静脉注射免疫球蛋白；mPSL为甲泼尼龙；PE为血浆置换；RTX为利妥昔单抗。

10.2 病程和预后

（1）病程。

单周期性JDM：只有一次发病，且在发病两年之内缓解（没有疾病活动），没有复发。

多周期性JDM：其特征为长期缓解和复发交替发生，在停药或减药后病情复发。

慢性活动性JDM：指尽管已给予治疗，疾病仍呈进行性活动（慢性间歇性疾病过程）。

（2）预后。

在早期未使用糖皮质激素年代：1/3患儿完全缓解，1/3患儿慢性持续，1/3患儿死亡；使用糖皮质激素、免疫抑制剂、IVIG及生物制剂后，发病率为（2～4）/1 000 000，死亡率<5%，JDM一般不会进展为恶性肿瘤。

参考文献

［1］ MENDEZ E P, LIPTON R, RAMSEY-GOLDMAN R, et al. US incidence of juvenile dermatomyositis, 1995-1998: results from the National Institute of Arthritis and Musculoskeletal and Skin Diseases Registry ［J］. Arthritis & Rheumatology, 2003, 49（3）: 300-305.

［2］ FIRESTEIN G S, BUDD R C, GABRIEL S E, et al. 凯利风湿病学（下卷）［M］. 栗占国, 译. 9版. 北京: 北京大学医学出版社, 2015.

［3］ MAMMEN A L, ALLENBACH Y, STENZEL W, et al. 239th ENMC international workshop: classification of dermatomyositis, Amsterdam, the Netherlands, 14-16 December 2018 ［J］. Neuromuscular Disorders, 2020, 30（1）: 70-92.

［4］ 中华医学会儿科学分会免疫学组, 中华儿科杂志编辑委员会, 儿童风湿免疫病联盟. 中国幼年皮肌炎诊断与治疗指南 ［J］. 中华儿科杂志, 2022, 60（12）: 1236-1247.

［5］ BOHAN A, PETER J B. Polymyositis and dermatomyositis（second of two parts）［J］. The New England Journal of Medicine, 1975, 292（8）: 403-407.

［6］ LUNDBERG I E, TJÄRNLUND A, BOTTAI M, et al. 2017 European

League Against Rheumatism/American College of Rheumatology classification criteria for adult and juvenile idiopathic inflammatory myopathies and their major subgroups [J]. Arthritis & Rheumatology, 2017, 69（12）: 2271-2282.

[7] KOBAYASHI I, AKIOKA S, KOBAYASHI N, et al. Clinical practice guidance for juvenile dermatomyositis（JDM）2018-Update [J]. Modern Rheumatology, 2020, 30（3）: 411-423.

第四章
行为与发育学

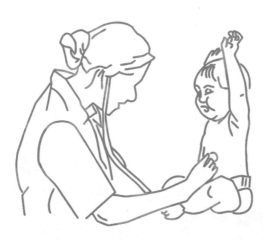

孤独症谱系障碍神经心理学研究进展

■ 陈杰荣　伍智镠　韦臻　万国斌

（南方医科大学附属深圳市妇幼保健院）

孤独症谱系障碍（autism spectrum disorders，ASD）是一种以社会交流障碍、兴趣狭窄和刻板重复行为为核心临床特征的严重神经发育障碍[1]。2023年美国疾病控制和预防中心（CDC）发布的一项调查显示，全美8岁儿童的ASD患病率高达1/36，相较2007年估计的1/80的患病率有显著上升[2]。我国在2020年开展的流行病学调查显示6～12岁儿童ASD患病率达0.7%，以此估计我国ASD患者可能超过1 000万[3]。以上数据表明，ASD已经成为一种在全球广泛流行的儿童期神经发育障碍。ASD作为一种神经发育障碍，其病因尚未完全明确，针对核心症状缺乏有效的治疗手段。因此，探索ASD的发病机制一直都是全球ASD科研工作者的重要研究课题。

其中，神经心理学作为专门研究脑与心理活动关系的跨专业学科，一直以来为研究ASD的发病机制提供了重要的学科方法。特别是近年来神经影像学技术的发展和计算机模拟技术的应用，将基于神经心理学的ASD研究推向了新的高度。ASD是怎样发生的？它的大脑神经机制是什么？以上这些科学问题成了神经心理学近年来的研究热点。了解ASD核心症状的神经定位、相应神经网络的功能状态及其在不同年龄阶段的发展变化，对于理解ASD的本质及开发新的干预方法和制订个别化康复治疗计划具有积极的指导意义。本文将基于目前主流的神经心理学假说的研究进展进行总结和分析。

1　执行功能障碍假说

执行功能障碍假说认为，ASD患者与前额叶损害患者一样，存在执行功能的缺陷。更为重要的是，执行功能中的认知灵活性和抑制控制成分可以解释ASD的行为刻板重复、观念模式化、思维缺乏弹性、兴趣局限等异常表现的发生，有学者甚至认为认知灵活性可以单独预测刻板重复行为的发生。Demetriou等[4]2018年进行了一项基于235项研究的元分析（荟萃分析），发现ASD个体在执行功能方面存在中等效应量的缺陷（Hedges'g = 0.48），表明ASD个体在执行功能方面相较于对照组表现更差。另一项研究发现，ASD青少年的执行功能多个方面都受损，而未受影响的一级亲属（兄弟姐妹）则只是在语言和空间工作记忆表现异常。以上结果提示执行功能障碍可能是ASD潜在认知内表型[5]。最近一项追踪研究发现，ASD儿童早期（2～4岁）的症状严重程度与青春期早期（10～11.8岁）的外化行为、学业表现及适应功能之间，受到儿童中期（7～10岁）执行功能的完全中介调节。该项研究结果提示，对儿童中期的ASD执行功能进行干预可能会有利于改善成年期的预后[6]。针对ASD的基于执行功能的干预，近年来也取得了一定的成果。Tse等[7]2021年发现经过动态学习骑自行车的ASD儿童，相较于静态学习和对照组，其执行功能的多个子成分表现都获得显著改善。Ameis等[8]2020年发现对大脑背外侧前额叶皮层（dorsolateral prefrontal cortex，DLPFC）区域经过4周重复经颅磁刺激的干预后，临床症状更为严重的ASD个体的执行功能会得到显著改善。

2　心理理论缺陷假说

心理理论缺陷假说，主要是解释ASD的社会认知障碍。ASD个体在日常生活中表现为对人冷漠、无法与其他人建立友谊、无法理解社交信息和社交规则等。ASD个体具有非典型的认知特征，如社会认知和社会知觉缺损、非典型的知觉和信息加工等。神经心理学家认为，心理理论的缺陷可能是造成ASD社会认知障碍的主要原因之一。为了更好地描述ASD特定的心理理论缺陷，Rosenthal等[9]2019年开发了一种新的学习任务并结合基于模型分析的方法，对比高功能ASD患者和正常成人的差异。研究结果发现，虽然ASD个体追踪他人信念的能力完好无损，并且他们对信念和意图的推理也很合理，但他们在使用他人的信念来学习他人的意图方面却受到特异性受损的影响，并且这种受损与症状的严重程度是相关的。最近的一项神经影像学研究发现，ASD患者和退行性小脑损伤的患者都表现出心理理论能力的缺陷，并且相较于正常对照组而言，两组都在小脑特定脑区（Crus Ⅱ）出现灰质的明显减少[10]。此外，近年也有研究学者探索应用神经调控技术干预ASD心理理论缺陷的可能性。最新的一项研究发现，使用经颅外电刺激，分别将阳极置于左侧DLPFC，阴极置于右侧DLPFC，经过2周的干预后发现ASD个体心理理论的能力得到显著改善[11]。

3　弱中央整合假说

弱中央整合假说，主要是对ASD刻板重复行为进行解释。弱中央整合假说认为，ASD个体无法整合环境信息，无法形成对环境事物整体的、更高层次意义的解释，而只是倾向于关注局部信息并将信息分割开来进行碎片化处理。还有学者对该现象提出局部强化假说，与弱中央整合假说不同的是，该假说强调ASD个体的整体处理功能是完好的，是由局部低层次的感知觉加工过强，而导致感知觉失衡的[12]。ASD个体的这种感知觉失衡到底是由弱中央整合还是局部强化所导致的，目前仍然存在争论。Neufeld等[13]2020年通过大样本的ASD同卵/异卵双胞胎的全局和局部视觉加工实验尝试解释这个争论，研究结果发现ASD或具有较高ASD特质的个体中全局加工减少，而没有发现局部加工强化，因此该研究为ASD个体信息处理的弱中央整合特征提供了有力的证据。近年来，有研究学者基于弱中央整合假说开发了语言指导干预课程，以提高ASD儿童的语言整合能力，结果发现经干预后的ASD儿童理解记叙文本和复述故事句子的能力有显著提高[14]。

4　共情-系统化两维理论

2009年，Baron-Cohen[15]提出共情-系统化两维理论，该理论从人类心理的男女性别差异及ASD患病率的男女性别差异两方面考虑，认为男性系统化思维能力强，女性共情能力强，而ASD属于极端"男性脑"，即存在高度系统化和极弱共情能力。共情的缺陷可以解释社会交往功能缺陷，高度系统化的思维可以解释重复刻板行为模式和孤岛能力，这弥补了心理理论缺陷假说只能解释社会认知障碍及弱中央整合假说只能解释刻板重复行为两种观点的不足。近年来，有学者探讨智商是否会作为一个重要的因素去影响ASD共情-系统化的特征。研究表明，在ASD儿童中合并智力障碍的情况下，高系统化能力和低共情能力之间的差异程度，介于典型发育儿童和无智力障碍的ASD儿童之间，并且这种差异与ASD的特征相关[16]。最近，中山大学的研究团队，基于中国782名发育正常的儿童（4～12岁）开发了儿童共情-系统化的中文版本问卷，并验证该问卷具有良好的信效度[17]。此外，Wan等[18]2022年基于共情-系统化两维理论开发针对ASD情绪识别的人机交互干预系统，对在表情模仿训练阶段中的ASD患儿进行表情模仿质量和注意力的实时跟踪，同时在后台进行面部表情识别的深度学习算法和注意力分析，目前已初步验证该系统的可行性和基于中国ASD儿童算法的有效性。

5　总结

以上4种假说从不同的角度解释了ASD的神经心理学机制。基于这些假说进行的研究有助于加深我们对ASD的理解，然而这些假说都有片面性并存在不足之处。由于ASD是一种病因复杂且具有高度异质性的精神障碍，这些假说显然不能全面解释ASD的神经心理学机制。因此，在未来的研究中，学者需要不断完善和发展各类神经心理学假说，从更为综合的角度和多维度的层面去厘清ASD的神经心理学机制，并基于当前的研究成果或新的科技手段，为揭示ASD的神经心理学机制和开发新的干预技术提供更多可能性。

参考文献

［1］ American Psychiatric Association. Diagnostic and statistical manual of mental disorders［M］. 5th ed. Washington：American Psychiatric Publishing，2013.

［2］ MAENNER M J，WARREN Z，WILLIAMS A R，et al. Prevalence and characteristics of autism spectrum disorder among children aged 8 years - autism and developmental disabilities monitoring network，11 sites，United States，2020［J］. Morbidity and Mortality Weekly Report Surveillance Summaries，2023，72（2）：1-14.

［3］ ZHOU H，XU X，YAN W L，et al. Prevalence of autism spectrum disorder in China：a nationwide multi-center population-based study among children aged 6 to 12 years［J］. Neuroscience Bulletin，2020，36（9）：961-971.

［4］ DEMETRIOU E A，LAMPIT A，QUINTANA D S，et al. Autism spectrum disorders：a meta-analysis of executive function［J］. Molecular Psychiatry，2018，23（5）：1198-1204.

［5］ SENG G-J，TSENG W-L，CHIU Y-N，et al. Executive functions in youths with autism spectrum disorder and their unaffected siblings［J］. Psychological Medicine，2021，51（15）：2571-2580.

［6］ AMEIS S H，HALTIGAN J D，LYON R E，et al. Middle-childhood executive functioning mediates associations between early-childhood autism symptoms and adolescent mental health，academic and functional outcomes in autistic children［J］. Journal of Child Psychology and Psychiatry，2022，63（5）：553-562.

［7］ TSE A C Y，ANDERSON D I，LIU V H L，et al. Improving executive function of children with autism spectrum disorder through cycling skill acquisition［J］. Medicine & Science in Sports & Exercise，2021，53（7）：1417-1424.

［8］ AMEIS S H，BLUMBERGER D M，CROARKIN P E，et al. Treatment of executive function deficits in autism spectrum disorder with repetitive transcranial magnetic stimulation：a double-blind，sham-controlled，pilot trial［J］. Brain Stimulation，2020，13（3）：539-547.

［9］ ROSENTHAL I A, HUTCHERSON C A, ADOLPHS R, et al. Deconstructing theory-of-mind impairment in high-functioning adults with autism［J］. Current Biology, 2019, 29（3）: 513-519, e6.

［10］ CLAUSI S, OLIVITO G, SICILIANO L, et al. The cerebellum is linked to theory of mind alterations in autism. A direct clinical and MRI comparison between individuals with autism and cerebellar neurodegenerative pathologies［J］. Autism Research, 2021, 14（11）: 2300-2313.

［11］ ZEMESTANI M, HOSEINPANAHI O, SALEHINEJAD M A, et al. The impact of prefrontal transcranial direct current stimulation（tDCS）on theory of mind, emotion regulation and emotional-behavioral functions in children with autism disorder: a randomized, sham-controlled, and parallel-group study［J］. Autism Research, 2022, 15（10）: 1985-2003.

［12］ MOTTRON L, DAWSON M, SOULIÈRES I, et al. Enhanced perceptual functioning in autism: an update, and eight principles of autistic perception［J］. Journal of Autism and Developmental Disorders, 2006, 36（1）: 27-43.

［13］ NEUFELD J, HAGSTRÖM A, VAN'T WESTEINDE A, et al. Global and local visual processing in autism – a co-twin-control study［J］. Journal of Child Psychology and Psychiatry, 2020, 61（4）: 470-479.

［14］ ENGEL K S, EHRI L C. Reading comprehension instruction for young students with autism: forming contextual connections［J］. Journal of Autism and Developmental Disorders, 2021, 51（4）: 1266-1280.

［15］ BARON-COHEN S. Autism: the empathizing-systemizing（E-S）theory［J］. Annals of the New York Academy of Sciences, 2009, 1156（1）: 68-80.

［16］ PAN N, AUYEUNG B, WANG X, et al. Empathizing, systemizing, empathizing-systemizing difference and their association with autistic traits in children with autism spectrum disorder, with and without intellectual disability［J］. Autism Research, 2022, 15（7）: 1348-1357.

［17］ WANG X, DAI M-X, MURRAY A, et al. Psychometric properties of the Chinese version of the children's empathy quotient and systemizing quotient: 4-12 years［J］. Autism Research, 2022, 15（9）: 1675-1685.

［18］ WAN G B, DENG F H, JIANG Z J, et al. FECTS: a facial emotion cognition and training system for Chinese children with autism spectrum disorder［J］. Computational Intelligence and Neuroscience, 2022（2022）: 9213526.

注意缺陷多动障碍共病发展性阅读障碍病因和病理机制研究进展

■ 吴赵敏　杨斌让

（深圳市儿童医院）

注意缺陷多动障碍（attention deficit hyperactivity disorder，ADHD）是常见的儿童期神经发育性疾病，其三大核心症状包括注意力不集中、多动、冲动[1]。ADHD是一个异质性非常高的疾病，容易共患其他各类神经精神疾病，包括对立违抗性障碍、发展性阅读障碍等[2]。发展性阅读障碍（developmental dyslexia，DD）是指儿童智力正常且与同龄儿童拥有同等教育机会的情况下，由各种原因导致其阅读成绩明显落后于其年龄所应达到的水平的现象，主要表现为单词识别准确率低、阅读速度慢且错误多、拼写能力低下等[3]。ADHD与DD在儿童、青少年中共患率高达25%～48%[4]，ADHD共病DD给患者的生活和学习带来了更多的负面影响[2]。本文将就ADHD与DD共病内在的病因和病理机制研究现状进行总结和分析。

1　遗传学

既往研究结果表明，ADHD和DD的遗传度分别为74%和40%～70%[5-7]。在过去的40年中，除了利用候选基因和/或全基因组关联分析等深入探讨了ADHD和DD各自的遗传因素外，也有研究着重关注了ADHD和DD共同的遗传基础。一项基于一般人群的纵向研究[8]，纳入了近7 000对双胞胎，结果发现童年早期（7～8岁）的ADHD症状与青少年期（11～12岁）的阅读能力密切相关，反之亦然。此外，该研究还发现，ADHD症状和阅读能力的相关性主要源于共同的遗传基础。利用全基因组的数据分析同样证明了ADHD和DD的遗传基础存在明显相关性[9]。另一项基于双胞胎的队列研究发现，ADHD与DD的注意力缺陷症状维度遗传关联在不同时间点都稳定在60%以上，与ADHD的多动/冲动症状维度的关联则在10%～20%[10]。既往有学者认为，ADHD与DD的相关性可能在一定程度上与两者共同存在较低的智商（IQ）值有关。一项纳入了1 789名个体的队列研究结果首先验证了较低的IQ值的确解释了一部分的ADHD和DD的遗传交叉，但是仍有53%～72%的ADHD和DD的遗传风险不能归因于较低的IQ值[11]。

除了反复验证了ADHD与DD存在共同的遗传基础外，目前已有部分研究深入探讨了与ADHD和DD共同相关的基因。西班牙的研究利用候选基因方法，对与DD有关（*KIAA0319*、*DCDC2*、*DYX1C1*和 *FOXP2*）和与ADHD有关（*COMT*、*MAOA* 和*DBH*）的候选基因[12]在共病ADHD和DD的人群中进行了分析，结果发现*KIAA0319*和*FOXP2*基因都与共病ADHD和DD有关，这些基因中*DYX1C1*、*FOXP2*、*KIAA0319*、*MAOA*、*DBH*等与ADHD和DD相关的认知功能，包括干扰抑制、快速命名等均有相关性。协同基因网络分析结果[4]提示与ADHD和DD共同相关的基因有213个，其中包括*DRD2*、*DRD4*、*CNTNAP2*、*GRIN2B*等基因，这些基因在既往研究中已经发现与ADHD和DD有关[13-14]。

总的来说，ADHD与DD，尤其在注意缺陷症状维度存在遗传交叉。当前的研究已经发现了数个可能与这两个疾病均有关联的基因，未来针对这些基因对于大脑功能和结构及认知功能影响的研究将为ADHD和DD共病的病理机制提供更多的科学依据。

2　神经影像学

神经影像学技术为神经发育性疾病病理机制的探讨提供了一个安全有效的方法。其中，磁共振成像（MRI）技术是近年来最为常用的技术之一，它可以有效地评估大脑的功能和结构。既往的研究中，ADHD患者对比对照组，其通常在前额叶中存在皮层薄、功能活动低下等，而DD患者则在双侧额中回存在明显的灰质体积减小和功能异常[15-17]。对于ADHD和DD两者共同的神经影像学基础，当前研究尚少。早期结构影像学的研究中，主要发现了ADHD与DD共病的患者对比健康对照组可能在额叶和尾状核存在明显结构异常[18-19]。一项研究系统结合了功能和结构MRI技术，在仅有60名被试的小样本中发现，ADHD与DD共病患者的大脑结构和功能的异常并非这两种疾病的叠加造成的，大多数情况下，ADHD与DD共病患者呈现部分与单纯ADHD或者单纯DD相似的大脑功能和结构异常[20]。比如，在颞中回，单纯ADHD组、单纯DD组和共病组均对比对照组皮层厚度更高；而在梭状回，单纯ADHD组、共病组和对照组对比单纯DD组均皮层厚度更高；在额下回，单纯ADHD组与对照组对比皮层厚度差异无统计学意义，而单纯DD组和共病组则对比对照组皮层厚度更低。一项基于体素的形态学分析（VBM）的荟萃（Meta）分析共纳入15项有关DD的研究及22项ADHD研究，结果未发现ADHD组和DD组对比健康对照组存在共同的形态学特征[21]，当然研究结果中右侧的尾状核存在边缘统计学意义。在另一项荟萃分析中也是如此，在右侧尾状核存在边缘统计学意义的ADHD和DD的共同差异脑区[22]。在大脑功能方面，一项纳入了单纯DD、共病组和对照组的基于阅读任务的功能磁共振研究中，研究者发现，在阅读任务中，健康对照组在左侧大脑半球的阅读能力相关脑区的活化程度明显高于单纯DD和ADHD与DD共病的患者[23]，单纯DD和ADHD与DD共病的患者之间对比则无明显的差异。这一结果与另一项研究结果相似[24]。在大脑白质微结构方面，一项研究发现，共病组对比对照组在双侧上纵束存在各向异性（FA，代表纤维完整性的指数）值异常，单纯DD组在这条纤维束上的FA值则在共病组和对照组之间[25]。

总的来说，当前虽然已有部分研究探讨了ADHD和DD之间共同的神经机制，但大多数研究主要探讨了在各区域结构上的异常，结果发现ADHD和DD之间共同的结构异常脑区主要在额叶和尾状核区域。对于大脑功能和白质微结构的研究目前尚少，未来的研究需要增加对大脑功能和白质微结构的关注。

3　神经心理学

不管是ADHD还是DD，在既往的研究中均提示了两者存在多个认知领域的功能损害[26]。其中，工作记忆在语音环路中有着重要的作用，因此也是早期研究中最常涉及的。有研究表明，患有ADHD、DD或者两者共病的患儿在工作记忆和抑制功能领域均存在明显的损害[27]。ADHD与DD共病的患者对比单纯DD和单纯ADHD，其工作记忆和抑制控制的损害更明显[28-29]。在ADHD患儿中，其工作记忆和抑制控制功能也与其阅读能力表现密切相关[30]。然而，在进一步的分析中发现，工作记忆损害并非ADHD患儿阅读能力低下的有效中介因素[31]。使用工作记忆训练也并不能明显改善ADHD患儿的阅读能力[32]。

对于ADHD儿童，除了工作记忆和抑制控制功能外，持续注意也是ADHD核心执行功能损害之一。有研究表明，持续注意功能与ADHD儿童的阅读水平相关[33-34]。一项关于双胞胎的研究结果提示，注意力缺陷和阅读困难的遗传关联中，有21%的遗传关联关系归因于两者共同的工作记忆缺陷，28%可归因于共同的持续注意功能损害[35]，通过视空间注意训练能较好地改善DD患儿的阅读能力[36]。

一些纳入更多认知领域的研究则发现，患者其他多项认知功能损害也与ADHD和DD两者密切相关，包括加工速度和时间知觉等[26, 37]。荟萃分析结果也支持在ADHD患儿中，加工速度损害与其阅读能力低下有密切的关联[38]。

总的来说，当前有关ADHD和DD共同的神经心理学特征的研究主要集中在工作记忆和持续注意领域，研究结果支持两者在工作记忆和持续注意领域存在共同的核心缺陷，其他的认知功能也可能参与了ADHD与DD的共病机制。

4 结论

ADHD和DD均是儿童和青少年期常见的神经发育性疾病，两者常常一起出现。当前针对ADHD和DD共病的病因和病理机制研究主要集中于遗传学、神经影像学和神经心理学等。遗传学研究揭示了这两个疾病的确存在遗传交叉，有着共同的遗传基础。神经影像学研究则提示两种疾病均与额叶–纹状体区域的结构和功能异常有关。在神经心理学方面，研究发现，工作记忆和持续注意是两者最为突出的共同的认知功能损害。当前的研究中，鲜有研究纳入多模态数据进行系统的分析，因此，在未来的研究中，结合遗传学、神经影像学和神经心理学的多模态数据将为深入探讨ADHD和DD的共病机制提供更多的科学依据。

参考文献

［1］ FARAONE S V, BANASCHEWSKI T, COGHILL D, et al. The World Federation of ADHD international consensus statement: 208 evidence-based conclusions about the disorder ［J］. Neuroscience & Biobehavioral Reviews, 2021（128）: 789–818.

［2］ GERMANÒ E, GAGLIANO A, CURATOLO P. Comorbidity of ADHD and dyslexia ［J］. Developmental Neuropsychology, 2010, 35（5）: 475–493.

［3］ 王久菊，孟祥芝，李虹，等. 汉语发展性阅读障碍诊断与干预的专家意见 ［J］. 中国心理卫生杂志，2023，37（3）: 185–191.

［4］ HE H Y, JT C, GAO X Y, et al. Associative gene networks reveal novel candidates important for ADHD and dyslexia comorbidity ［J］. BMC Medical Genomics, 2023, 16（1）: 208.

［5］ DOUST C, FONTANILLAS P, EISING E, et al. Discovery of 42 genome-

wide significant loci associated with dyslexia ［J］. Nature Genetics，2022，
54（11）：1621-1629.

［6］ FARAONE S V，LARSSON H. Genetics of attention deficit hyperactivity
disorder ［J］. Molecular Psychiatry，2019，24（4）：562-575.

［7］ RASKIND W H，PETER B，RICHARDS T，et al. The genetics of
reading disabilities：from phenotypes to candidate genes ［J］. Frontiers in
Psychology，2013（3）：601.

［8］ GREVEN C U，RIJSDIJK F V，ASHERSON P，et al. A longitudinal twin
study on the association between ADHD symptoms and reading ［J］. Journal
of Child Psychology and Psychiatry，2012，53（3）：234-242.

［9］ GIALLUISI A，ANDLAUER T F M，MIRZA-SCHREIBER N，et al.
Genome-wide association study reveals new insights into the heritability and
genetic correlates of developmental dyslexia ［J］. Molecular Psychiatry，
2021，26（7）：3004-3017.

［10］ WADSWORTH S J，DEFRIES J C，WILLCUTT E G，et al. The Colorado
longitudinal twin study of reading difficulties and ADHD：etiologies of
comorbidity and stability ［J］. Twin Research and Human Genetics，2015，
18（6）：755-761.

［11］ CHEUNG C H M，WOOD A C，PALOYELIS Y，et al. Aetiology for the
covariation between combined type ADHD and reading difficulties in a family
study：the role of IQ ［J］. Journal of Child Psychology and Psychiatry，
2012，53（8）：864-873.

［12］ SÁNCHEZ-MORÁN M，HERNÁNDEZ J A，DUÑABEITIA J A，et al.
Genetic association study of dyslexia and ADHD candidate genes in a Spanish
cohort：implications of comorbid samples ［J］. PLOS ONE，2018，13
（10）：e0206431.

［13］ GU H T，HOU F，LIU L F，et al. Genetic variants in the CNTNAP2
gene are associated with gender differences among dyslexic children in
China ［J］. eBioMedicine，2018（34）：165-170.

［14］ WU J，XIAO H F，SUN H J，et al. Role of dopamine receptors in ADHD：
a systematic meta-analysis ［J］. Molecular Neurobiology，2012，45
（3）：605-620.

［15］ GUO W W，GENG S J，CAO M，et al. The brain connectome for Chinese
reading ［J］. Neuroscience Bulletin，2022，38（9）：1097-1113.

［16］ SAMEA F，SOLUKI S，NEJATI V，et al. Brain alterations in children/
adolescents with ADHD revisited：a neuroimaging meta-analysis of 96

structural and functional studies [J] . Neuroscience & Biobehavioral Reviews, 2019 (100) : 1-8.

[17] YAN X H, JIANG K, LI H, et al. Convergent and divergent brain structural and functional abnormalities associated with developmental dyslexia [J] . Elife, 2021 (10) : e69523.

[18] JAGGER-RICKELS A C, KIBBY M Y, CONSTANCE J M. Global gray matter morphometry differences between children with reading disability, ADHD, and comorbid reading disability/ADHD [J] . Brain And Language, 2018 (185) : 54-66.

[19] KIBBY M Y, DYER S M, LEE S E, et al. Frontal volume as a potential source of the comorbidity between attention-deficit/hyperactivity disorder and reading disorders [J] . Behavioural Brain Research, 2020 (381) : 112382.

[20] LANGER N, BENJAMIN C, BECKER B L C, et al. Comorbidity of reading disabilities and ADHD: structural and functional brain characteristics [J] . Human Brain Mapping, 2019, 40 (9) : 2677-2698.

[21] MCGRATH L M, STOODLEY C J. Are there shared neural correlates between dyslexia and ADHD? A meta-analysis of voxel-based morphometry studies [J] . Journal of Neurodevelopmental Disorders, 2019, 11 (1) : 31.

[22] LILOIA D, CROCETTA A, CAUDA F, et al. Seeking overlapping neuroanatomical alterations between dyslexia and attention-deficit/hyperactivity disorder: a meta-analytic replication study [J] . Brain Sciences, 2022, 12 (10) : 1367.

[23] AL DAHHAN N Z, HALVERSON K, PEEK C P, et al. Dissociating executive function and ADHD influences on reading ability in children with dyslexia [J] . Cortex, 2022 (153) : 126-142.

[24] KYAKUNO M, YAMAGUCHI S, MATSUMIYA K, et al. Intermittent intravenous high-dose cyclophosphamide therapy for advanced prostatic cancer with distant metastasis [J] . Acta Urologica Japonica, 1989, 35 (11) : 1865-1869.

[25] SLABY R J, ARRINGTON C N, MALINS J, et al. Properties of white matter tract diffusivity in children with developmental dyslexia and comorbid attention deficit/hyperactivity disorder [J] . Journal of Neurodevelopmental Disorders, 2023, 15 (1) : 25.

［26］WILLCUTT E G, BETJEMANN R S, MCGRATH L M, et al. Etiology and neuropsychology of comorbidity between RD and ADHD: the case for multiple-deficit models ［J］. Cortex, 2010, 46（10）: 1345-1361.

［27］LEE C S-C. Executive functions underlie word reading and reading fluency in Chinese children with attention deficit/hyperactivity disorder, reading disabilities, and comorbid attention deficit/hyperactivity disorder and reading disabilities ［J］. Child Neuropsychology, 2024, 30（1）: 60-86.

［28］PURVIS K L, TANNOCK R. Phonological processing, not inhibitory control, differentiates ADHD and reading disability ［J］. Journal of the American Academy of Child & Adolescent Psychiatry, 2000, 39（4）: 485-494.

［29］WANG L C, CHUNG K K H. Co-morbidities in Chinese children with attention deficit/hyperactivity disorder and reading disabilities ［J］. Dyslexia, 2018, 24（3）: 276-293.

［30］GONZALEZ-PEREZ P A, HERNANDEZ-EXPOSITO S, PEREZ J, et al. Electrophysiological correlates of reading in children with attention deficit hyperactivity disorder ［J］. Revista de Neurologia, 2018, 66（6）: 175-181.

［31］FRIEDMAN L M, RAPPORT M D, RAIKER J S, et al. Reading comprehension in boys with ADHD: the mediating roles of working memory and orthographic conversion ［J］. Journal of Abnormal Child Psychology, 2017, 45（2）: 273-287.

［32］RAPPORT M D, ORBAN S A, KOFLER M J, et al. Do programs designed to train working memory, other executive functions, and attention benefit children with ADHD? A meta-analytic review of cognitive, academic, and behavioral outcomes ［J］. Clinical Psychology Review, 2013, 33（8）: 1237-1252.

［33］BORELLA E, CHICHERIO C, RE A M, et al. Increased intraindividual variability is a marker of ADHD but also of dyslexia: a study on handwriting ［J］. Brain and Cognition, 2011, 77（1）: 33-39.

［34］KIBBY M Y, LEE S E, DYER S M. Reading performance is predicted by more than phonological processing ［J］. Frontiers in Psychology, 2014（5）: 960.

［35］CHEUNG C H M, FRAZIER-WOOD A C, ASHERSON P, et al. Shared cognitive impairments and aetiology in ADHD symptoms and reading difficulties ［J］. PLOS ONE, 2014, 9（6）: e98590.

［36］EBRAHIMI L, POURETEMAD H, STEIN J, et al. Enhanced reading abilities is modulated by faster visual spatial attention ［J］. Annals of Dyslexia, 2022, 72（1）: 125-146.

［37］MCGRATH L M, PENNINGTON B F, SHANAHAN M A, et al. A multiple deficit model of reading disability and attention-deficit/hyperactivity disorder: searching for shared cognitive deficits ［J］. Journal of Child Psychology and Psychiatry, 2011, 52（5）: 547-557.

［38］COOK N E, BRAATEN E B, SURMAN C B H. Clinical and functional correlates of processing speed in pediatric Attention-Deficit/Hyperactivity Disorder: a systematic review and meta-analysis ［J］. Child Neuropsychology, 2018, 24（5）: 598-616.

第五章

血液病与肿瘤学

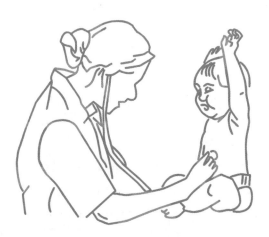

儿童急性髓系白血病的诊治进展

■ 黄礼彬

（中山大学附属第一医院）

急性髓系白血病（acute myeloid leukemia，AML）占儿童白血病的15%～20%，但除了 *PML-RARa* 阳性的急性早幼粒细胞白血病（acute promyelocytic leukemia，APL）以外，儿童AML的总体预后仍较差。近年来，随着分子生物学技术的进步、靶向药等新药物新疗法的开发，以及支持治疗和造血干细胞移植手段的进步，儿童AML的诊治技术也获得迅速发展，是当前儿童血液肿瘤研究的热点。

随着第二代测序技术包括全外显子组测序（whole exome sequencing，WES）、RNA测序（RNA-seq）的成熟和广泛应用，越来越多的与儿童AML相关的遗传学异常得到鉴定并用于诊断分型。2022年发布的第五版WHO血液淋巴系统肿瘤分类[1]和髓系肿瘤/急性白血病国际分类共识（ICC 2022）[2]均强调遗传学异常对诊断AML的重要性。既往强调诊断AML需要原始幼稚细胞比例≥20%，但如果有典型的可复现的遗传学异常，如 *PML-RARa* 阳性、*AML-ETO* 阳性、*CEPBA* 双突变等，即使骨髓中原始幼稚细胞比例<20%（WHO标准不管此比例多少，ICC 2022要求原始幼稚细胞比例>10%），均可以诊断AML。新标准还明确定义了一些骨髓增生异常（综合征）相关的核型或分子异常，如 *P53*、*ASXL1*、*BCOR*、*EZH2*、*SF3B1*、*SRSF2*、*STAG2*、*U2AF1*、*ZRSR2* 等。而这些遗传学异常也与危险度和预后密切相关[3-4]。因此，为了能更精准地对AML进行诊断和危险度分级，除了使用形态学、流式细胞术检测全套的白细胞免疫表型、染色体核型等之外，建议做WES和RNA-seq以进行全面评估。

由于砷剂和维A酸的应用，国内外儿童*PML-RARa*阳性APL治愈率普遍得到极大提高，2～4年无事件生存率（event free survival，EFS）多数在95%以上[5-7]。对于成人AML（非APL），标准治疗是基于大剂量阿糖胞苷和蒽环类的强化疗，但预后仍不理想。国际上包括圣裘德儿童研究医院（St.Jude Children's Research Hospital）、德国柏林-法兰克福-明斯特急性淋巴细胞白血病研究协作组（BFM）、北欧儿童血液肿瘤学学会（NOPHO）、美国儿童肿瘤协作组（Children's Oncology Group，COG）等多个协作组/单位的成人AML 3年内无事件生存率为50%～60%，3年总生存率（over survial，OS）在70%左右[8-9]。因此，仍需要不断探寻治疗AML的新方法。

近年来，靶向药物治疗AML取得很大进展。众所周知，*FLT3-ITD*高频突变者的预后差，但是，随着越来越多的靶向药物面世，ELN 2022危险度分级将之调为中风险，其突变频率或是否伴*NPM1*突变不再重要，在诱导初始即可给予米哚妥林或奎扎替尼联合强化疗，再根据治疗反应包括微小残留病（minimal residual disease，MRD）调整危险度[3]。Bcl-2抑制剂维奈克拉（venetoclax）目前主要用于新诊断高危类型如骨髓增生异常综合征（MDS）转换AML、*P53*突变阳性AML及难治复发AML[3]，但也有一些维奈克拉联合化疗治疗新诊断AML的研究报道[10-11]。

免疫治疗在AML治疗中也取得了一些令人瞩目的成功。CD33单抗（吉妥珠单抗，GO）重新被推荐用于核心结合因子（core binding factor，CBF）阳性AML，可以增强化疗效果[3]。美国COG的多中心研究提示，GO可以提高儿童*KMT2A*重排阳性AML疗效，减少复发[12]。也开始有一些关于免疫检查点抑制剂在AML治疗中的应用的探索。PD-1主要在激活的T细胞和B细胞中表达，功能是抑制细胞的激活，肿瘤细胞会高表达PD-1的配体PD-L1和PD-L2，导致肿瘤微环境中PD-1通路持续激活，T细胞功能被抑制。美国一项多中心一期临床研究探索纳武利尤单抗（nivolumab）联合化疗治疗成人恶性血液病移植后复发，总共入组28例患者，1年无进展生存率23%，总生存率56%，提示有一定疗效但需要注意免疫相关不良反应（irAEs）[13]。由于AML存在较大的异质性，缺乏特异性表面抗原靶点，CAR-T细胞治疗AML存在较大难度，且CAR-T治疗后容易出现严重的骨髓抑制，往往是作为移植桥接治疗的一部分。临床常用的靶点是CD33、CD123、CLL-1等[14-15]。德国新近一项体外试验证实，CAR-NK细胞对AML细胞有一定的治疗作用，相关临床研究正在进行中[16-17]。

造血干细胞移植近年来发展迅速，移植相关死亡率越来越低，因此在治疗AML中的应用也越来越广泛，高危AML甚至中危AML均是造血干细胞移植的适应证。移植前尽可能控制MRD，合适的供者和预处理方案、移植后预防复发的体系，包括靶向治疗、去甲基化治疗，是降低移植后复发率的关键。具体见本书后面的《儿童造血干细胞移植进展》。

高通量体外药物筛选（high-throughput drug sensitivity，HDS）技术，为实现个体化治疗提供了参考。美国一个成人髓系肿瘤的研究采用新鲜髓系肿瘤细胞进行体外培养，用74种单药和36种联合药物方案对肿瘤细胞进行药敏试验，结果发现与临床体内敏感性相比，阳性预测价值为0.92，阴性预测价值为0.82，总准确率为0.85[18]。香港儿童医院梁锦堂教授团队也建立了儿童AML的药物敏感筛查体系，发现一些提示药物敏感性的基因，并可用于指导临床用药，尤其是用于复发/难治患者[19]。目前，国内也有第三方公司开展类似技术，不少单位也在合作开展相关研究。安徽的一项临床研究结果表明，根据HDS结果选择治疗儿童复发/难治AML的方案，诱导缓解率达到67.6%，提示其临床应用前景广阔[20]。

广东儿科同道们齐心协力，华南儿童癌症协作组（SCCCG），带领华南地区多家兄弟单位，在儿童血液肿瘤领域的临床与基础研究等方面均取得了许多令全国乃至全世界关注的成绩。在基础研究方面，广州医科大学附属妇女儿童医疗中心团队发现非编码RNA——CircRNF220可调节细胞生长，并且其与儿童AML复发有关[21]；中山大学附属第一医院团队深耕*FLT3-ITD*突变AML，发现circMYBL2可以调控*FLT3*转录，促进白血病细胞进展；而砷剂（ATO）或联合维A酸可能可以抑制其增殖，促进其凋亡和自噬[22-25]。所有这些基础研究，将为临床进一步探明AML的发病机制、寻找新的治疗靶点提供研究基础。在临床研究方面，由中山大学附属第一医院罗学群教授牵头开展的一项儿童APL的多中心前瞻性随机对照研究，比较口服砷剂（复方黄黛片，RIF）和静脉砷剂（三氧化二砷，ATO）在儿童APL中的疗效，中期结果已经发表[5]，经过更长时间的随访，最终结果仍然显示两组患者的5年无事件生存率均为97.6%，证实RIF与ATO治疗儿童APL具有等效性，而RIF可以显著缩短住院日。同时，子课题研究还证实对于儿童APL，口服砷剂与静脉砷剂在发生诱导分化综合征、出凝血功能紊乱方面无差别，进一步说明口服砷剂的安全性[26]，证实儿童静脉ATO 0.16 mg/（kg·d）与口服RIF135 mg/（kg·d）（标准给药）的血砷浓度相当，提示该口服剂量的合理性[27]。在非APL的AML方面，有两个多中心研究，分别由南方医院（2015年起）和中山大学附属第一医院（2020年起）牵头，均正在进行中。其中，南方医院牵头的多中心研究，以含氟达拉滨的诱导方案为特色，初步结果显示：CBF-AML组和非CBF-AML组的诱导完全缓解率分别为91%和78%，复发率分别为10.1%和18.7%，死亡率分别为13.2%和25.6%，5年无事件生存率分别为77.0%±6.4%和61.9%±6.7%，总生存率分别为83.7%±9.0%和67.3%±7.2%[28]。中山大学附属第一医院牵头的多中心研究，以定期双诱导的强化疗为特色，引入克拉屈滨、急性淋巴白血病治疗元素等，其前期数据显示5年无事件总生存率为69.4%±8%，总生存率为77.1%±5%。除了传统化疗的多中心临床研究外，广东儿科同道们还进行了一些有意义的探索。中山大学孙逸仙纪念医院儿科团队通过深挖TARGET数据库，分析确定CBF、CCAAT/增强子结合蛋白α（CEBPA）等遗传学异常是儿童AML的独立预后良好因素，而*FLT3-ITD*突变是预后不良因素[29-31]。广州医科大学附属妇女儿童医疗中心团队率先开展抗CLL-1、CAR-T细胞治疗了4例难治/复发

AML，有3例取得完全缓解和MRD阴性[32]。目前，多个单位正在开展CAR-T细胞治疗AML的临床研究，期待取得良好的成果。

参考文献

［1］ ARBER D A, ORAZI A, HASSERJIAN R P, et al. International consensus classification of myeloid neoplasms and acute leukemias：integrating morphologic, clinical, and genomic data［J］. Blood, 2022, 140（11）：1200-1228.

［2］ KHOURY J D, SOLARY E, ABLA O, et al. The 5th edition of the World Health Organization Classification of Haematolymphoid Tumours：myeloid and histiocytic/dendritic neoplasms［J］. Leukemia, 2022, 36（7）：1703-1719.

［3］ SHIMONY S, STAHL M, STONE R M. Acute myeloid leukemia：2023 update on diagnosis, risk-stratification, and management［J］. American Journal of Hematology, 2023, 98（3）：502-526.

［4］ 梁聪, 蒋佳露, 王丽娜, 等. 儿童急性髓系白血病的遗传基因异常及其意义［J］. 中国小儿血液与肿瘤杂志, 2021, 26（3）：129-131, 153.

［5］ YANG M H, WAN W Q, LUO J S, et al. Multicenter randomized trial of arsenic trioxide and Realgar-Indigo naturalis formula in pediatric patients with acute promyelocytic leukemia：interim results of the SCCLG-APL clinical study［J］. American Journal of Hematology, 2018, 93（12）：1467-1473.

［6］ KUTNY M A, ALONZO T A, ABLA O, et al. Assessment of arsenic trioxide and all-trans retinoic acid for the treatment of pediatric acute promyelocytic leukemia：a report from the children's oncology group AAML1331 trial［J］. JAMA Oncology, 2022, 8（1）：79-87.

［7］ ZHENG H Y, JIANG H, HU S Y, et al. Arsenic combined with all-trans retinoic acid for pediatric acute promyelocytic leukemia：report from the CCLG-APL2016 protocol study［J］. Journal of Clinical Oncology, 2021, 39（28）：3161-3170.

［8］ RUBNITZ J E. Current management of childhood acute myeloid leukemia［J］. Paediatr Drugs, 2017, 19（1）：1-10.

［9］ ZWAAN C M, KOLB E A, REINHARDT D, et al. Collaborative efforts driving progress in pediatric acute myeloid leukemia［J］. Journal of Clinical Oncology, 2015, 33（27）：2949-2962.

［10］ WEI A H, MONTESINOS P, IVANOV V, et al. Venetoclax plus LDAC for newly diagnosed AML ineligible for intensive chemotherapy：a phase 3 randomized placebo-controlled trial [J]. Blood, 2020, 135 (24): 2137-2145.

[11] DINARDO C D, JONAS B A, PULLARKAT V, et al. Azacitidine and venetoclax in previously untreated acute myeloid leukemia [J]. The New England Journal of Medicine, 2020, 383 (7): 617-629.

[12] POLLARD J A, GUEST E, ALONZO T A, et al. Gemtuzumab ozogamicin improves event-free survival and reduces relapse in pediatric KMT2A-rearranged AML: results from the phase III children's oncology group trial AAML0531 [J]. Journal of Clinical Oncology, 2021, 39 (28): 3149-3160.

[13] DAVIDS M S, KIM H T, COSTELLO C, et al. A multicenter phase 1 study of nivolumab for relapsed hematologic malignancies after allogeneic transplantation [J]. Blood, 2020, 135 (24): 2182-2191.

[14] GILL S I. How close are we to CAR T-cell therapy for AML? [J]. Best Practice and Research Clinical Haematology, 2019, 32 (4): 101104.

[15] WEI W W, YANG D, CHEN X, et al. Chimeric antigen receptor T-cell therapy for T-ALL and AML [J]. Frontiers in Oncology, 2022 (12): 967754.

[16] ALBINGER N, PFEIFER R, NITSCHE M, et al. Primary CD33-targeting CAR-NK cells for the treatment of acute myeloid leukemia [J]. Blood Cancer Journal, 2022, 12 (4): 61.

[17] ZHANG Y L, ZHOU W L, YANG J P, et al. Chimeric antigen receptor engineered natural killer cells for cancer therapy [J]. Experimental Hematology & Oncology, 2023, 12 (1): 70.

[18] SPINNER M A, ALESHIN A, SANTAGUIDA M T, et al. Ex vivo drug screening defines novel drug sensitivity patterns for informing personalized therapy in myeloid neoplasms [J]. Blood Advances, 2020, 4 (12): 2768-2778.

[19] WANG H, CHAN K Y Y, CHENG C K, et al. Pharmacogenomic profiling of pediatric acute myeloid leukemia to identify therapeutic vulnerabilities and inform functional precision medicine [J]. Blood Cancer Discovery, 2022, 3 (6): 516-535.

[20] LÜ W X, CHEN T P, WANG S, et al. Feasibility of high-throughput drug sensitivity screening (HDS) -guided treatment for children with refractory or relapsed acute myeloid leukemia [J]. Frontiers in Pediatrics, 2023 (11): 1117988.

[21] LIU X D, LIU X P, CAI M S, et al. CircRNF220, not its linear cognate gene RNF220, regulates cell growth and is associated with relapse in pediatric acute myeloid leukemia [J]. Molecular Cancer, 2021, 20 (1): 139.

[22] SUN Y M, WANG W T, ZENG Z C, et al. CircMYBL2, a circRNA from MYBL2, regulates *FLT3* translation by recruiting PTBP1 to promote *FLT3-ITD* AML progression [J]. Blood, 2019, 134（18）: 1533-1546.

[23] LIANG C, PENG C J, WANG L N, et al. Arsenic trioxide and all-trans retinoic acid suppress the expression of *FLT3-ITD* [J]. Leukemia & Lymphoma, 2020, 61（11）: 2692-2699.

[24] LIU X J, WANG L N, ZHANG Z H, et al. Arsenic trioxide induces autophagic degradation of the *FLT3-ITD* mutated protein in *FLT3-ITD* acute myeloid leukemia cells [J]. Journal of Cancer, 2020, 11（12）: 3476-3482.

[25] CHEN J Z, WANG L N, LUO X Q, et al. The genomic landscape of sensitivity to arsenic trioxide uncovered by genome-wide CRISPR-Cas9 screening [J]. Frontiers in Oncology, 2023（13）: 1178686.

[26] LUO J S, ZHANG X L, HUANG D P, et al. Differentiation syndrome and coagulation disorder - comparison between treatment with oral and intravenous arsenics in pediatric acute promyelocytic leukemia [J]. Annals of Hematology, 2023, 102（7）: 1713-1721.

[27] LIAO L H, CHEN Y Q, HUANG D P, et al. The comparison of plasma arsenic concentration and urinary arsenic excretion during treatment with Realgar-Indigo naturalis formula and arsenic trioxide in children with acute promyelocytic leukemia [J]. Cancer Chemotherapy and Pharmacology, 2022, 90（1）: 45-52.

[28] 郭碧赟, 王玥, 李健, 等. 华南地区儿童核心结合因子相关急性髓系白血病临床特征及预后多中心研究 [J]. 中华儿科杂志, 2023, 61（10）: 881-888.

[29] QIU K Y, LIAO X Y, LIU Y, et al. Poor outcome of pediatric patients with acute myeloid leukemia harboring high *FLT3/ITD* allelic ratios [J]. Nature Communications, 2022, 13（1）: 3679.

[30] LIAO X Y, FANG J P, ZHOU D H, et al. CEBPA are independent good prognostic factors in pediatric acute myeloid leukemia [J]. Hematological Oncology, 2022, 40（2）: 258-268.

[31] QIU K Y, LIAO X Y, LI Y, et al. Outcome and prognostic factors of CBF pediatric AML patients with t（8; 21）differ from patients with inv（16）[J]. BMC Cancer, 2023, 23（1）: 476.

[32] ZHANG H, WANG P F, LI Z Y, et al. Anti-CLL1 chimeric antigen receptor T-cell therapy in children with relapsed/refractory acute myeloid leukemia [J]. Clinical Cancer Research, 2021, 27（13）: 3549-3555.

儿童造血干细胞移植进展

■ 江华

（广州医科大学附属妇女儿童医疗中心）

造血干细胞移植（hematopoietic stem cell transplantation，HSCT）目前已在临床广泛应用，为一部分儿童血液病及遗传代谢病患者提供了治愈的机会。本文将从各种相关原发疾病及移植并发症方面简述近年来的研究进展。

重型地中海贫血目前可通过HSCT治愈，骨髓、外周血造血干细胞和脐带血均可作为地中海贫血造血干细胞来源。然而，有半数患者不能获得合适的外周血或骨髓供体。近年来，临床研究显示人类白细胞抗原（human leukocyte antigen，HLA）全相合同胞脐血移植（umbilical cord blood transplantation，UCBT）与骨髓移植疗效相当[1]。脐血中含有更多的造血干/祖细胞且具有更高的增殖潜能，但由于有核细胞数量有限，故存在植入失败率高、移植后造血恢复及免疫重建延迟等问题[2-3]。与全相合同胞UCBT相比，非亲缘UCBT疗效不尽理想，多项临床研究[4-5]显示，其5年无事件生存率<80%。近3年来，我中心通过对患者进行危险度分层，选择合适的非亲缘脐带血供体，改善移植预处理方案，在对14例患儿的治疗中取得了良好的效果，总生存率为94%，EFS＞90%。这为非亲缘脐血移植治疗重型地中海贫血提供了信心和机会。此外，基因治疗在重型地中海贫血中逐年来得到相应的应用，基因治疗的优点在于无须HLA配型相合供体、治疗并发症少，但基因治疗后造血恢复时间仍不能完全稳定，目前仍在临床试验阶段[6]。

在白血病方面，特别是急性髓系白血病患者，往往存在原发诱导失败、移植后复发率高等治疗困难的情况，这部分患者往往预后较差，生存率约30%[7]。我中心通过改善移植治疗体系（包含不同分层的桥接化疗、预处理方案、供者淋巴细胞输注、移植后预防性应用去甲基化药物如地西他滨及阿扎胞苷），改善了患者的预后。多中心研究显示，高危险度组（包括8例移植前疾病状态）3年EFS仍高达70.7%，为高危及原发诱导失败的患者带来了新的希望。

遗传代谢病方面，造血干细胞移植在黏多糖贮积症（mucopolysaccharidosis，MPS）、各种遗传性脑白质营养不良等的治疗中已有相对悠久的应用历史，自1980年首例成功的HSCT以来，HSCT一直被认为是Hurler综合征（MPS IH）患儿的标准治疗方法，也是MPS Ⅱ、MPS ⅣA、MPS Ⅵ和MPS Ⅶ的可选治疗方法[8-11]。然而，很少有研究记录不同类型MPS之间的结果及不同供体来源对疾病治疗预后的影响。我中心有近10年对MPS患者的移植治疗经验，HSCT是治疗MPS的良好选择，不仅适用于MPS Ⅰ及MPS Ⅱ型患者，也适用于MPS Ⅳ及MPS Ⅵ型（神经系统未受累积）患者，其特异性溶酶体酶水平在移植后可完全恢复正常。对无法获取相应外周血供体的患者，HLA配型适宜（HLA配型≥7/10和4/6）的脐血是MPS的适宜供者来源，采用ATG（前置）+BU+Flu+Cy预处理方案的脐血移植患者可获得较高的完全供者嵌合比例，且严重并发症较少[12]。此脐血移植预处理方案同样适用于各种先天性脑白质营养不良患者，对早期发现、早治疗的遗传性脑白质营养不良患者，亦取得良好效果。

小月龄婴儿移植对各大移植中心来说仍是相对的难点[13-14]。近年来，通过不断探索，我中心亦积累了相应的经验。4例患儿在6个月内进行移植，其中一例为极早期炎症性肠病，为3个月大，体重3 kg，移植前存在免疫缺陷、肺部感染、消化道出血；一例Shwachman-Diamond综合征患儿，4个月大，存在中性粒细胞减少伴胰腺外泌体功能不全；另两例患儿为Krabbe病患儿，分别为2个月及4个月大。这4例患儿的移植均取得成功，3例患儿已停用免疫抑制剂，

1例仍在随访中，无明显严重并发症。以上案例为小月龄婴儿移植提供了相应的参考经验。

移植相关并发症千变万化，主要包括感染、免疫相关并发症，重在预防，但某些并发症仍不能完全避免。我中心也在不断探索和思考移植相关并发症的治疗方法。对于肺部并发症的治疗，采用了体系治疗办法，如减少免疫抑制剂的使用、积极预防及治疗感染、肺泡灌洗、间充质干细胞的使用、低氧血症时的激素冲击治疗以及辅助治疗，这使得移植后肺部并发症的患者得到良好的预后，缩短了轻症患者的住院时间，提高了重症患者的生存率[15]。

儿童造血干细胞移植可挽救很大一部分儿童的生命，近10年来通过供体选择、改善预处理方案、预防及治疗并发症，扩展了儿童造血干细胞移植的应用范围，提高了患儿的生存率，改善了患儿的预后和生活质量，但仍需要不断探索，相信未来可为更多的患儿带来福音。

参考文献

[1] KABBARA N, LOCATELLI F, ROCHA V, et al. A multicentric comparative analysis of outcomes of HLA–identical related cord blood and bone marrow transplantation in patients with beta–thalassemia or sickle cell disease [J]. Biology of Blood and Marrow Transplantation, 2008, 14（2）: 3–4.

[2] JAING T H. Is the benefit–risk ratio for patients with transfusion–dependent thalassemia treated by unrelated cord blood transplantation favorable? [J]. International Journal of Molecular Sciences, 2017, 18（11）: 2472.

[3] ALGERI M, LODI M, LOCATELLI F. Hematopoietic stem cell transplantation in thalassemia [J]. Hematology–Oncology Clinics of North America, 2023, 37（2）: 413–432.

[4] EAPEN M, WANG T, VEYS P A, et al. Allele–level HLA matching for umbilical cord blood transplantation for non–malignant diseases in children: a retrospective analysis [J]. The Lancet Haematology, 2017, 4（7）: e325–e333.

[5] JAING T H, HUNG I J, YANG C P, et al. Unrelated cord blood transplantation for thalassaemia: a single–institution experience of 35 patients [J]. Bone Marrow Transplantation, 2012, 47（1）: 33–39.

[6] LOCATELLI F, THOMPSON A A, KWIATKOWSKI J L, et al. Betibeglogene autotemcel gene therapy for Non-b0/b0 genotype b-thalassemia [J]. The New England Journal of Medicine, 2022, 386 (5): 415-427.

[7] TARLOCK K, SULIS M L, CHEWNING J H, et al. Hematopoietic cell transplantation in the treatment of pediatric acute myelogenous leukemia and myelodysplastic syndromes: guidelines from the American Society of Transplantation and Cellular Therapy [J]. Transplantation and Cellular Therapy, 2022, 28 (9): 530-545.

[8] TAYLOR M, KHAN S, STAPLETON M, et al. Hematopoietic stem cell transplantation for mucopolysaccharidoses: past, present, and future [J]. Biology of Blood and Marrow Transplantation, 2019, 25 (7): e226-e246.

[9] STAPLETON M, KUBASKI F, MASON R W, et al. Presentation and treatments for mucopolysaccharidosis type Ⅱ (MPS Ⅱ. Hunter Syndrome) [J]. Expert Opinion on Orphan Drugs, 2017, 5 (4): 295-307.

[10] RODGERS N J, KAIZER A M, MILLER W P, et al. Mortality after hematopoietic stem cell transplantation for severe mucopolysaccharidosis type I: the 30-year university of Minnesota experience [J]. Journal of Inherited Metabolic Disease, 2017, 40 (2): 271-280.

[11] TOMATSU S, LAVERY C, GIUGLIANI R, et al. Mucopolysaccharidoses Update [M]. New York: Nova Science Publishers, 2018.

[12] QU Y H, LIU H, WEI L K, et al. The outcome of allogeneic hematopoietic stem cell transplantation from different donors in recipients with mucopolysaccharidosis [J]. Frontiers in Pediatrics, 2022 (10): 877735.

[13] KARACA N E, AKSU G, ULUSOY E, et al. Early diagnosis and hematopoietic stem cell transplantation for IL10R deficiency leading to very early-onset inflammatory bowel disease are essential in familial cases [J]. Case Reports in Immunology, 2016, 2016: 5459029.

[14] MYERS K, HEBERT K, ANTIN J, et al. Hematopoietic stem cell transplantation for Shwachman-Diamond syndrome [J]. Biology of Blood and Marrow Transplantation, 2020, 26 (8): 1446-1451.

[15] QU Y H, YANG X, ZHANG X H, et al. Mesenchymal stromal cell treatment improves outcomes in children with pneumonia post-hematopoietic stem cell transplantation: a retrospective cohort study [J]. Stem Cell Research & Therapy, 2022, 13 (1): 277.

高危神经母细胞瘤的治疗

■黎阳　马羽涵　王婧宇　刘晓珊　吴俣　杨舒　黄科　阙丽萍
（中山大学孙逸仙纪念医院）

1　高危神经母细胞瘤的诱导化疗

高危神经母细胞瘤（high-risk neuroblastoma，HR-NB）患儿的诱导化疗由强烈的多药联合化疗组成，其目标是最大限度地缩小原发灶肿瘤，减轻转移灶，为下一步手术切除肿瘤做好准备，这也是HR-NB治疗的关键环节；诱导化疗早期阶段肿瘤体积的减少与HR-NB患者更好的预后相关；根据早期肿瘤对诱导化疗的反应来调整治疗强度以改善患者的预后及减少化疗相关的毒副作用。

目前三大主流的HR-NB诱导化疗方案分别为美国儿童肿瘤协作组方案、国际儿童肿瘤学会欧洲神经母细胞瘤研究组（the International Society of Pediatric Oncology Europe Neuroblastoma Group，SIOPEN）快速COJEC方案以及美国纪念斯隆-凯特琳癌症中心（Memorial Sloan-Kettering Cancer Center，MSKCC）的N7方案。

COG由美国国家癌症研究所（National Cancer Institute，NCI）设立，是世界上最大的专门致力于儿童癌症研究的机构。COG的成员包括北美洲、大洋洲和欧洲的200多所医院、大学和癌症研究所，医务人员和科研人员超过9 000名。在美国每年确诊的约14 000名儿童和青少年癌症患者中，超过90%的患者是在COG的成员机构接受治疗的。COG对HR-NB患者通常采用的诱导化疗方案（据COG ANBL0532试验）是EP方案（依托泊苷、顺铂）、CAV方案（环磷酰胺、多柔比星、长春新碱）和CT方案（环磷酰胺、拓扑替康），交替共6个疗程，完成化疗平均需要7个月；患者通常在第2个疗程完成后进行干细胞采集，在第5个疗程之后进行手术。63名接受COG ANBL0532标准方案的HR-NB患儿伴或不伴自体干细胞移植（autologous stem cell transplantation，ASCT）的3年无事件生存率与总生存率分别为52%（43%～60%）和64%（53%～75%）[1]；该研究显示HR-NB患者的预后仍需改善，更高效的HR-NB诱导化疗方案有待发掘。

SIOPEN常用诱导化疗方案包括标准OPEC/OJEC交替方案和快速COJEC（rCOJEC）方案。标准治疗为由长春新碱、顺铂、依托泊苷和环磷酰胺组成的OPEC与由长春新碱、卡铂、依托泊苷和环磷酰胺组成的OJEC在126天内交替共7个疗程。rCOJEC方案由顺铂、长春新碱、卡铂、依托泊苷和环磷酰胺组成，在70天内进行8轮间隔为10天的化疗。两种方案每种药物均使用相同的总累积剂量（长春新碱除外），但快速COJEC方案的剂量强度比标准方案高1.8倍。有研究评估了两者的疗效，在rCOJEC方案中，单次所选药物的剂量比标准方案大，治疗时间与周期之间的间隔更短。标准组患者的3年EFS为24.2%，快速组患者为31.0%（$P=0.3$）；标准组的10年EFS为18.2%，快速组为27.1%（$P=0.085$）；更短的间隔和更高的剂量增加了化疗的剂量强度，表现为10年EFS的改善。

MSKCC是一所历史悠久、规模宏大的私立癌症中心，现已成为美国国家癌症研究所指定的45所综合癌症中心之一，其先后推出了用于HR-NB诱导化疗的N5、N6、N7、N8方案；现常用的MSKCC-N7方案包括大剂量环磷酰胺、多柔比星、长春新碱、顺铂、依托泊苷。2004年报道的一项研究比较了N6、N7、N8方案的诱导缓解率，其中N7、N8部分疗程含抗神经节苷脂（ganglioside，GD）2抗体免疫治疗，在诱导化疗结束（end of induction，EOI）时的缓解率为93%，优于rCOJEC方案（70%）；相比于MSKCC-N7方案，SIOPEN的方案剔除了具有心脏毒性的多柔比星，并使用了总剂量更低的顺铂，因此对器官的毒性更低。2021年6月，SIOPEN评估了rCOJEC与N5方案的全疗程（含诱导、ASCT巩固、手术、放疗及维持免疫治疗）疗效[2]，主要终点是转移灶完全缓解率（mCR）、3年EFS和OS；结果显示rCOJEC方案和N5方案诱导后的mCR（32% vs. 35%，*P*=0.368）、3年EFS［44%（38%～50%）vs. 47%（41%～53%），*P*=0.527］及3年OS［60%（54%～66%）vs. 65%（58%～70%），*P*=0.379］的结果均无显著性差异；然而，N5方案的非血液学毒性更高（68% vs. 48%，*P*<0.001），感染、口腔炎、消化道症状等并发症的出现比例也更大。目前，rCOJEC方案是SIOPEN HR-NB的首选诱导方案。

除以上三种主流诱导方案外，采用依托泊苷、环磷酰胺、卡铂等大剂量化疗的法国NB84、NB96诱导化疗方案亦得到一定的应用。有研究[3]回顾性地分析了南非地区2000年至2016年之间的261例诊断为HR-NB的患者使用三种标准NB诱导化疗方案后的缓解情况的数据，这些患者已完成诱导化疗，治疗方案为OPEC/OJEC或NB84或rCOJEC。结果显示，与rCOJEC（7.1%）和OPEC/OJEC（1.6%）相比，NB84（7.5%）相关的死亡率最高（*P*=0.037）。因此在急救医疗条件有限的地区，不建议将NB84作为HR-NB的诱导化疗方案。

近年来一些研究致力于改进与完善现有诱导化疗方案，以期进一步提高EOI的疗效，如尝试在诱导化疗中增加两个含托泊替康的疗程，之后所有的患者均接受ASCT巩固并加用顺式维A酸维持治疗；但结果显示[4]，延长诱导化疗疗程不仅会增加患者的经济负担和毒副作用，而且加用两个含托泊替康的疗程也并不能改善预后。有研究[5]显示，抗GD2抗体（达妥昔单抗）在HR-NB的所有诱导周期中应用均具有良好的耐受性；来自圣裘德的研究证实，人源化抗GD2抗体（hu14.18K322A）也可以与诱导化疗相结合改善新诊断HR-NB患者的早期反应和结局；在一项纳入42名患者的单臂Ⅱ期临床试验中，hu14.18K322A诱导化疗联合进行6个疗程，同时给予粒细胞-巨噬细胞集落刺激因子（GM-CSF）和低剂量白细胞介素2（IL-2），随后采用BU/MEL预处理的ASCT行巩固治疗，结果显示，在诱导化疗中添加hu14.18K322A可使大多数患者实现早期部分缓解（partial remission，PR），缩小肿瘤体积，并产生满意度高的2年EFS。

俗称"砒霜"的中国传统药物三氧化二砷（arsenic trioxide，ATO）在HR-NB诱导化疗中的增效作用也被中山大学孙逸仙纪念医院儿童医学中心的肿瘤科牵头的一项全国多中心的临床研究所证实，其在N7改良诱导化疗方案的基础上联合ATO；结果显示64例接受ATO联合常规化疗的客观缓解率（objective response rate，ORR）较常规化疗对照组（13例）提高 46.04%（92.19% vs. 46.15%，$P=0.003$），客观完全缓解率（objective complete response rate，CRR）较对照组提高了 25.36%（48.44% vs. 23.08%，$P=0.001$）；该方案在HR-NB的EOI的ORR及CRR甚至超过了国外在诱导化疗阶段联合抗GD2抗体的疗效水平，这表明联合ATO的诱导化疗能为HR-NB患者提供一种经济、高效的备选方案，值得进一步推广。

研究表明，57%的HR-NB患者在诱导化疗期间出现一种或多种严重的细菌或真菌感染，此外，超过75%的患者至少有一次因粒细胞减少性发热（febrile neutropenia，FN）相关不良反应入院，70%的患者因感染或发生两次或两次以上的FN入院。因此，预防化疗相关不良反应的发生是HR-NB患者诱导化疗期间亟待解决的问题。

2　高危神经母细胞瘤的巩固治疗

目前在大多数机构实施的HR-NB的巩固治疗包括大剂量化疗伴ASCT及放疗。在诱导化疗过程中，拟行ASCT的患儿需行自体造血干细胞（外周血或骨髓）采集；不同机构的诱导化疗方案中采集干细胞的时间点不同，COG方案为诱导化疗完成2个疗程后，而SIOPEN的快速COJEC方案为完成诱导化疗8个疗程后才进行干细胞采集。在COG的治疗方案中，虽然自体造血干细胞采集时骨髓中仍残留NB肿瘤细胞的现象很常见，但COG进行过的一项研究显示，自体移植物中残留的NB细胞的免疫磁性清除对ASCT长期生存改善并不明显，但该项研究并非指自体移植物中残留的NB细胞的清除不重要，而是指出改善不明显可能是因为免疫磁性清除得不彻底及患儿体内仍有残留的NB肿瘤细胞。

　　一项具有里程碑意义的研究奠定了ASCT作为HR-NB有效巩固治疗的地位，研究结果显示其能显著改善3年的EFS（34% vs. 22%，$P=0.034$），但相对未行移植的患者，5年EFS（30% vs. 19%，$P=0.434$）及3年OS（43% vs. 44% $P=0.87$）两组并无差异。为进一步评估ASCT在HR-NB中的作用，COG进行了一项比较串联和单个ASCT的随机对照的临床试验，在这项研究中，患者被随机分配到塞替派/环磷酰胺、CEM（卡铂、依托泊苷、马法兰）预处理的串联ASCT组或单个CEM方案预处理的ASCT组中，结果显示串联ASCT组患者3年EFS显著高于单个ASCT组（61.8% vs. 48.8%，$P=0.008\ 2$），但5年EFS（30% vs. 19%，$P=0.434$）及3年OS（43% vs. 44%，$P=0.87$）两组并无差异；而另一项回顾性研究的结论与上述COG的研究结论类似，显示Bu/Mel（马利兰/马法兰）、CEM预处理的串联ASCT组的4年EFS显著高于单个CEM方案预处理的ASCT组（59.3% vs. 26.8%，$P=0.01$），但4年OS（70.6% vs. 44.2%，$P=0.06$）两组无显著差异。HR-NB患者的ASCT预处理方案在北美洲和欧洲不同，COG通常使用CEM方案，而欧洲倾向使用Bu/Mel方案。一项3期临床随机试验显示，与CEM相比，Bu/Mel预处理方案对肝和肾的毒性更小，且有更好的5年EFS（33% vs. 45%，$P=0.000\ 5$）和OS（41% vs. 54%，$P=0.001$）。目前Bu/Mel及改良CEM均被作为串联ASCT的预处理方案，其他用于HR-NB巩固治疗的ASCT清髓性预处理方案还包括：CEM方案联合全身照射（total body irradiation，TBI）（CEM/TBI），环磷酰胺联合塞替派（TC），马利兰、马法兰联合塞替派等[6]。

　　目前清髓预处理方案后的ASCT加上针对局部病灶放疗的巩固治疗，以及后继的含GD2抗体的免疫维持治疗构成了提高HR-NB患者EFS的基石；但ASCT自体造血干细胞移植物存在无法被自身免疫系统清除的耐药肿瘤细胞污染的风险，导致ASCT巩固治疗的整体效果不佳，约50%的HR-NB患者复发；目前国内ASCT治疗高危NB的5

年无病生存率（disease free survival，DFS）仅为20.7%，5年OS约为34.5%。虽然在动物实验中发现ASCT（尤其是串联ASCT）后的造血重建可以"重塑"产生清除自体NB肿瘤细胞的免疫反应性，但临床上仍迫切需要能更有效清除NB微小残留病的可行巩固治疗手段。异基因造血干细胞移植（allogeneic stem cell transplantation，allo-SCT）后重建的供体免疫系统产生的移植物抗肿瘤（graft versus tumor，GVT）效应，理论上可达到清除MRD和预防疾病复发的目的，现已证实allo-SCT可通过GVT效应清除SCT后复发/难治NB患者残余病灶，延长患者的生存时间。目前已有部分研究中心进行了小样本的临床研究探索。

研究显示，在高危NB中同样使用ASCT中常用的CEM预处理方案，allo-SCT患者的4年无进展生存率（progress free survival，PFS）反而明显低于ASCT患者；追根溯源，除进入allo-SCT组的多数患者为ASCT移植失败或移植后复发的难治案例，这类患者的肿瘤组织多数携带预后不良基因且移植前疾病缓解率低等影响因素外，预处理方案的选择不当有可能影响移植后GVT效应；研究显示在高危NB的allo-SCT中常使用的用于急性白血病HSCT的预处理方案，如环磷酰胺＋氟达拉滨，移植后复发/进展率高达73.3%（22/30），3年OS、EFS分别为（21.6±8.3）%和（16.5±7.2）%。此外，对高危NB接受ASCT患者的长期随访发现[7]，传统的NB ASCT清髓方案（CEM或Bu/Mel预处理方案为基础的药物组合）导致的性腺功能不全发病率高达80%，听力损失累积发生率高达73%（其中20%的患者听力严重损害）。此外，还包括白内障、心功能受损等并发症。如何制订及选择既能有效清除NB患者的MRD，同时保证足够的GVT、减少预处理相关的严重药物毒性及HSCT相关并发症的预处理方案和干细胞来源成为临床医生开展allo-SCT治疗HR-NB亟须解决的问题。脐带血干细胞在发挥GVT方面具有一定优势，既往研究发现，脐带血HSCT相对外周血HSCT可降低接受allo-SCT前MRD阳性恶性血液病患者的复发风险（外周血干细胞与脐带血干细胞的风险比为

3.01。95% CI：1.22～7.38。*P*=0.02），同时具有更低的移植相关死亡风险（外周血干细胞：脐带血干细胞的风险比为2.92。95% CI：1.52～5.63。*P*=0.001）。一项关于恶性血液肿瘤患者allo-HSCT的回顾性研究结果显示，无论是3～4级急性移植物抗宿主病（acute graft versus host disease，aGVHD）还是慢性移植物抗宿主病（chronic graft versus host disease，cGVHD），非血缘脐带血移植发生率均明显低于骨髓移植的发生率（aGVHD：13.2% vs. 41.2%。cGVHD：30.1% vs. 60.1%），且脐带血HSCT患者多器官受累的cGVHD发生率（4.0%）明显低于外周血（39.1%）或骨髓移植（49.1%）的发生率；而疾病的复发率（20.8% vs. 27.9% vs. 16.0%）、总体生存率（52.5% vs. 48.7% vs. 46.4%）无明显差异；国际骨髓移植工作组的研究亦发现行脐带血HSCT的儿童患者GVHD的发生率更低，且疗效与行外周血/骨髓HSCT相当，显示了脐带血干细胞来源的优越性。

目前国内外关于将allo-SCT用于NB巩固治疗的临床研究仍处于探索阶段，尚未达成统一共识的预处理方案。对此，中山大学孙逸仙纪念医院儿童医学中心的造血干细胞移植科及肿瘤科结合国内外文献及该中心的初步临床实践，为儿童高危NB的脐带血HSCT制订了新的有效且安全的预处理方案，即包括拓扑替康、环磷酰胺、马利兰和氟达拉滨，以及能穿透血脑屏障，对治疗和预防NB的中枢神经系统复发有很大益处的塞替派及马法兰的预处理方案；该中心allo-SCT治疗HR-NB取得的疗效令人激动，显示allo-SCT是突破目前ASCT巩固治疗的疗效瓶颈的可行手段，可克服因长时间化疗、低龄、轻体重等限制无法采集足够自体干细胞进行ASCT的技术劣势，同时为ASCT后复发的患儿提供了技术兜底和挽救手段。随访截至2023年9月30日，由中山大学孙逸仙纪念医院儿童医学中心牵头成立的中国神经母细胞瘤异基因造血干细胞移植联盟共入组25例接受allo-SCT的4/M期NB患儿。25例患儿中UCBT 20例，外周血干细胞移植（PBSCT）5例，25例患儿均为供者型植入，植入率100%；其中17例（68%）发生了aGVHD，其中Ⅲ度以上13例（52%）；aGVHD发生部位以皮肤、肠道为主，经治疗大都好转，4例发展为cGVHD。25例患儿中有9例（36%）移植后复发，其中5例为中枢复发，4例为骨及骨髓复发，中位复发时间为allo-SCT后10.5个月。25例患儿中，目前有5例死亡，其中3例死于复发后疾病进展，1例为窒息死亡（原因未明），1例死于重症感染；2年累计OS为（80±9.2）%，2年累计EFS为（55.9±11.5）%。

由于无合适异基因供体而进行的半相合造血干细胞移植（haploidentical hematopoietic stem cell transplantation，haplo-SCT）亦在复发HR-NB中有效，可增强造血干细胞移植后联合抗GD2抗体（ch14.18/CHO）的NK细胞的抗体依赖性细胞介导的细胞毒作用（antibody dependent cellmediated cytotoxicity，ADCC）效应[8]。在低收入和中等收入国家中，大多数HR-NB患儿无法获得GD2抗体以及进行ASCT。印度学者报道了按照HR-NBL1/SIOPEN的方案，以4个疗程的TVD方案（拓扑替康、长春新碱及阿霉素）代替ASCT作为巩固治疗，之后给予瘤床放疗以及每个月2周共6个月顺式维A酸的维持治疗；结果显示其4年EFS为29.3%，低于接受ASCT组（3年OS 41%），但两组生存率无显著性差异[9]。

^{131}I-MIBG（12 mCi/kg）在预处理前应用联合ASCT有增效作用，研究显示24例HR-NB患者中的13例在^{131}I-MIBG治疗前达到PR的患者中有3例在ASCT后获得了CR（$n=1$）或非常好的部分缓解（VGPR）（$n=2$）；整个队列的5年EFS和OS分别为29%和38%，^{131}I-MIBG治疗时CR和VGPR患者的生存率分别为53%和67%。

随着免疫治疗时代的来临，ASCT在HR-NB中的应用价值受到了挑战。西班牙的不同抗GD2抗体联合GM-CSF在巩固治疗后的应用的相关研究显示，ASCT相对传统化疗组未表现出明显的生存获益，两组的2年EFS（64.1% vs. 54.2%）及OS（66.7% vs. 84.1%）无差异。随着抗GD2抗体免疫治疗技术的发展和治疗费用的降低，相信HR-NB的巩固治疗可选的有效手段会愈来愈多。

3 神经母细胞瘤免疫治疗进展

当前，传统手术切除、化疗、放疗等方案已不能满足NB的临床治疗需求，尤其是HR-NB患者，其5年OS仍低于50%，化疗后期出现的多药耐药（multidrug resistance，MDR）和难以清除的MRD是当前的临床治疗难题。免疫治疗是近年来新兴的抗癌策略，它可通过免疫系统选择性地根除肿瘤细胞及导致肿瘤扩散的MRD，防止复发，实现彻底和持久的治愈。因此，免疫治疗有望成为NB的重要治疗手段。NB的免疫疗法主要包括抗GD2抗体治疗、免疫细胞过继疗法（如CAR-T细胞治疗、NK细胞治疗）、免疫检查点抑制剂和肿瘤疫苗等。

3.1 抗GD2抗体治疗

GD2是一种双唾液酸神经节苷脂抗原，几乎在所有NB细胞表面高表达，但在正常组织中的表达高度受限，为NB的免疫治疗提供了理想靶点。抗GD2抗体能与NB表面的GD2特异性结合，通过ADCC和补体依赖性细胞毒作用（complement dependent cytotoxicity，CDC）激活人体免疫系统，从而杀伤肿瘤细胞。

目前，抗GD2抗体治疗方法已经相对成熟，COG针对HR-NB患者进行的一项Ⅲ期临床试验显示，抗GD2 ch14.18（达妥昔单抗）联合GM-CSF和IL-2可提高HR-NB患者的2年EFS（66% vs. 46%，$P=0.01$）和总OS（86% vs. 75%，$P=0.02$）。基于此，达妥昔单抗是目前唯一被美国FDA批准用于HR-NB一线治疗的靶向治疗药物；COG对该队列的长期随访结果显示，与对照组相比，其5年EFS（57% vs. 46%，$P=0.042$）和OS（73% vs. 57%，$P=0.045$）均有明显优势，证实抗GD2抗体疗法可改善HR-NB患者的预后。在复发/难治性NB的治疗中达妥昔单抗的治疗反应率（53%）也远高于对照组（6%）。SIOPEN进行的多中心Ⅲ期随机临床试验显示，在患者维持期给予ch14.18/CHO，伴或不伴皮下高剂量IL-2（剂量为COG试验中使用的两倍），联合治疗组的3年EFS（60% vs. 56%，$P=0.76$）与达妥昔单抗β单药治疗相比并没有显著的统计学差异，反而增加了不良事件的发生率。因此，抗GD2抗体联合IL-2治疗的最佳方案仍需进一步探索。

为了进一步提高抗GD2抗体的治疗效果，许多研究者将该抗体联合其他免疫疗法。如GD2 CAR-T治疗，一项临床研究招募了27名HR-NB患儿，17名患儿对GD2 CAR-T治疗有应答（总应答率为63%），其中有9名患儿完全应答；在后续随访中，完全应答的9名患儿中有5名（56%）维持，接受推荐剂量治疗的患儿3年OS和EFS分别为60%和36%，说明GD2 CAR-T用于治疗HR-NB是可行和安全的，并且很可能有持续的抗肿瘤作用。抗GD2抗体疫苗接种的治疗策略也有较高的满意度，且安全性良好[10]。

目前大多数GD2单抗的使用范围限制在维持治疗，主要是为了规避诱导治疗和巩固治疗导致的对ADCC效应的免疫抑制，但在HR-NB的诱导化疗阶段联合GD2抗体的疗效收益已被证实。另外，研究人员通过体外实验发现GD2与CD47单抗联用具有协同作用，显著提高了人源巨噬细胞对高表达GD2的NB细胞的吞噬能力，同时在NB荷瘤小鼠模型中观察到良好的抗肿瘤效果，表明GD2联合CD47抗体应用在NB治疗中具有广阔的临床转化前景[11]。

随着对抗GD2抗体在临床治疗策略中的深入研究，我们预测此疗法在NB患者中的治疗效果将得到进一步增强。未来，国内外的学者将致力于研究更加高效且安全的联合治疗方案，以减少免疫相关不良反应并改善患者的生活质量。同时，对抗GD2抗体的生物标志物的研究也将有助于更好地预测其疗效及为个体化治疗提供指导。我们期待今后的研究成果和临床试验能够进一步证实这种新兴抗癌疗法的优越性，从而为NB患者带来更好的生存获益和更高的生活质量。

3.2 CAR-T细胞疗法

CAR-T细胞疗法是通过基因工程技术改造患者自身的T细胞，使其携带能够识别特定肿瘤抗原的嵌合抗原受体（CAR），从而实现对肿瘤细胞的高效杀伤。尽管目前抗GD2抗体免疫治疗对部分NB病例有效，但仍待探索进一步提高疗效的治疗方法。CAR-T细胞在治疗B细胞急性淋巴细胞白血病方面取得了显著的成功，但其在实体瘤中的有效应用仍受到许多因素的影响，例如：①体内迁移及与肿瘤抗原的特异性结合能力低下，存在脱靶效应；②肿瘤微环境（TME）抑制CAR-T细胞进入瘤体内；③输入体内的CAR-T细胞活性易耗竭；④可被有效利用的肿瘤特异性抗原种类少[12]。针对上述因素的局限，研究者也不断对CAR结构进行改良升级：除了T细胞外，还选择不同的免疫细胞作为可进行基因编辑的治疗效应细胞，如NK细胞、NKT细胞和γδT细胞等；通过给予细胞因子组合，增强治疗效应细胞的体内效能、增殖和活性。许多针对不同抗原（如L1CAM、GPC2、NCAM、GD2、ALK、B7-H3）的CAR-T细胞临床前研究已有了初步结果，但在临床实体瘤的治疗应用中，其具体疗效及毒性研究目前仍处于探索阶段。

3.2.1 GD2 CAR-T细胞

近年来，针对GD2抗原的CAR-T细胞疗法在治疗复发/难治性NB中取得了一定的效果并显示出良好的耐受性，且因其无伴显著的神经疼痛等不良反应而逐渐成为研究热点；但随着外周血中CAR-T细胞数量的逐步减少，仍会出现疾病进展。将GD2 CAR-T细胞与血管生成抑制剂贝伐珠单抗联合应用可增强CAR-T细胞对肿瘤浸润的数量及范围；进入肿瘤组织的CAR-T细胞能够产生大量的干扰素-γ（IFN-γ），上调肿瘤细胞上的PD-L1受体和杀伤T细胞上的PD-1受体，提示联合应用免疫检查点抑制剂可能会增强GD2 CAR-T细胞的抗肿瘤效应。一项有关人NB异种移植模型的研究显示，对神经系统高亲和力的GD2 CAR-T细胞可诱导致死性脑炎，故GD2 CAR-T细胞的临床研究仍需谨慎进行，应密切监测并预防其脱靶效应造成的不良反应。

3.2.2 B7-H3 CAR-T细胞

B7-H3（CD206）和GPC2也是在NB细胞上高度表达的候选抗原。一项临床前研究显示，B7-H3 CAR-T细胞在体外、原位和转移性异种移植小鼠模型（包括患者来源的异种移植）中均能够有效抑制胰腺导管腺癌、卵巢癌和NB肿瘤细胞的生长，无伴显著毒副作用；目前已有多项B7-H3 CAR-T细胞的临床试验正在招募HR-NB患者。

3.2.3 双特异性CAR-T细胞

目前已开发出能同时识别表达抗原GPC2和B7-H3的NB细胞的双免疫检查点抑制特异性（BiCis）CAR-T细胞，在NB荷瘤小鼠模型中的研究显示，相比单靶标CAR-T细胞，BiCis CAR-T细胞对肿瘤细胞具有更高的识别特异性，能分泌更多持久的细胞因子，如IFN-γ和TNF-α等，有助于增加TME中的炎症效应，从而促进内源性抗肿瘤免疫细胞的浸润，具有极佳的临床应用前景。

总体而言，CAR-T细胞疗法在NB免疫治疗中已有初步的疗效，为进一步的临床试验奠定了有应用前景的基础，但是CAR-T细胞疗法仍面临诸多挑战：①有相当比例的CAR-T细胞免疫治疗伴随毒性和副作用（如细胞因子释放综合征、肿瘤炎症相关的神经毒性等）；②NB独特的肿瘤微环境，MHC-Ⅰ低表达等特点可能会增加治疗的抗性；③杀伤T细胞的持久性低下，以及CAR基因的稳定性和安全性等问题。未来的研究和临床试验将进一步探索CAR-T细胞疗法在HR-NB中的最佳应用方式，以及如何降低其治疗相关的毒性及副作用。

3.3 NK细胞疗法

在高危NB患者中，抗GD2抗体如达妥昔单抗能够介导ADCC，但其最终疗效高度依赖于NK细胞和其他效应细胞的抗肿瘤活性，即抗体免疫治疗的背后反映的其实是细胞治疗的效能。众所周知，NB肿瘤细胞具有高超的免疫逃避能力：低表达主要组织相容性复合体（MHC）抗原能使NB细胞免受机体免疫攻击，NB肿瘤微环境介导的肿瘤相关抗原（TAA）的低水平表达或共刺激信号不足导致针对TAA的免疫治疗策略（如CAR-T、抗GD2抗体等）的应用受到极大限制；然而，MHC-Ⅰ类抗原的低表达或缺失表达中同时也包括了NK细胞的杀伤抑制受体（KIR）的配体，从另一个角度提示NK细胞的应用可能是NB肿瘤免疫治疗的有效方法之一[13]。

NK细胞是一类具有非MHC限制性自然杀伤活性的淋巴细胞，具有多种复杂的杀伤机制：①NK细胞不表达特异性/泛特异性抗原识别受体，而表达一系列与其活化和抑制相关的调节性受体，并通过上述调节性受体对机体"自身"与"非己"成分的识别，选择性杀伤病毒感染或肿瘤等靶细胞；②NK细胞表达多种与其趋化和活化相关的细胞因子受体，可被招募到肿瘤或病原体感染部位；③NK细胞表面具有IgGFc受体（FcR），可通过ADCC效应杀伤病毒感染或肿瘤靶细胞。其不仅能够迅速识别和消灭癌细胞和感染细胞，还对肿瘤免疫监视具有重要作用；④NK细胞介导的细胞毒性不需要通过自身HLA呈递抗原，这意味着同种异体NK细胞能更好地识别肿瘤细胞；对于allo-SCT后NB患儿的免疫治疗而言，异基因供体来源的NK细胞不仅有助于增强移植物抗肿瘤效应，还不会诱导移植物抗宿主病（GVHD）的发生[14]。目前已有使用药物动员内源性NK细胞或离体扩增NK细胞输注的方法治疗NB的报道，为NB的免疫细胞疗法提供了安全、有效的方法。

3.3.1 通过细胞因子及其他药物激活NB肿瘤中的NK细胞

使用细胞因子IL-2、IL-7、IL-9、IL-15和IL-21等扩增NK细胞的同时可上调其激活受体，可克服NB肿瘤细胞对NK细胞杀伤的免疫逃避。一项达妥昔单抗、IL-2及GM-CSF联合治疗NB的研究显示，其能通过刺激NK细胞的活化以增加ADCC杀伤效应。一些免疫调节剂、受体激动剂或阻滞剂及TGF-β抑制剂等药物均能提高NK细胞的抗肿瘤活性，相关的临床试验正在进行中。

其他的激活NK细胞的方法还包括通过双特异性和三特异性杀伤细胞结合剂（BiKE、TriKE等），促进TAA与NK细胞上的受体结合。与针对TAA的单克隆抗体相比，靶向CD16、NKp46及TAA的TriKEs在NB体内外荷瘤模型中均显示出强大的杀伤效力。

3.3.2 NK细胞过继免疫疗法

NK细胞过继免疫疗法包括采集自体或同种异体外周血、脐带血或骨髓来源的NK细胞，并将这些细胞扩增后重新注入患者体内以介导抗肿瘤作用。

目前已有多项临床前研究证明，在小鼠模型中使用NK细胞过继免疫疗法对NB有一定疗效。一项预处理化疗后给予HR-NB患儿半相合NK细胞输注联合鼠源单克隆抗体（m3F8）的 I 期临床试验的结果显示，35名患者接受了从$<1 \times 10^6$到5×10^7 CD3-CD56＋细胞/kg的五种剂量的NK细胞输注，接受$>1 \times 10^7$ CD3-CD56＋细胞/kg的患者，其PFS有显著提高（HR：0.36。95% CI：0.15～0.87。$P=0.022$），且患儿的NK细胞表现出高NKG2A（NK细胞活性受体）表达，最终有效抑制了表达HLA-E的NB细胞的增殖。一项关于人源化抗GD2抗体（hu14.18K322A）联合化疗和半相合NK细胞输注治疗复发性/难治NB的临床研究结果显示，13名HR-NB患儿接受父母来源的半相合KIR错配的NK细胞输注，与hu14.18K322A、GM-CSF、IL-2及化疗联合应用，有61.5%的患儿（13名患者中有8名）达到CR或PR，38.5%的患儿（13名患者中有5名）达到SD。目前NK细胞过继免疫疗法已在HR-NB的免疫治疗中展现出了良好的应用潜力、安全性及耐受性。

4 复发/难治性神经母细胞瘤的挽救治疗

难以彻底清除的MRD和化疗后期出现的MDR[15]是导致HR-NB复发/难治的主要原因，使得10%～20%的NB患儿对一线治疗方案不敏感，50%～60%的患儿出现疾病复发。在一项ITCC/SIOPEN欧洲 II 期临床试验的荟萃分析中，难治性NB的中位OS为27.9个月，复发性NB为11.0个月；另一项来自大型国际神经母细胞瘤风险组（INRG）的数据库也报道了NB首次复发的5年生存率仅为20%。

据早期临床经验，可以通过手术和/或局灶放疗成功挽救孤立复发的NB患者；合适的化疗方案可使许多初治无法完整切除肿瘤的复发/难治性NB患儿获得二次手术切除的机会；对诱导化疗反应不足的患者通过挽救性化疗可能获得清髓＋造血干细胞移植治疗的机会。目前在临床上复发/难治NB化疗方案有CT方案（拓扑替康、环磷酰胺）、IT方案（伊立替康、替莫唑胺）、ICE方案（异环磷酰胺、卡铂、依托泊苷）、TVD方案（拓扑替康、长春新碱、阿霉素）、CTV方案（拓扑替康、环磷酰胺、长春新碱）及加用ATO等，这些方案的疗效与安全性还需要进一步探究。

一些研究表明，IT方案的ORR通常低于20%；CT方案在复发NB中ORR为46.2%；大剂量CTV方案在复发NB中ORR为52%，在难治NB中ORR为19%；TVD方案在复发NB中ORR为64%，在难治NB中ORR为50.8%；ICE方案在难治NB中ORR为36.5%。2019年欧洲研究者Fiona Herd亦总结了复发NB再次诱导有效的化疗方案及其相应的ORR（TVD 64%；CT 63%；CTE 61%；CTV 52%），表明基于CT方案（拓扑替康、环磷酰胺）的组合具有一定优势。

中山大学孙逸仙纪念医院儿童医学中心的肿瘤科尝试对7例在前期化疗中出现疾病进展、复发或伴*MYCN*基因扩增的HR-NB患儿使用了ATO联合常规化疗，发现这些对常规化疗方案耐药的难治NB患儿使用ATO治疗后重新恢复对常规化疗方案的治疗反应，且有效率在66%以上[16]。近年该中心对11例有远处转移（骨转移100%、骨髓转移36.4%、中枢转移18.2%）及不良基因背景（*ALK*、*MDM4*、*MYCN*、*NRAS*等基因突变或扩增，*SMARCA4*、*CBL*、*EED*等基因缺失）的复发/难治HR-NB患儿使用ATO联合挽救化疗方案（含环磷酰胺、拓扑替康、长春新碱、长春瑞滨、依托泊苷及多柔比星脂质体等），结果显示有7例患儿治疗有效，其余4例治疗无效，疾病控制率（DCR，CR＋PR＋SD）为63.6%，ORR为54.5%，无化疗相关死亡。

5　神经母细胞瘤残留病灶的检测

HR-NB治疗后残留病灶的准确评估对于患者的后续治疗计划制订及预后评估尤为重要。近年来，随着相关技术的发展，NB残留病灶的检测方法也在不断改进。

影像学中，除常规的CT或MRI检查外，核医学检查同样在NB检测中占据重要地位。间碘苄胍（metaiodobenzylguanidine，MIBG）

是一种去甲肾上腺素的类似物。大多数NB细胞表达去甲肾上腺素转运蛋白（norepinephrine transporter，NET），因而MIBG可被NB细胞主动摄取富集。^{131}I-MIBG和^{123}I-MIBG是两种常用的放射性碘标记MIBG显像剂，在显像方面，^{123}I-MIBG图像质量更佳而辐射剂量相对较低；^{131}I-MIBG则在治疗方面更具优势。但也有研究提示，^{131}I-MIBG在肿瘤治疗后应用比^{123}I-MIBG在诊断时应用对转移性病灶的评估更灵敏。

Curie评分和SIOPEN评分是目前使用较广的基于MIBG平面成像结果的两种评分系统，除显示肿瘤范围外，还可提示预后。Yanik在COG的NB临床试验COG A3973队列及SIOPEN的NB临床试验HR-NBL$_1$队列中证明了EOI后Curie评分>2分的患者预后不良；在COG的另一项临床研究ANBL0532 EOI时，MIBG评估Curie评分=0的患者，其3年EFS［（72.9±6.4）%］优于Curie评分>0的患者［（46.5±9.1）%］（$P=0.002$）；初诊及诱导化疗后的患者SIOPEN评分>3，提示预后不良，其5年EFS率低于评分≤3的患者。相比平面成像，MIBG与SPECT/CT联合可更为精准地定位病灶。在一项纳入170例患者的MIBG联合SPECT/CT临床研究中，66例患者的检验结果体现了这种联合检查的优越性：相比平面成像结果，33例患者被检查出更多病变，23例可被明确诊断，7例被区别出了由非恶性病因引起的摄取增加，以及3例可被更准确地进行病灶定位。然而，MIBG检查也有局限性：如在组织学证实的NB患者中，约10%的患者肿瘤（尤其是治疗后出现间质型转换的复发/难治性HR-NB）可因不摄取^{123}I-MIBG而出现假阴性；许多药物如拟交感神经药等会干扰I-MIBG摄取和保留，故需提前2周左右避免服用，这可能会与患儿治疗需求冲突；此外，MIBG检查的局限性还有准备工作复杂、扫描显像时间长、需要患儿配合程度较高等。

另一种常用的检查方法是正电子发射体层成像（positron emission tomography，PET）/CT，常用的显像剂为^{18}F-FDG。研究提示相比MIBG，^{18}F-FDG PET/CT虽然灵敏度略差，但也具有独特的优势，例如：空间分辨率更高，允许全身断层重建，成像时间更短从而减少了镇静剂的使用等。研究提示MIBG阴性病变的情况下，^{18}F–FDG PET/CT可作为辅助评估病情的替代方法，且能更好地显示胸、腹、骨盆的病灶；两者结合可以优势互补，从而提高NB的残留病灶的检出率和特异性。

示踪剂的进一步改良也给NB检查手段的更新提供了新的方法；目前，已有多项前瞻性临床试验将这些不同靶点的PET示踪剂应用于NB患儿的病灶显影。与^{123}I–MIBG不同，^{124}I–MIBG可联合应用于PET/CT；在一项研究[17]中，^{123}I–MIBG平面成像、SPECT/CT和^{124}I–MIBG PET/CT发现的阳性病灶数分别为25个、32个和87个（$P<0.000\ 1$）；在10例患者中，有6例^{124}I–MIBG PET/CT的Curie评分高于^{123}I–MIBG平面成像和SPECT/CT，提示其肿瘤检测能力更优；然而，患者接受的辐射剂量的增加值得关注。研究[18]显示^{18}F–DOPA及^{68}Ga–DOTA–TATE对于NB病灶的检测灵敏度均高于^{123}I–MIBG，治疗后^{123}I–MIBG检测原发肿瘤、软组织转移、骨或骨髓转移的灵敏度分别为72%、33%和38%，而^{18}F–DOPA PET/CT检测的灵敏度分别为83%、75%和54%。生长抑素受体在NB细胞上的表达率为77%～89%，^{68}Ga–DOTA–TATE能与生长抑素受体结合，可用于显示^{123}I–MIBG阴性的复发/难治性NB患者的活动性病灶。^{18}F–间氟苄基胍（^{18}F–MFBG）也是一种具有应用前景的新型示踪剂，与^{123}I–MIBG扫描相比，^{18}F–MFBG PET/CT可分别在40%的扫描组中检测到较高的软组织病变数量，以及在55%的扫描组中检测到较高的SIOPEN评分；^{18}F–MFBG PET/CT平均在每名患者中多检出2个软组织病变，DtSIOPEN评分高出6分[19]。在另一项临床研究[20]中，^{18}F–MFBG PET/CT发现784个病灶，^{123}I–MIBG SPECT/CT发现532个病灶（$P<0.001$）；^{18}F–MFBG PET/CT Curie评分（11.32 ± 8.18，范围1～27）明显高于^{123}I–MIBG SPECT/CT（7.74 ± 7.52，范围0～26）。由于不同显影剂的分子靶点分布的异质性，其联合使用可能会明显提高诊断的阳性率，但辐射剂量及检查费用的增加仍是不容忽视的

问题。

对于影像学无法辨别性质的病灶，活检仍是最终的金标准；随着基因组学检测技术的发展，病理组织能提供包括基因变异在内的靶向治疗相关信息，取材活检的地位更加无可替代[21]。

除了上述残留病灶的常规检测方法外，对MRD的检测同样值得关注，如肿瘤干细胞（CSC）、外周血中的循环肿瘤细胞（CTC）和器官组织中的弥散性肿瘤细胞（DTC）等，MRD难以通过常规方法检出，是导致肿瘤复发的重大隐患。MRD的主要检测方法包括免疫细胞学、流式细胞术、聚合酶链反应（PCR）及下一代测序技术（NGS）等，但由于上述MRD检测的靶标或抗原（如GD2、TH、PHOX2B等）并非表达在所有的NB细胞上，故仍需进一步完善MRD检测的可靠方法。

NB残留病灶的检测现阶段仍面临诸多问题和挑战。首先，现有检测技术的灵敏度和特异度仍需进一步提高，以满足对残留病灶的精确检测的需求；其次，NB异质性强，如何将多种检测技术进行合理组合及优化也是未来研究的重要方向之一；最后，能否根据个体情况进行有针对性的检测也是将来值得探索的方向。展望未来，随着影像学、分子生物学等技术的不断发展，NB残留病灶的检测也必将更加准确和灵敏。

6 针对神经母细胞瘤化疗耐药的处理策略

当前阻碍HR-NB患儿的长期OS进一步提高的核心问题在于部分NB会在治疗过程中出现耐药性，最终导致肿瘤进展或复发。NB肿瘤细胞具有异质性，其耐药机制复杂多样，包括基因突变或相关信号通路的改变，如*MYCN*扩增、*ALK*基因突变或*RAS-MAPK*通路激活等，这些基因的异常表达/功能丧失或信号通路的异常激活可使肿瘤细胞对治疗产生抗性，预后不佳；而P糖蛋白（P-gp）、多药耐药相关蛋白（MRP）等膜蛋白可促使治疗药物从NB肿瘤细胞中外排，导致化疗失败；此外，近年研究[22]发现治疗过程中NB肿瘤细胞由肾上腺素能（ADRN）向对化疗更具抗性的间充质（MES）表型的自发转换也是其产生耐药性的原因之一。

当前针对耐药NB国内外尚没有统一规范的治疗方案，除了前述的挽救化疗外，免疫及靶向治疗等针对NB耐药靶点的临床试验亦在进行中：如*ALK*基因突变是NB中已知耐药靶点之一，但现有临床研究中ALK靶向药克唑替尼在复发/难治性NB患者中的治疗效果尚不理想；新型ALK抑制剂的临床试验仍在进行中。针对间接靶点用药也是可尝试的选项：如*MYCN*基因扩增是HR-NB的常见预后不良因素，研究发现在NB中ODC1是*MYCN*致瘤的关键因素，其抑制剂α-二氟甲基鸟氨酸（alpha-difluoromethylornithine，DFMO）原是一种锥虫病的治疗药物，实验证实其可抑制NB的发生与增殖；多项临床研究正在评估DFMO单独或与其他药物联合给药在伴有*MYCN*基因扩增的复发/难治性NB中的抗肿瘤活性，或在缓解期NB患者中应用能否起到防止复发的作用。

除了正在进行的临床试验外，克服NB耐药性的临床前试验也在不断探索之中，利用现有药物的协同组合以提高对肿瘤的杀伤作用也是解决耐药的可行方案之一。如有研究[23]显示，顺铂+抗心绞痛药物芬地林（可作为多药耐药转运体抑制剂）+碳酸酐酶Ⅸ（CA Ⅸ）抑制剂比单用顺铂的细胞毒性增加了12倍以上。此外，通过药物诱导细胞不同的死亡途径或许能给NB的耐药性研究带来新的希望。铁死亡是一种铁离子依赖的新型细胞调节性死亡，研究表明阻断半胱氨酸摄取，可诱发*MYCN*扩增的NB细胞的铁死亡，针对多个铁死亡靶点根据不同机制诱发铁死亡或许可成为治疗*MYCN*扩增NB的选择，现已发现醉茄素A（withaferin A）、ATO等药物均能通过不同途径促进NB细胞的铁死亡[24]。*TP53*基因是人体内至关重要的抑癌基因，其突变通常与肿瘤的发生、发展及不良预后密切相关；虽然在HR-NB中*TP53*突变频率仅有2%～6%，但在复发NB中，其突变率则增加至15%，且是影响NB预后的独立危险因素[25]。2021年，我国卢敏团队发现ATO对结构型*TP53*突变具有惊人的恢复作用，并在800余种常见的*TP53*突变中鉴定出了390种*TP53*突变类型的功能可被ATO不同程度恢复，使得该研究成果的临床转化更富有精准性，数个相关的临床试验已在成人肿瘤中迅速开展；而中山大学孙逸仙纪念医院儿童医学中心的肿瘤科与卢敏团队合作开展的ATO联合化疗对含*TP53*结构型突变的儿童肿瘤的临床研究也在进行中，并有望改善这类患儿的远期生存质量。

参考文献

[1] YU U, XU H L, CHEN S M, et al. A retrospective analysis of the therapeutic outcomes of 117 neuroblastoma patients treated at a single pediatric oncology center in China [J]. Cancer Control, 2023（30）：10732748231187837.

[2] GARAVENTA A, POETSCHGER U, VALTEAU-COUANET D, et al. Randomized trial of two induction therapy regimens for high-risk neuroblastoma：HR-NBL1.5 International Society of Pediatric Oncology European Neuroblastoma Group study [J]. Journal of Clinical Oncology, 2021, 39（23）：2552-2563.

[3] VAN HEERDEN J, GEEL J, HENDRICKS M, et al. The evaluation of induction chemotherapy regimens for high-risk neuroblastoma in South African children [J]. Pediatric Hematology and Oncology, 2020, 37（4）：300-313.

[4] BERTHOLD F, FALDUM A, ERNST A, et al. Extended induction chemotherapy does not improve the outcome for high-risk neuroblastoma patients：results of the randomized open-label GPOH trial NB2004-HR [J]. Annals of Oncology, 2020, 31（3）：422-429.

[5] CUPIT-LINK M, FEDERICO S M. Treatment of high-risk neuroblastoma with dinutuximab and chemotherapy administered in all cycles of induction [J]. Cancers（Basel）, 2023, 15（18）：4609.

[6] GRANGER M M, NARANJO A, BAGATELL R, et al. Myeloablative busulfan/melphalan consolidation following induction chemotherapy for patients with newly diagnosed high-risk neuroblastoma：Children's Oncology Group trial ANBL12P1 [J]. Transplantation and Cellular Therapy, 2021, 27（6）：490.e1-490.e8.

[7] HAGHIRI S, FAYECH C, MANSOURI I, et al. Long-term follow-up of high-risk neuroblastoma survivors treated with high-dose chemotherapy and

stem cell transplantation rescue［J］. Bone Marrow Transplantation，2021，56（8）：1984-1997.

［8］ SEITZ C M，FLAADT T，MEZGER M，et al. Immunomonitoring of stage Ⅳ relapsed neuroblastoma patients undergoing haploidentical hematopoietic stem cell transplantation and subsequent GD2（ch14.18/CHO）antibody treatment［J］. Frontiers in Immunology，2021（12）：690467.

［9］ JAIN R，TREHAN A，MENON P，et al. Survival in patients with high-risk neuroblastoma treated without autologous stem cell transplant or dinutuximab beta［J］. Pediatric Hematology Oncology Journal，2021，38（4）：291-304.

［10］ DEL BUFALO F，DE ANGELIS B，CARUANA I，et al. GD2-CART01 for relapsed or refractory high-risk neuroblastoma［J］. The New England Journal of Medicine，2023，388（14）：1284-1295.

［11］ THERUVATH J，MENARD M，SMITH B A H，et al. Anti-GD2 synergizes with CD47 blockade to mediate tumor eradication［J］. Nature Medicine，2022，28（2）：333-344.

［12］ PANT A，JACKSON C M. Supercharged chimeric antigen receptor T cells in solid tumors［J］. Journal of Clinical Investigation，2022，132（16）：e162322.

［13］ ASH S，ASKENASY N. Immunotherapy for neuroblastoma by hematopoietic cell transplantation and post-transplant immunomodulation［J］. Critical Reviews in Oncology/Hematology，2023（185）：103956.

［14］ BOTTINO C，DELLA CHIESA M，SORRENTINO S，et al. Strategies for potentiating NK mediated neuroblastoma surveillance in autologous or HLA-haploidentical hematopoietic stem cell transplants［J］. Cancers（Basel），2022，14（19）：4548.

［15］ 亓凯，黎阳. 神经母细胞瘤微小残留病检测的研究进展［J］. 中国小儿血液与肿瘤杂志，2015，20（1）：50-54.

［16］ 亓凯，黎阳，郭海霞，等. 静脉三氧化二砷联合化疗治疗复发难治性神经母细胞瘤7例［J］. 中国实用儿科杂志，2017，32（11）：846-850.

［17］ ABOIAN M S，HUANG S Y，HERNANDEZ-PAMPALONI M，et al. ^{124}I-MIBG PET/CT to monitor metastatic disease in children with relapsed neuroblastoma［J］. Journal of Nuclear Medicine，2021，62（1）：43-47.

［18］ PICCARDO A，MORANA G，PUNTONI M，et al. Diagnosis，treatment response，and prognosis：the role of ^{18}F-DOPA PET/CT in children affected by neuroblastoma in comparison with ^{123}I–mIBG scan: the first prospective study [J]. Journal of Nuclear Medicine, 2020, 61（3）: 367–374.

[19] SAMIM A, BLOM T, POOT A J, et al. [18F] mFBG PET–CT for detection and localisation of neuroblastoma: a prospective pilot study [J]. European Journal of Nuclear Medicine and Molecular Imaging, 2023, 50（4）: 1146–1157.

[20] WANG P P, LI T, LIU Z K, et al. [18F] MFBG PET/CT outperforming [123I] MIBG SPECT/CT in the evaluation of neuroblastoma [J]. European Journal of Nuclear Medicine and Molecular Imaging, 2023, 50（10）: 3097–3106.

[21] YONEDA A. Role of surgery in neuroblastoma [J]. Pediatric Surgery International, 2023, 39（1）: 177.

[22] MAÑAS A, AALTONEN K, ANDERSSON N, et al. Clinically relevant treatment of PDX models reveals patterns of neuroblastoma chemoresistance [J]. Science Advances, 2022, 8（43）: eabq4617.

[23] GARBATI P, BARBIERI R, CALDERONI M, et al. Efficacy of a three drug–based therapy for neuroblastoma in mice [J]. International Journal of Molecular Sciences, 2021, 22（13）: 6753.

[24] FENG C C, WU Y, CHEN Y T, et al. Arsenic trioxide increases apoptosis of SK–N–BE（2）cells partially by inducing GPX4–mediated ferroptosis [J]. Molecular Biology Reports, 2022, 49（7）: 6573–6580.

[25] SONG H X, WU J L, TANG Y G, et al. Diverse rescue potencies of p53 mutations to ATO are predetermined by intrinsic mutational properties [J]. Science Translational Medicine, 2023, 15（690）: eabn9155.

第六章

新生儿学

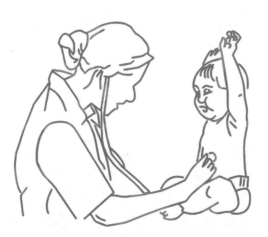

髓系抑制性细胞在早产儿支气管肺发育不良中的研究进展

■刘王凯　李育珊　蔡琳媛　余慕雪　李晓瑜　蒋小云

（中山大学附属第一医院）

支气管肺发育不良（broncho-pulmonary dysplasia，BPD）是早产儿最普遍和最严重的长期后遗症之一。近20年来，随着新生儿复苏新方案培训的普及、机械通气模式和呼吸机的飞跃发展、诊疗共识指南的更新、新生儿温箱的改进，新生儿医护人员救治能力大大提高，早产儿特别是28周以下的超早产儿的死亡率明显下降[1]，但早产儿生存率的提高并没有降低BPD的发病率，反而其发病率更高了[2]。研究表明，BPD在胎龄28周以下早产儿中的发生率高达40%，对患儿神经系统与呼吸系统等造成了严重损害[3]。2011年的一项大型多中心流行病学调查报告指出，中国BPD发病率随胎龄增加而明显降低[4]。广东省极早早产儿出院后的短期结局分析表明，新生儿生存率从2008年的36.2%提高到2017年的59.3%，同时BPD发生率也大幅度提升，超过50%[5]。

髓系抑制性细胞（myeloid-derived suppressor cells，MDSC）是免疫耐受的重要参与者。正常生理情况下，骨髓中的共同髓系祖细胞（common myeloid progenitors，CMP）向树突状细胞、巨噬细胞、单核巨噬细胞等分化，但是在特定病理或生理因素的驱动下，如肿瘤、感染、创伤、妊娠或新生期，在细胞因子、激素类的物质或者乳汁中的营养因子等的作用下，髓系细胞发生分化障碍而产生大量分化不成熟的髓系祖细胞及未成熟髓系细胞，并获得免疫抑制功能，即MDSC[6-7]。MDSC产生之后，从骨髓迁移到外周组织，通过多种途径抑制免疫应答，从而诱导机体抵抗肿瘤细胞、病原体等或参与胚胎及新生期的免疫耐受建立。20世纪70年代末，首次报道了癌症中存在非淋巴抑制细胞的积累[8]，这些细胞在2007年被命名为MDSC，以反映其起源和主要功能性状，即抑制T细胞活化和功能的能力[9]。MDSC的早期研究主要集中在癌症治疗中，近年研究表明这些细胞在调节慢性感染、炎症、自身免疫疾病和其他病理情况下的免疫反应中均起着重要作用[10]。此外，MDSC还参与了机体生理情况下的免疫耐受的建立，如妊娠过程中母胎之间的免疫耐受、新生儿出生后2周内肠道菌群建立窗口期肠黏膜的免疫平衡等。

免疫抑制是MDSC的主要特征。尽管MDSC能够抑制免疫系统中的不同细胞，但T细胞是MDSC的主要靶标。参与MDSC介导的免疫抑制的主要因子包括精氨酸酶（ARG1）、诱导型-氧化氮合酶（iNOS）、TGF-β、白介素10（IL-10）、环氧化酶2（COX-2）等。MDSC中精氨酸酶活性的增强导致L-精氨酸分解代谢增强，L-精氨酸的缺乏会通过几种不同的机制抑制T细胞增殖[11]。学界认为MDSC的进化作用是终止持续的免疫反应并保护宿主，防止失控的炎症反应引起广泛组织损伤。

研究表明，小鼠和人类生命的最初几周内，存在具有抑制T细胞潜能的MDSC，以PMN-MDSC为主，乳铁蛋白（lactoferrin，LTF）可以诱导MDSC产生。与体重正常的婴儿相比，体重轻的婴儿MDSC的水平和免疫抑制功能较低[12]。有研究表明，新生儿中PMN-MDSC水平低与新生儿坏死性小肠结肠炎（NEC）的发展有关[13]。MDSC在新生鼠实验性坏死性小肠结肠炎中起着关键的免疫调节作用。经乳铁蛋白诱导产生的MDSC通过阻断炎症反应从而有效治疗新生小鼠NEC，提高其存活率。

肺部炎症是早产儿支气管肺发育不良发生的重要危险因素，

这可能是由产前和产后感染以及高氧血症等损伤引起的[14]。这些损伤通过促炎性细胞因子、趋化因子和蛋白酶的下游通路介导产生BPD[15]。鉴于炎症在BPD发生中的重要作用，美国儿科学会（AAP）呼吁对新的抗炎方法进行逐步研究[16]。临床试验表明，地塞米松可降低新生儿死亡或患BPD的风险，但长期服用高剂量地塞米松，会有神经发育不良结果[17]。我们分析了小鼠BPD模型中病程早期（诱导14 d时）的肺部转录组数据，发现肺组织中氧应激通路显著上调，*Gsta2*等基因的转录较正常对照组织显著增加，提示氧损伤的发生是导致早期肺部炎症的重要因素（图16）。在为数不多的下调基因中，我们发现MDSC的标志基因*S100A8*和*S100A9*出现了显著的下调提示：在病程早期肺部确实发生了氧损伤带来的炎症反应，而MDSC数目减少可能导致炎症反应失控并引发BPD相关疾病[18]。

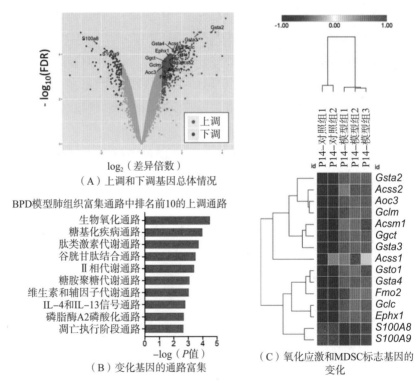

（A）上调和下调基因总体情况

（B）变化基因的通路富集

（C）氧化应激和MDSC标志基因的变化

图16　小鼠BPD模型中病程早期肺部转录组测序数据

　　进一步的临床研究中，我们发现发展为BPD的新生儿，其血液中的PMN-MDSC细胞较未发展为BPD的新生儿显著降低，而M-MDSC的变化不显著。此外，与非BPD的早产儿来源的PMN-MDSC相比，BPD患儿来源的PMN-MDSC对$CD4^+T$、$CD8^+T$细胞增殖的抑制作用明显较弱，表明在BPD患儿中PMN-MDSC的免疫功能存在一定的缺陷（图17）。此外，BPD患儿来源的PMN-MDSC中活性氧（ROS）的表达水平较非BPD的早产儿来源的PMN-MDSC显著降低（图18）。可见在BPD患儿中，PMN-MDSC的数量不但减少了，而且其

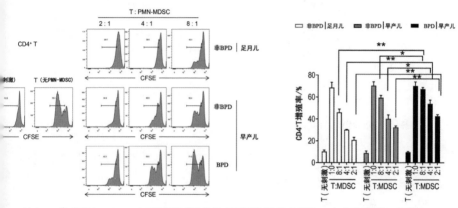

（A）$CD4^+$ T细胞与PMN-MDSC按不同比例共培养3天后用流式细胞术检测$CD4^+$ T细胞增殖率，结果显示PMN-MDSC抑制$CD4^+$ T细胞的增殖

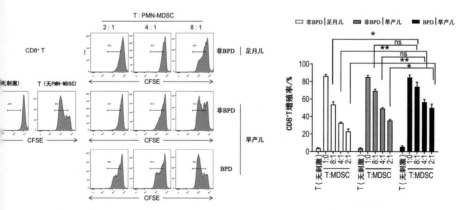

（B）$CD8^+$ T细胞与PMN-MDSC按不同比例共培养3天后用流式细胞术检测$CD8^+$ T细胞增殖率，结果显示PMN-MDSC抑制$CD8^+$ T细胞的增殖（$^{**}P<0.05$，$^*P<0.01$）

图17　PMN-MDSC抑制$CD4^+$、$CD8^+$ T细胞的增殖

免疫功能也出现了缺陷，不能发挥抗炎、保护机体的作用，导致炎症的持续存在，进而导致了BPD的发生与发展。

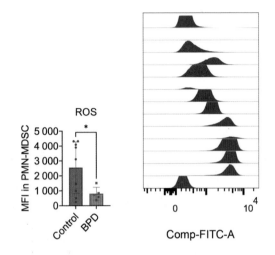

图18　BPD患儿与非BPD早产儿来源的PMN–MDSC中ROS的表达水平比较

综上所述，MDSC在新生儿的免疫应答中可能起着抑制免疫炎症等作用。鉴于目前国内外相关研究刚刚起步，相关的文献报道较少，在关于MDSC对新生儿炎症性疾病研究的开展中可能会为相关疾病如NEC、BPD等提供新的临床预测靶点和治疗策略。

参考文献

［1］　STOLL B J, HANSEN N I, BELL E F, et al. Trends in care practices, morbidity, and mortality of extremely preterm neonates, 1993–2012 ［J］. JAMA, 2015, 314（10）: 1039–1051.

［2］　HIGGINS R D, JOBE A H, KOSO–THOMAS M, et al. Bronchopulmonary dysplasia: executive summary of a workshop ［J］. The Journal of Pediatrics, 2018（197）: 300–308.

［3］　CHEN D D, CHEN J, CUI N X, et al. Respiratory morbidity and lung function analysis during the first 36 months of life in infants with bronchopulmonary dysplasia（BPD）［J］. Frontiers in Pediatrics, 2020（7）: 540.

[4] 早产儿支气管肺发育不良调查协作组. 早产儿支气管肺发育不良发生率及高危因素的多中心回顾调查分析 [J]. 中华儿科杂志, 2011, 49（9）: 655-662.

[5] WU F, LIU G S, FENG Z S, et al. Short-term outcomes of extremely preterm infants at discharge: a multicenter study from Guangdong Province during 2008-2017 [J]. BMC Pediatrics, 2019, 19（1）: 405.

[6] GABRILOVICH D I, OSTRAND-ROSENBERG S, BRONTE V. Coordinated regulation of myeloid cells by tumours [J]. Nature Reviews Immunology, 2012, 12（4）: 253-268.

[7] GABRILOVICH D I, NAGARAJ S. Myeloid-derived suppressor cells as regulators of the immune system [J]. Nature Reviews Immunology, 2009, 9（3）: 162-174.

[8] LEE M Y, ROSSE C. Depletion of lymphocyte subpopulations in primary and secondary lymphoid organs of mice by a transplanted granulocytosis-inducing mammary carcinoma [J]. Cancer Research, 1982, 42（4）: 1255-1260.

[9] GABRILOVICH D I, BRONTE V, CHEN S H, et al. The terminology issue for myeloid-derived suppressor cells [J]. Cancer Research, 2007, 67（1）: 425.

[10] GOH C, NARAYANAN S, HAHN Y S. Myeloid-derived suppressor cells: the dark knight or the joker in viral infections? [J]. Immunological Reviews, 2013, 255（1）: 210-221.

[11] RODRIGUEZ P C, QUICENO D G, OCHOA A C. L-arginine availability regulates T-lymphocyte cell-cycle progression [J]. Blood, 2007, 109（4）: 1568-1573.

[12] HE Y M, LI X, PEREGO M, et al. Transitory presence of myeloid-derived suppressor cells in neonates is critical for control of inflammation [J]. Nature Medicine, 2018, 24（2）: 224-231.

[13] LIU Y F, PEREGO M, XIAO Q, et al. Lactoferrin-induced myeloid-derived suppressor cell therapy attenuates pathologic inflammatory conditions in newborn mice [J]. The Journal of Clinical Investigation, 2019, 129（10）: 4261-4275.

[14] MADURGA A, MIŽÍKOVÁ I, RUIZ-CAMP J, et al. Recent advances in late lung development and the pathogenesis of bronchopulmonary dysplasia [J]. American Journal of Physiology Lung Cellular & Molecular Physiology, 2013, 305（12）: L893-L905.

［15］ SPEER C P. New insights into the pathogenesis of pulmonary inflammation in preterm infants ［J］. Biology of the Neonate, 2001, 79（3-4）: 205-209.

［16］ WALSH M C, SZEFLER S, DAVIS J, et al. Summary proceedings from the bronchopulmonary dysplasia group ［J］. Pediatrics, 2006, 117（Suppl 1）: S52-S56.

［17］ DOYLE L W, CHEONG J L, EHRENKRANZ R A, et al. Early（< 8 days）systemic postnatal corticosteroids for prevention of bronchopulmonary dysplasia in preterm infants ［J］. Cochrane Database of Systematic Reviews, 2017, 10（10）: CD001146.

［18］ LIU W K, SU Y H, LI S T, et al. Weighted gene coexpression network reveals downregulation of genes in bronchopulmonary dysplasia ［J］. Pediatric Pulmonology, 2021, 56（2）: 392-399.

新生儿缺氧缺血性脑病诊治进展

■ 周瑞瑜　欧阳颖
（中山大学孙逸仙纪念医院）

导致全球婴儿慢性病发病及死亡的主要原因之一是新生儿的脑损伤，其危险因素包括孕妇慢性子痫、脐带受压或打结、肩难产和胎盘早剥等。这些不同状况的统一结果是婴儿大脑的血液和氧气供应受阻，影响组织的新陈代谢导致损伤，这些结果归结起来被称为缺氧缺血性脑病（hypoxic ischemic encephalopathy，HIE）。在发达国家，婴儿HIE的发病率为1‰～3‰，而在发展中国家可高达26‰，HIE是致使足月新生儿残疾的主要疾病。全球约25%的新生儿死亡与HIE相关，随着围产医学的发展，新生儿死亡率已大大降低，其中日本处于世界领先水平（从1990年的3.4‰下降至2010年的1.5‰）。尽管如此，仍有14%的婴儿出现癫痫、脑瘫、运动和认知功能下降、注意力缺陷、多动障碍和行为障碍等后遗症，严重影响了家庭及社会的幸福感。据统计，1个HIE患者一生的医疗保健和培训、教育费用约为100万美元，这无疑是一个巨大的财政负担。HIE的致病机理复杂，涉及多种通路的激活与细胞因子的释放，导致内环境稳态的失衡。目前HIE的治疗手段匮乏，唯一循证有效的是低温疗法，但也仅有部分被证实是有效的。了解HIE的最新诊断及治疗进展，对患儿的早期诊断、治疗及预后的改善有重要的意义。本文就HIE的致病机理及诊治进展做出综述。

1　病因病理

胎儿的脑组织通过乳酸、酮体、葡萄糖等物质的代谢获取能量。相对于成人而言，其强大的储备能力，对缺氧缺血（hypoxia ischemia，HI）的耐受性更好。但是在腺苷三磷酸（ATP）严重衰竭的情况下，胎儿大脑也会变得敏感。这种严重的ATP消耗可由急、慢性的HI引起，导致胎儿全身及细胞的损伤反应，其中对损伤最敏感的是少突胶质细胞、海马神经元和小胶质细胞。中枢神经系统的损伤与细胞程序性死亡的启动有关，包括凋亡、坏死、自噬、铁死亡及焦亡。它们可同时出现在同一受损神经元中，Takada等[1]发现在大鼠幼鼠HI模型中，受损的海马神经元表现出凋亡、坏死、自噬增强的混合形态学特征。

HIE的病理生理过程涉及氧化应激、线粒体功能障碍、细胞内Ca^{2+}超载、炎症因子释放、兴奋性氨基酸毒性、细胞坏死与凋亡等，是一个由不同阶段组成的持续过程。根据疾病的发展，HIE可以分为三个阶段：第一阶段涉及继发于HI损伤的原发性能量衰竭，导致细胞氧化代谢障碍、水肿及兴奋性毒性的积聚；脑循环恢复后，损伤进入第二阶段，在HI发生后的6~15 h内，可出现继发性能量衰竭，引起迟发性的神经元死亡，这与脑病及癫痫发作息息相关，这个阶段涉及了细胞的兴奋性毒性、凋亡、线粒体膜通透性改变导致氧化磷酸化的失败和小胶质细胞的激活；第三阶段在HI损伤后72 h开始，涉及脑损伤的亚急性效应，包括重塑和神经胶质的增生。脑缺氧和相关的病理过程，与表观遗传控制基因表达的持久破坏有关，从而导致神经功能障碍。表观遗传既调控脱氧核糖核酸（DNA）转录为信使RNA（mRNA），又调控mRNA翻译成蛋白质，在多个水平发挥作用，包括DNA甲基化和羟甲基化、染色质重塑和非编码RNA（non-coding RNA，ncRNA）调控等。最近的研究指出，DNA去甲基化、组蛋白修饰和ncRNA的表达是HIE的重要组成部分。目前，表观遗传的变化被归因于HIE的第三阶段，其在HI诱导损伤的初始阶段中的作用仍不明确。

2 缺氧缺血损伤中线粒体功能的分子介导

HI损伤过程中，线粒体是主要的靶点，多种因子的表达或失活介导导致其功能的失调。活性氧来源途径多样，如线粒体电子传递链产生ATP等，ROS的产生在HI的损伤中占据重要的地位。正常情况下，过氧化物可以与相应的还原酶反应，生成过氧化氢，并进一步被氧化成水。当机体受到HI损伤时，大量产生的ROS超过了机体的处理能力，导致内稳态失衡，导致线粒体的功能和结构失调，从而引起细胞色素C的释放及细胞凋亡的启动。因此，线粒体的功能是HI损伤中的关键因素。线粒体的运输、代谢等功能对于细胞内其他微器官的更新非常重要。研究者认为，线粒体轴突的运动性影响着突触传递的可塑性和可靠性。细胞间线粒体转移也已在体内、外模型中得到证实，据报道，其是通过隧道纳米管（tunneling nanotubes，TNTs）构建的通道实现的。Ahmad等[2]发现，线粒体GTP酶Miro1的过表达可增加线粒体转移并防止鱼藤酮中毒对肺的损害，基因敲减则导致线粒体转移减少和功效下降。这提示使用干细胞或祖细胞作为媒介将健康的线粒体转移至HI受损的细胞，并通过Miro1增强这种转移作用可能存在巨大的治疗价值。但目前对于神经元细胞的研究还处于起步阶段。HI损伤对线粒体运输的影响可能是决定HI损伤后神经元存活的重要因素。除了充当细胞间线粒体转移的桥梁外，TNTs在应激时也可能起重要的细胞间通信作用。这种细胞间通信在线粒体对HI疾病的反应中很重要，据估计，大约有1 500种不同的蛋白质参与线粒体结构和功能的维持。

2.1 缺氧诱导因子-1（hypoxia inducible factors，HIF-1）

在缺氧条件下，HIF是适应低氧含量的主要调节剂，可引起约400个靶基因的表达。HIF-1由两个蛋白质亚基组成，在常氧状态下，HIF-1α通过泛素-蛋白酶体系统以脯氨酰羟化酶依赖性方式降解，而HIF-1β则持续表达。缺氧的标志之一是HIF-1α的稳定和随后的核易位，其调节了一些对能量代谢重要的基因的表达。在低氧状态下，脯氨酸不会发生羟基化，HIF-1α会迅速积聚并与β亚基结合转移至细胞核中，并充当多个基因的转录激活因子。这些基因中许多都参与糖酵解途径，并导致代谢从氧化磷酸化转变为糖酵解。HIF-1促进丙酮酸脱氢酶激酶1的活化，该酶的磷酸化能抑制氧化磷酸化的限速酶——丙酮酸脱氢酶，阻止丙酮酸转化为乙酰辅酶A，为三羧酸（tricarboxylic acid，TCA）循环提供原料；HIF-1还可抑制氧化磷酸化所需的Fe-S团簇的组装，并干扰细胞核与线粒体的通信，抑制氧化磷酸化复合物中线粒体编码亚基的表达。HIF-1α还可以调节血管内皮生长因子（vascular endothelial growth factor，VEGF）、促红细胞生成素（erythropoietin，EPO）的表达，以促进机体对缺血的适应。

2.2　c-MYC

　　HIF-1与多效转录因子c-MYC间存在相互作用。c-MYC的过表达被证明可以阻止上游线粒体DNA（mitochondrial DNA，mtDNA）和细胞水平ATP的丢失。Zarrabi等发现，在失血性休克大鼠模型的线粒体基因谱中，c-MYC在HI损伤后表现出最大的变化，它似乎是通过上调线粒体转录因子A（transcription factor A mitochondrial，TFAM）来发挥作用的，在HI损伤中至关重要。缺氧状态下，c-MYC和HIF-1的表达均上调，但其相互关系及在细胞动态平衡中的作用尚未明确，进一步研究两者间功能的精细平衡可能会提供更多线粒体稳态失调的信息，从而有助于疾病的治疗。

2.3　PGC-1α

　　PGC-1α是线粒体功能的关键介体之一，是过氧化物酶体增殖物激活受体（peroxisome proliferator-activated receptor，PPAR）家族转录因子的辅因子，可使线粒体脂肪酸氧化基因表达增加。它能结合并激活核呼吸因子1（nuclear respiratory factor 1，NRF1），增加氧化磷酸化并刺激TFAM的合成，从而导致mtDNA的转录、维持和复制。PGC-1α能影响线粒体能量的产生和针对ROS的防御系统，其活性受Ca^{2+}、ROS、胰岛素、甲状腺激素、雌激素、缺氧、ATP需求、细胞因子和c-MYC等调节，Cimmino等发现了独立于PGC-1α调节线粒体的SIRT1途径。越来越多的已知蛋白质参与启动和执行线粒体介导的凋亡过程或抑制该过程，这些蛋白质包括Bax、Bad、Bid、Apaf-1、Bcl-2和Bcl-xL等。研究逐渐发现线粒体在HI细胞死亡的发展过程中扮演着重要的角色，它不仅破坏了细胞的ATP生成，而且是细胞死亡过程中的关键介质。

3 相关信号通路

HI期间细胞氧水平的下降诱导了许多代偿性反应发生，例如新血管形成、代谢调节和各种神经营养介质的产生，这些过程构成内源性适应性反应的一部分，旨在防御和帮助组织从HI损伤中恢复。多种信号途径参与HIE的病理生理过程。

3.1 PI3K/Akt通路

PI3K/Akt信号传导途径调节广泛的细胞活动，如存活、增殖、代谢、运动等，据报道[3]，它也参与HI的致病过程。PI3K属于脂质激酶家族，分为两类：Ⅰ类和Ⅱ类。Ⅰ类PI3K的功能是在短时间内使磷脂酰肌醇二磷酸［phosphatidylinositol（4,5）bisphosphate，PIP-2］磷酸化，生成第二信使PIP-3，PIP-3可通过与含有普列克底物蛋白同源结构域（pleckstrin homology domain，PHD）的蛋白（如Akt）发生特异性相互作用介导PI3K的不同细胞功能。PI3K和下游效应子Akt属于保守的信号转导酶家族，参与调节细胞活化、炎症反应和细胞凋亡，一些负性调控因子可抑制这一途径，如磷酸酶和张力蛋白同源物（phosphatase and tensin homologue，PTEN）。Akt被认为是PI3K/Akt信号通路的关键介质，最终导致一些重要的下游靶点磷酸化，包括Bcl-2细胞凋亡相关的家族成员、FoxO3a转录因子、mTOR和糖原合成酶激酶-3，以保护细胞免于凋亡。在缺血大鼠模型中运用水飞蓟宾（具有抗凋亡、抗炎、抗氧化作用）治疗后，可发现p-Akt 473和p-Akt 308蛋白表达显著增加，神经元凋亡的抑制剂Bcl-2被显著上调，而促进神经元凋亡的Bax被显著下调，Li等[4]发现PI3K/Akt/FoxO3a途径与发育中的大鼠大脑中的神经元凋亡有关。活化的Akt

使FoxO3a磷酸化，并导致FoxO3a的细胞质定位并抑制细胞凋亡。成纤维细胞生长因子（fibroblast growth factor，FGF）2是PI3K/Akt信号通路中的信号分子，它可激活PI3K/Akt通路以防止ROS诱导的细胞凋亡。Thiebaut等[5]发现表皮生长因子受体（epidermal growth factor receptor，EGFR）/PI3K/Akt/mTOR途径的激活可以在蛋白质水平上积极调节HIF-1α，通过HIF-1维持细胞氧化还原状态，保护细胞免受HI介导的损伤。可见，HIF-1和PI3K/Akt通路对于HIE的机制理解和治疗干预均很重要。

3.2　NMDA受体

谷氨酸介导中枢神经系统大多数的兴奋性传递。哺乳动物脑中有3种离子型的谷氨酸受体：NMDA受体、AMPA受体和KA受体。NMDA受体对谷氨酸高度亲和，在其介导的兴奋性毒性中起着重要的作用。NMDA受体的生理活性对维持正常的神经功能至关重要。然而在病理条件下，谷氨酸的过度释放使NMDA受体过度激活，导致Ca^{2+}大量涌入，从而激活下游死亡信号通路并最终使细胞坏死或凋亡，这被称为兴奋性毒性。NMDA受体存在于新生儿的神经元和神经胶质细胞中，由4个不同的亚基组成，包括结构性亚基GluN1和调节性亚基GluN2和GluN3。GluN2具有4种不同的类型，即GluN2A、GluN2B、GluN2C和GluN2D，其中GluN2A和GluN2B是额叶皮层和海马中表达的主要亚基。Osaki等[6]发现，围产期小鼠GluN1的基因敲除是致命的，表明其与发育和存活相关。

3.3　TLR4/Nf-κb/STAT3通路

Toll样受体（Toll-like receptors，TLRs）广泛分布于神经系统中，参与炎症与免疫系统的调控。Church等[7]的研究发现TLR4参与胎儿和新生大鼠脑损伤的调控，TLR4过度表达可引起神经细胞的死亡。Nf-κb参与许多生理过程，如细胞凋亡、免疫反应、炎症反应等。TLR4的激活可以诱导Nf-κb的磷酸化并迁移到细胞核中，从而减轻脑损伤中的神经元自噬反应和炎症损伤。STAT3在脑部的炎症反应中发挥重要作用。Zhou等[8]发现积雪草皂苷可以通过抑制TLR4/Nf-κb/STAT3信号通路，改善HI脑损伤大鼠模型的组织学损伤并抑制细胞凋亡。TLR4/Nf-κb/STAT3通路参与各种细胞生理病理过程，在新生儿HIE中也发挥重要作用。

新生儿HIE涉及多条通路的相互作用，目前尚不明确，有脑源性神经营养因子（brain-derived neurotrophic factor，BDNF）/酪氨酸激酶受体B（tyrosine kinase receptors B，TrkB）信号通路、腺苷酸活化蛋白激酶（AMP-activated protein kinase，AMPK）途径、Janus激酶2（Janus kinase 2，JAK2）-STAT3途径等参与HI致病过程的相关报道，其机制有待进一步的研究。

4 辅助检查

4.1 脑电图

脑电图（electroencephalogram，EEG）是评估婴儿窒息的一种常用方法，常规和振幅整合脑电图（amplitude integrated EEG，aEEG）在预测结局和HIE严重程度的早期诊断及分类方面均表现良好。EEG的优点在于操作方便，能实时测量刚出生的婴儿的大脑功能。aEEG简化了脑功能的监测程序，已在全球新生儿学家的临床诊治中逐渐普及。如今，它已被广泛用于新生儿HIE的床旁诊断和癫痫的发作筛查中。aEEG背景分类中最常被引用的是模式识别，分为5种模式：平坦波（flat trace，FT）、连续低电压（continuous low voltage，CLV）、暴发抑制（burst suppression，BS）、间断正常电压（discontinuous normal voltage，DNV）和连续正常电压（continuous normal voltage，CNV）。荟萃分析[9]指出，出生后72 h内记录的严重aEEG背景异常（即FT/CLV/BS模式），对HIE婴儿具有很强的预测作用。锯齿波形是aEEG另一种典型的图案，对应于癫痫的持续状态。由新生儿HIE导致的癫痫发作与长期的神经发育结局相关，锯齿模式是神经发育结局的主要预测因子。Tanaka等[10]发现了一种伪锯齿波形，其虽未达到传统EEG上癫痫发作的定义，但是反映了持续的脑损伤，既避免了抗癫痫药物的滥用，亦能发现早期的不良预后。脑电图也可以评估低温治疗后HIE新生儿的预后，Ouwehand等的荟萃分析发现，预测价值最好的是出生后36 h的aEEG。未来期待将36 h的aEEG与其他神经影像学方法相结合，以进一步评估患儿预后。

4.2　影像学检查

颅脑超声是对新生儿疑似HIE病例的最初检查手段，其价格便宜、便于携带且没有辐射暴露。颅脑超声对发现颅内出血、脑积水和囊性脑室周围白质软化灶（periventricular leukomalacia，PVL）高度灵敏。多普勒超声检测大脑中动脉阻力指数（resistive index，RI）有助于重症HIE的诊断（正常情况下，RI随着胎龄的增加而降低）。超声检查尽管具有上述优点，但仍具有一定的局限性，如皮层病变灵敏度低、易受观察者与操作者的主观因素影响等。CT和MRI在这方面要优于超声检查。CT检查时间短，在不使用镇静剂的情况下可用于筛查病情较重的新生儿颅内出血，但对于HIE的诊断灵敏度及特异度均较MRI低，且主要的缺点是辐射暴露。目前，出生后第一周行MRI检查已成为新生儿HIE诊断的首选方法。20世纪80年代后期开发了新生儿的MR序列，并引入了HIE的异常评分系统，基底节和丘脑的损伤、内囊后肢的信号变化已成为评估足月儿窒息不良预后的重要指标。弥散加权成像（diffusion weighted imaging，DWI）的应用可检测细胞的毒性水肿，表观扩散系数（apparent diffusion coefficient，ADC）值的量化有助于进一步改善HIE预后的评估。弥散张量成像（diffusion tensor imaging，DTI）是DWI的发展和深化，能无创地观察和追踪脑白质纤维束的变化。DWI和DTI已成为识别HI改变的常规技术。弥散峰度成像（diffusion kurtosis imaging，DKI）是DTI的拓展，与常规DTI参数相比，它对微观结构的灵敏度更高，能更好地识别HIE造成的轴突内损伤。磁共振波谱成像（magnetic resonance spectroscopy，MRS）可用于检测大脑内的组织代谢水平，可以观察到HI损伤后6～8 h脑组织出现的急速的、继发性的能量衰退，"继发性能量衰竭"这个概念也是由此衍生而来。技术日新月异，定量钠核磁共振成像技术也进入时代的舞台，其可提供脑组织活力的空间信息和HI发生的时间信息。

5 相关生物标志物

新生儿HIE的临床诊断和严重性评估主要依赖于Sarnat评分、EEG、颅脑B超、CT和MRI检查。但由于疾病的动态变化和其他因素，Sarnat评分具有主观性，其他检查也有一定的局限性。HIE发生后24 h内，患儿脑组织即出现生化代谢和组织形态学的改变。对此，CT、MRI等神经影像学检查表现出明显的滞后性，因此，早期监测HIE患儿血清及脑脊液相关生物标志物尤为重要。

5.1 神经元特异性烯醇化酶

神经元特异性烯醇化酶（neuron specific enolase，NSE）是一种糖酵解烯醇酶的二聚体同工酶，存在于脑的神经内分泌分化细胞或神经元的胞质中。此外，其在红细胞、肝脏、平滑肌、淋巴细胞中也有表达。脑脊液和血清中的NSE水平可间接地用于评估神经元损伤程度及HIE患儿的预后。NSE的浓度与神经元的损伤程度成正比。Cakir等[11]发现低温治疗后的HIE患儿血清中的NSE水平降低或恢复正常。但Nagdyman等[12]却认为轻度HIE与中、重度HIE患儿的NSE水平无明显差异。后续仍需要大样本量的前瞻性研究来进一步探索。

5.2 髓鞘碱性蛋白

髓鞘碱性蛋白（myelin basic protein，MBP）是髓鞘的主要构成蛋白，对于维持髓鞘的结构和功能至关重要。正常情况下，MBP能穿越血脑屏障进入脑脊液循环，但仅有少部分释放至外周血中。HI导致脑白质和髓鞘损伤，致外周血和脑脊液中的MBP浓度快速上升，因此MBP能作为一个特殊的生物标志物用于评估脑白质损伤和神经纤维的脱髓鞘改变。临床研究中发现，中、重度的HIE患者血清MBP水平高于轻症患者及正常人群，而低温治疗也有助于MBP的恢复。但目前的研究结果大部分来自单中心、小样本的队列，需要进一步证明。

5.3 S-100β

S100是一种酸性的钙结合蛋白，存在于神经组织中，已知其蛋白家族有25个成员。其中，在中枢神经系统中较为特异的是S-100A和S-100。后者可由星形胶质细胞及施万细胞合成并分泌。正常情况下，S-100含量较少，但当脑组织损伤时，星形胶质细胞会将其大量释放。在新生儿HIE中，S-100β蛋白是诊断及评估轻微脑损伤的特异性标志物。Bersani等[13]指出，尿液S-100β的水平与新生儿HIE的严重程度呈正相关。Pei等也报道，HIE患儿血清中S-100β的浓度要显著高于正常对照组，且患儿出生后第1天血清中S-100β的含量高于出生后第9天。S-100β在血清中相对稳定，不受溶血影响。动物实验中发现，血清中S-100β的含量在HI发生后0.5～1 h开始上升，48 h后逐渐下降。围产期窒息和HIE患儿，其血清S-100β的浓度在出生后2 h达到或超过8.5 μg/L时预示着不良的预后。近期的研究发现，唾沫中检测出S-100β蛋白亦提示新生儿窒息后的神经功能紊乱。可见，S-100β蛋白在新生儿HIE的诊断和预后评估方面有广阔的应用前景。

5.4 BDNF

BDNF在中枢神经系统内广泛分布，由神经元及星形胶质细胞分泌，起着促进神经细胞生长、分化、重建和修复的作用，是脑组织营养条件和中枢神经系统损伤的标志物。研究发现，BDNF与新生儿HIE也存在一定的联系。严重脑出血的早产儿脐带血中BDNF的浓度显著低于正常婴儿。而严重窒息导致HIE的患儿血清中BDNF的浓度则显著高于对照组，尤其在产后72 h内。若其水平持续升高，则提示严重的脑损伤和不良的预后。

5.5 微小RNA

在多细胞动、植物中，微小RNA（microRNA，miRNA）属于一类含有19～23个非编码核苷酸的单分子RNA，对目标基因mRNA转录后的表达起调节作用。近年研究发现，miRNA参与HIE包括兴奋性氨基酸毒性、氧化应激、炎症反应、凋亡等病理生理过程，与HIE的发生、发展密切相关。动物研究中运用基因芯片检测新生大鼠HIE脑损伤后的miRNA表达，发现5种miRNA表达上调，29种表达下调。在该家族中，miRNA-199a是已知的神经组织的特异性标志物。更多的

miRNA标志物还有待进一步探索。

HIE的病理生理过程复杂，目前仍没有切实可靠的生物标志物能准确协助临床的诊断、分级和预后的评估。神经胶质细胞原纤维酸性蛋白（glial fibrillary acidic protein，GFAP）、微管相关蛋白、泛素羧基末端水解酶L1（ubiquitin carboxyl-terminal hydrolase L1，UCH-L1）等均有报道与神经组织的损伤相关。Dave等[14]认为胆固醇的代谢也与新生儿HIE相关，在脱髓鞘模型中补充膳食胆固醇有助于减弱轴突的损伤。相关的生物标志物的灵敏度和特异度仍有待探索。

6　治疗

新生儿HI导致不同程度的脑部损伤，目前为止，虽有一定的治疗措施，但缺乏完善的标准和规范。近年来，除对症支持外，相关研究主要集中在低温治疗、干细胞治疗、神经保护剂和联合治疗这几个方面。

6.1　低温治疗

对于新生儿HIE，目前仍没有特异性治疗方法，对于出生后6 h内的足月或晚期早产（≥36周）的中、重度患儿，低温疗法仍是临床常用的能改善预后的手段。Jacobs等[15]汇总11个随机临床研究，发现低温疗法在降低HIE患儿死亡率的同时没有增加幸存患儿残疾的发生率。Azzopardi等[16]也发现低温治疗组的患儿存活率较高，且对比对照组，其发生脑瘫的风险降低、运动功能评分也较好。低温治疗的方法包括局部脑部降温、系统降温及系统和脑部相结合。目前低温治疗的目标温度是33.5 ℃，持续时间为72 h，尽管其能降低HIE患儿的死亡率及致残率，但仍杯水车薪。Shankaran等[17]尝试延长治疗时间至120 h，降低治疗温度达32 ℃，以期能进一步改善预后，但结果却令人失望。过去认为，低温疗法不宜在早产儿中运用。Rao等[18]入组了34～35周的早产儿，发现低温疗法是可行的，但早产儿的并发症和死亡率均高于足月儿。Herrera等[19]也得出了相同的结论。治疗相关的人群选择，以及温度、时间的调控，有待大规模、多中心的前瞻性临床研究的开展。

6.2 干细胞治疗

低温疗法对严重的HIE的治疗效果欠佳，新的治疗方法的研发尤为重要，而干细胞治疗有望成为一种新型的中枢神经系统疾病的治疗方法。干细胞可来自多种组织，具有自我更新、多向分化的潜能。目前，用于治疗的干细胞主要分为胚胎干细胞、神经干细胞、骨髓基质细胞、脐带血干细胞及多能干细胞。而在中枢神经系统疾病中运用最广泛的是神经干细胞。有学者在新生大鼠HI模型中发现，脑室内注射神经干细胞可降低其脑损伤。尽管干细胞疗法有巨大的治疗价值，但却面临着伦理审批的关卡。脐带血干细胞容易获得，可以用于自身移植，并能避免伦理障碍，成为新生儿HIE治疗中的热门研究对象。Thomi等[20]发现脐带血间充质干细胞中的外泌体可减轻小胶质细胞介导的围产期脑损伤。Zhang等[21]发现脐带血间充质干细胞及单核细胞能增强新生大鼠HI后的记忆功能。Li等[22]发现脐带血间充质干细胞在HI损伤中起着神经保护作用，能降低炎症反应和抑制凋亡。干细胞治疗能取代HI后的损伤细胞，并促进其自我修复，在HIE的治疗方面有广阔的应用前景。

6.3 EPO

EPO是一种调节血红细胞生成的糖蛋白，亦能为其他细胞提供维持或重建功能的平台。Ratcliffe和Semenza因发现了EPO的缺氧信号途径中的三个关键的分子元素而获得了2019年的诺贝尔生理学或医学奖，也奠定了EPO在缺氧过程中的重要地位。在婴儿中，EPO主要由肝细胞产生。EPO需与促红细胞生成素受体（erythropoietin receptor，Epo-R）结合而发挥作用，在骨髓造血干细胞、神经元、神经胶质细胞及脑组织中的血管内皮细胞均有表达。当发生HI时，大脑中的Epo-R表达上调，星形胶质细胞、少突胶质细胞、小胶质细胞、内皮细胞和神经元产生EPO，改善缺氧脑组织的氧气储存和消耗，抑制缺氧引起的过氧化氮、谷氨酸释放，抑制细胞凋亡及炎症反应，并促进神经元及少突胶质细胞的再生，增强缺血脑组织的血管重塑能力。Ren等[23]发现，HI后的大鼠立即或48 h后使用EPO 5 000 U/kg治疗均能促进其恢复。Lan等[24]发现EPO治疗后的HI大鼠，其神经行为表现明显改善，大脑中的成熟少突胶质细胞和海马细胞的丢失减少。EPO在新生大鼠HI模型上的长期保护作用提示脑内神经营养活性的改善有可能是治疗HIE的有效方法。目前，相关的临床研究也在逐步开展，Malla等[25]发现EPO治疗组的婴儿死亡率显著低于对照组，幸存者的脑瘫发生率和抗惊厥药物使用率也明显降低。EPO的治疗效果呈时间、剂量依赖性，但仍没有形成共识，有待进一步探索。

6.4 褪黑素

褪黑素是由松果体合成的神经内分泌激素，可以穿过血-脑屏障和血-胎盘屏障。其功能主要是调节睡眠节律、抗氧化、抗炎、调节脂质和糖的代谢。近年来，国内外的研究发现，褪黑素在HIE中扮演神经保护剂的角色。Ahmad等[26]的随机对照研究发现，将褪黑素作为HIE治疗中的辅助用药可提高患儿的存活率。Robertson等[27]将新生小猪进行短暂HI处理后10 min予以5 mg/（kg·h）褪黑素持续静脉泵入6 h，24 h后重复一次，最后发现褪黑素的治疗能通过诱导抗氧化酶（如谷胱甘肽过氧化物酶、谷胱甘肽还原酶、磷酸-6-葡萄糖脱氢酶和过氧化物歧化酶）的产生，而改善小猪大脑能量的代谢。此外，它能通过线粒体的电子传递改善大脑ATP的供应。

6.5 联合治疗

单一手段的治疗对于HIE的疗效是有限的，因此，科学家尝试将多种治疗方式相结合，以期能改善预后。Liu等[28]将30名患儿分为低温治疗组和低温治疗联合褪黑素组，发现联合治疗组随访EEG和MRI时，结果均有改善；在6个月后的筛选试验中，也表现出较好的神经功能发育状态。Lin等[29]在HIE动物实验中对比了单纯低温治疗和低温治疗联合EPO，发现联合治疗组死亡率及脑瘫的发生率明显降低，而且不增加治疗的毒副作用。Park等[30]发现在新生啮齿动物的HI模型中，予以脐带血间充质干细胞治疗后行低温疗法，对脑萎缩有长时间的保护作用。目前联合治疗的研究仍在少数，具体的应用模式仍在探索中。

7 总结

除上述治疗方法外，通过体内或体外的实验证明，布洛芬、氙气、氩气、硫酸镁等都具有一定的脑保护作用，相关学者也在不断地探索其与低温治疗的联合应用。围产期的脑损伤仍然是造成长期神经和身体残疾的重要原因，对全球各国都是巨大的社会经济负担。适度的低温治疗是一种经过验证并越来越多地用于治疗HIE的临床干预措施，但由于设备成本、电力供应等限制，在部分发展中国家并不能被普遍推广。更好地了解HIE的潜在发病机制，以便能够确定新的治疗靶点，从而降低神经功能障碍和相关的终身身体残疾的患病率，是科学家努力的方向，以期改善患儿预后，为儿童的健康成长保驾护航。

参考文献

［1］TAKADA S H，DOS SANTOS HAEMMERLE C A，MOTTA-TEIXEIRA L C, et al. Neonatal anoxia in rats: hippocampal cellular and subcellular changes related to cell death and spatial memory［J］. Neuroscience, 2015（284）: 247-259.

［2］AHMAD T，MUKHERJEE S，PATTNAIK B, et al. Miro1 regulates intercellular mitochondrial transport & enhances mesenchymal stem cell rescue efficacy［J］. The EMBO Journal, 2014, 33（9）: 994-1010.

［3］ZHANG Z，LI Y，YANG J H, et al. PI3K/Akt and HIF-1 signaling pathway in hypoxia-ischemia（Review）［J］. Molecular Medicine Reports, 2018, 18（4）: 3547-3554.

［4］LI Y，XU H，FU X L, et al. Upregulation of miR-202-5p promotes cell apoptosis and suppresses cell viability of hypoxia-induced myocardial H9c2 cells by targeting SOX6 to inhibit the activation of the PI3K/AKT/FOXO3a pathway［J］. International Journal of Clinical and Experimental Pathology, 2017, 10（8）: 8884-8894.

［5］THIEBAUT A M，BUENDIA I，GINET V, et al. Thrombolysis by PLAT/tPA increases serum free IGF1 leading to a decrease of deleterious autophagy following brain ischemia [J]. Autophagy, 2022, 18（6）: 1297-1317.

[6] OSAKI A, AOYAMA M, MITA M, et al. Endogenous d-serine exists in the mammalian brain independent of synthesis by serine racemase [J]. Biochemical and Biophysical Research Communications, 2023（641）: 186-191.

[7] CHURCH J S, KIGERL K A, LERCH J K, et al. TLR4 deficiency impairs oligodendrocyte formation in the injured spinal cord [J]. The Journal of Neuroscience, 2016, 36（23）: 6352-6364.

[8] ZHOU Y, WANG S, ZHAO J, et al. Asiaticoside attenuates neonatal hypoxic-ischemic brain damage through inhibiting TLR4/NF-κB/STAT3 pathway [J]. Annals of Translational Medicine, 2020, 8（10）: 641.

[9] DEL RÍO R, OCHOA C, ALARCON A, et al. Amplitude integrated electroencephalogram as a prognostic tool in neonates with hypoxic-ischemic encephalopathy: a systematic review [J]. PLOS ONE, 2016, 11（11）: e0165744.

[10] TANAKA M, KIDOKORO H, KUBOTA T, et al. Pseudo-sawtooth pattern on amplitude-integrated electroencephalography in neonatal hypoxic-ischemic encephalopathy [J]. Pediatric Research, 2020, 87（3）: 529-535.

[11] CAKIR U, CERAN B, TAYMAN C. Two useful umbilical biomarkers for therapeutic hypothermia decision in patients with hypoxic ischemic encephalopathy with perinatal asphyxia: netrin-1 and neuron specific enolase [J]. Fetal and Pediatric Pathology, 2022, 41（6）: 977-986.

[12] NAGDYMAN N, KÖMEN W, KO H K, et al. Early biochemical indicators of hypoxic-ischemic encephalopathy after birth asphyxia [J]. Pediatric Research, 2001, 49（4）: 502-506.

[13] BERSANI I, GASPARRONI G, BASHIR M, et al. Early predictors of abnormal MRI patterns in asphyxiated infants: S100B protein urine levels [J]. Clinical Chemistry and Laboratory Medicine, 2022, 60（11）: 1745-1752.

[14] DAVE A M, PEEPLES E S. Cholesterol metabolism and brain injury in neonatal encephalopathy [J]. Pediatric Research, 2021, 90（1）: 37-44.

[15] JACOBS S E, BERG M, HUNT R, et al. Cooling for newborns with hypoxic ischaemic encephalopathy [J]. The Cochrane Database of Systematic Reviews, 2013（1）: CD003311.

[16] AZZOPARDI D, STROHM B, MARLOW N, et al. Effects of hypothermia

for perinatal asphyxia on childhood outcomes [J]. The New England Journal of Medicine, 2014, 371 (2): 140-149.

[17] SHANKARAN S, PAPPAS A, LAPTOOK A R, et al. Outcomes of safety and effectiveness in a multicenter randomized, controlled trial of whole-body hypothermia for neonatal hypoxic-ischemic encephalopathy [J]. Pediatrics, 2008, 122 (4): e791-e798.

[18] RAO R, TRIVEDI S, VESOULIS Z, et al. Safety and short-term outcomes of therapeutic hypothermia in preterm neonates 34-35 weeks gestational age with hypoxic-ischemic encephalopathy [J]. The Journal of Pediatrics, 2017 (183): 37-42.

[19] HERRERA T I, EDWARDS L, MALCOLM W F, et al. Outcomes of preterm infants treated with hypothermia for hypoxic-ischemic encephalopathy [J]. Early Human Development, 2018 (125): 1-7.

[20] THOMI G, SURBEK D, HAESLER V, et al. Exosomes derived from umbilical cord mesenchymal stem cells reduce microglia-mediated neuroinflammation in perinatal brain injury [J]. Stem Cell Research & Therapy, 2019, 10 (1): 105.

[21] ZHANG J, YANG C, CHEN J, et al. Umbilical cord mesenchymal stem cells and umbilical cord blood mononuclear cells improve neonatal rat memory after hypoxia-ischemia [J]. Behavioural Brain Research, 2019 (362): 56-63.

[22] LI F, ZHANG K, LIU H, et al. The neuroprotective effect of mesenchymal stem cells is mediated through inhibition of apoptosis in hypoxic ischemic injury [J]. World Journal of Pediatrics, 2020, 16 (2): 193-200.

[23] REN Q, JIANG Z H, ZHANG X F, et al. Effects of erythropoietin on neonatal hypoxia-ischemia brain injury in rat model [J]. Physiology & Behavior, 2017 (169): 74-81.

[24] LAN K M, TIEN L T, CAI Z W, et al. Erythropoietin ameliorates neonatal hypoxia-ischemia-induced neurobehavioral deficits, neuroinflammation, and hippocampal injury in the juvenile rat [J]. International Journal of Molecular Sciences, 2016, 17 (3): 289.

[25] MALLA R R, ASIMI R, TELI M A, et al. Erythropoietin monotherapy in perinatal asphyxia with moderate to severe encephalopathy: a randomized placebo-controlled trial [J]. Journal of Perinatology: Official Journal of the California Perinatal Association, 2017, 37 (5): 596-601.

[26] AHMAD Q M, CHISHTI A L, WASEEM N. Role of melatonin in

management of hypoxic ischaemic encephalopathy in newborns: a randomized control trial [J]. The Journal of the Pakistan Medical Association, 2018, 68（8）: 1233-1237.

[27] ROBERTSON N J, FAULKNER S, FLEISS B, et al. Melatonin augments hypothermic neuroprotection in a perinatal asphyxia model [J]. Brain: A Journal of Neurology, 2013, 136（Pt 1）: 90-105.

[28] 刘一勋, 夏世文. 褪黑素联合亚低温治疗新生儿缺氧缺血性脑病的研究进展 [J]. 中国当代儿科杂志, 2023, 25（8）: 864-869.

[29] LIN T H, CHEN C H, KO M H J, et al. Effects of erythropoietin in neonates with hypoxic-ischemic encephalopathy receiving therapeutic hypothermia [J]. Journal of the Chinese Medical Association, 2023, 86（5）: 515-522.

[30] PARK W S, SUNG S I, AHN S Y, et al. Hypothermia augments neuroprotective activity of mesenchymal stem cells for neonatal hypoxic-ischemic encephalopathy [J]. PLOS ONE, 2015, 10（3）: e0120893.

第七章
遗传内分泌代谢学

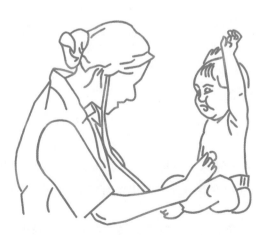

中枢性性早熟

■ 黄国峰

（澳门镜湖医院）

中枢性性早熟（central precocious puberty，CPP）是指下丘脑-垂体-性腺轴（hypothalamic-pituitary-gonadal axis，HPGA）提前启动，促性腺激素释放激素（gonadotropin-releasing hormone，GnRH）增加，导致性腺发育并分泌性激素，使内、外生殖器发育并呈现第二性征，可导致患儿生长潜能受损及心理健康受影响[1]。我国既往以女孩8岁前、男孩9岁前出现第二性征发育作为性早熟的界定[2]，CPP患病率为1/10 000～1/5 000，女孩为男孩的5～10倍[3]，呈逐年升高趋势。我国于2022年修改了诊断年龄界值，新的发病率有待公布。

1 诊断标准

CPP的诊断标准包括5个方面：

（1）性征出现的年龄界定。大量证据支持青春发育启动年龄有普遍提前趋势，女性乳房发育开始年龄大约每10年提前3个月[4]，关于性早熟，普遍接受的定义是将性早熟年龄定于正常人群的P_3（百分位数）或-2SD（标准差），故此，中华医学会儿科学分会内分泌遗传代谢学组于2022年1月发布了《中枢性性早熟诊断与治疗专家共识（2022）》（以下简称"新共识"），将CPP诊断年龄界值修订为女童7.5岁前出现乳房发育或10岁前出现月经初潮，男童仍为9岁前出现睾丸发育。

（2）性腺发育的评估。超声显示子宫长度3.4～4.0 cm，卵巢容积1～3 mL（卵巢容积＝长×宽×0.523 3），并可见多个直径≥4 mm的卵泡；男童睾丸容积≥4 mL（睾丸容积＝长×宽×厚×0.71）或睾丸长径＞2.5 cm：提示青春期开始[2]。既往临床实操较重视卵巢大小，2022年新共识提出子宫宫体长度在诊断CPP中的价值超过卵巢相关影像指征，以宫体长度＞3.2 cm作为诊断CPP的界值，其灵敏度和特异度分别为81.8%和82.0%，如将界值增加到＞3.7 cm，其特异度达到95%，但灵敏度稍差[5]。新旧共识均强调性腺超声为辅助检查，超声检查的单一指标不能诊断CPP。

（3）HPGA评估。①黄体生成素（luteinizing hormone，LH）升高是HPGA启动的重要生化标志，现多用化学发光免疫分析法测定，2019年促性腺激素释放激素类似物（gonadotropin releasing hormone agonist，GnRHa）应用国际专家建议中提到，LH基础值＞0.2 U/L可作为筛选性发育启动的指标，但LH基础值≤0.2 U/L并不能完全排除CPP[6]。②GnRH激发试验，在CPP的诊断中较基础LH水平检测更为准确，也是鉴别CPP与外周性性早熟的重要依据，LH峰值≥5.0 U/L且LH峰值与卵泡刺激素（follicle-stimulating hormone，FSH）峰值的比值≥0.6提示性腺轴启动。既往研究将GnRH激发试验作为诊断CPP的金标准，而新共识的表述已变更为"不能单纯以激发试验结果作出CPP诊断[2]，必须结合患儿性发育状态及进展速度、性腺发育情况、身高和骨龄的变化等进行综合分析"[1]。

（4）骨龄超过实际年龄1岁或以上。

（5）线性生长加速，身高年生长速率高于同龄健康儿童。

2 病因和鉴别诊断

CPP应进行病因诊断，区分特发性CPP和继发性CPP（继发于中枢神经系统异常、继发于外周性性早熟），以及与不完全性性早熟鉴别[1]。

2.1 单纯性乳房早发育

单纯性乳房早发育为不完全性性早熟的最常见类型，即除乳房发育外，不伴有其他性发育的征象，发病率为4.8%[7]，但其中有13%~18%会发展成CPP，故应动态追踪观察[6]。

2.2 先天性肾上腺皮质增生症

21-羟化酶缺乏症为本病最常见类型，亦是男童外周性性早熟的最常见病因。

2.3 McCune-Albright综合征

McCune-Albright综合征是由GNAS基因变异所致，以性早熟、皮肤咖啡牛奶斑、多发性骨纤维发育不良三联征为特点。

2.4 中枢神经系统异常

如下丘脑错构瘤病（患病率为1/1 000 000~1/500 000）[8]，其他肿瘤或占位如胶质瘤、生殖细胞瘤、囊肿，以及外伤、颅内放疗化疗等均有可能导致CPP。

头颅影像学检查：年龄越小，发生头颅影像学异常的概率越高，荟萃分析表明在CPP患儿中有6.3%的女童[9]和16.3%~38%的男童[10]患有颅内病变。建议对所有男童及6岁以下女童进行诊断CPP时，应进行行头颅磁共振成像等检查以排除颅内病变；6岁以上的CPP女童如出现性发育快速进展征象或神经精神异常表现时，也应该考虑行头颅影像学检查[2]。

2.5 原发性甲状腺功能减退症

由于分泌促甲状腺素（thyroid stimulating hormone，TSH）的细胞与分泌催乳素、LH、FSH的细胞具有同源性，促甲状腺激素释放激素（thyrotropin releasing hormone，TRH）分泌增多不仅能促进TSH增多，同时也促进催乳素、LH、FSH分泌。

2.6 性发育相关基因变异

MKRN3基因失活变异是家族性CPP最常见的病因。MKRN3又称ZNF127，是位于Prader-Willi综合征相关区域（15q11-q13）染色体15q11.2长臂上的1个印迹基因。该基因在青春期发挥关键作用，它的功能丧失性突变会触发家族性CPP[11]。但迄今为止，该病因多在西方人群中发现，亚洲人群中较少见[12]，由MKRN3突变而导致CPP的患者，具有典型的生殖轴过早启动的临床特征和激素特征，包括青春期早期体征，如乳房、睾丸和阴毛的发育，性腺的加速生长，骨龄提前，以及GnRH升高刺激LH水平上升[11]。

家族性男性限性性早熟是由LH受体启动变异所致（*LHCGR*突变），骨龄明显增速，但LH对GnRH刺激无反应，表现为外周性性早熟，随病程进展可转变为CPP[13]。大量研究相继在CPP患者中发现了*KISS1*和*KISS1R*（*GPR54*）基因的致病单核苷酸多态性（single nucleotide polymorphism，SNP），如（55648184C/G）和（55648186-/T）[14]，rs10407968（24 A>T），rs3050132（1091 T>A）[15]等；并已明确*KISS1*和*KISS1R*基因的遗传变异是导致CPP发生的因素，但其中具体的致病机制仍待探索[11]。

*DLK1*又称前脂肪细胞因子1，编码一种跨膜蛋白质，该蛋白质对于脂肪组织的稳态和神经发生很重要，并且位于和Temple综合征相关的染色体14q32区域。由于*DLK1*缺陷而患CPP的女性，其代谢改变的高发病率表明，这种前脂肪细胞因子可能在生殖和代谢之间发挥一定的联系作用[11]。

建议对有CPP家族史的患儿进行基因检测以指导精准化诊治[16]。

3　CPP的治疗

3.1　治疗目的与指征

治疗目的：控制CPP患儿性发育进程，延迟骨骼成熟，改善最终成年身高（final adult height，FAH），避免心理行为问题。治疗指征：①快进展型CPP。患儿骨骼成熟和性征发育加速显著，超过线性生长加快程度，根据骨龄预测成年身高<人群平均身高P_3或遗传靶身高P_3。②出现与CPP直接相关的心理行为问题。③快进展型青春期。在界定年龄后开始出现性发育，但性发育进程及骨骼成熟迅速，影响FAH。在治疗指征上，相较2015年，2022年新共识将FAH<遗传靶身高改为遗传靶身高的P_3。

3.2 治疗方案

GnRHa为CPP患儿标准药物。GnRHa有曲普瑞林、亮丙瑞林和戈舍瑞林等多种药物，制剂有3.75 mg的缓释剂（每4周肌内注射或皮下注射）、11.25 mg的长效缓释剂（每12周注射1次）等，国内常用3.75 mg的曲普瑞林和亮丙瑞林缓释制剂。GnRHa缓释剂的常规初始剂量是3.75 mg，此后剂量80～100 μg/（kg·4周）；或采用通用剂量3.75 mg每4周1次[2]。药物用量应根据性腺轴抑制情况调整。建议持续治疗2年以上。停药应考虑患者对身高的满意度、生活质量以及与同龄人同期性发育的需求，但尚缺乏相应固定的停药指征。特别强调单以骨龄评价治疗后身高的获益并不可靠[1]。

3.3 GnRHa不良反应

GnRHa的不良反应包括偶尔出现皮疹、潮红、头痛、局部反应，过敏反应罕见[17]；零星报道有抽搐、Q-T间期延长、股骨头滑脱及垂体卒中等[6]；另外还有点火效应、注射部位的无菌性脓肿等，但该药被认为用于长期治疗安全性良好[1]。研究认为该药不影响卵巢功能及生殖功能，停药后HPGA功能迅速恢复，成年后生育情况与正常人群相似[18]。而对男性CPP患儿生殖功能长期影响的研究数据有限。关于CPP女童经GnRHa治疗后，发生高雄激素及多囊卵巢综合征的文献报道不一，但大样本横向研究显示两者可能无关[17]。在GnRHa治疗期间，由于卵巢功能受抑制可导致骨矿物质沉积受限，但骨密度没有出现持续下降。学界普遍认为GnRHa不会引起肥胖[1]。

3.4 联用重组人生长激素（recombinant human growth hormone, rhGH）

GnRHa治疗对HPGA的抑制作用已获得公认，但关于GnRHa改善不同年龄CPP患儿FAH及身高获益的报道不一[19]。普遍认为6岁以前开始GnRHa治疗的CPP女童身高获益明显，6～8岁女童亦有所获益，但8岁以后女童的FAH改善作用有限[6]。虽然大部分研究结论均指出GnRHa与rhGH联用对患儿身高改善更多，但并非所有患儿均有身高获益，因此不推荐常规联合用药，强调需要先反复评估CPP对身高的影响程度、遗传身高、患儿及其家长对身高的接受程度以及药物经济学因素等，并和患儿及其家长进行充分沟通和解释，再决定是否联合用药[1]。

总之，青春期发育是每一个体由儿童过渡到成人的必经阶段，不同的患儿及其家长对CPP疾病的认知和对FAH的期望不同，加之不同家庭的经济状况也存在较大的差异，因此临床决策的难点主要在于是否需要GnRHa治疗、是否给予rhGH联合治疗。给予患儿最大的医疗获益又避免过度医疗，是每位儿科内分泌专业医师的重要职责。

参考文献

［1］ 中华医学会儿科学分会内分泌遗传代谢学组，《中华儿科杂志》编辑委员会．中枢性性早熟诊断与治疗专家共识（2022）［J］．中华儿科杂志，2023，61（1）：16-22.

［2］ 中华医学会儿科学分会内分泌遗传代谢学组，《中华儿科杂志》编辑委员会．中枢性性早熟诊断与治疗共识（2015）［J］．中华儿科杂志，2015，53（6）：412-418.

［3］ TIRUMURU S S，ARYA P，LATTHE P，et al．Understanding precocious puberty in girls［J］．The Obstetrician & Gynaecologist，2012，14（2）：121-129.

［4］ ECKERT-LIND C，BUSCH A S，PETERSEN J H，et al．Worldwide secular trends in age at pubertal onset assessed by breast development among girls：a systematic review and meta-analysis［J］．JAMA Pediatrics，2020，174（4）：e195881.

［5］ NGUYEN N N，HUYNH L B P，DO M D，et al．Diagnostic accuracy of female pelvic ultrasonography in differentiating precocious puberty from premature thelarche：a systematic review and meta-analysis［J］．Frontiers in Endocrinology，2021（12）：735875.

［6］ KRISHNA B K，FUQUA J S，ROGOL A D，et al．Use of gonadotropin-releasing hormone analogs in children：update by an international consortium［J］．Hormone Research in Paediatrics，2019，91（6）：357-372.

［7］ ZHANG J W，XU J L，LIU L F，et al．The prevalence of premature thelarche in girls and gynecomastia in boys and the associated factors in children in Southern China［J］．BMC Pediatrics，2019，19（1）：107.

［8］ SUH J，CHOI Y，OH J S，et al．Management of central precocious puberty in children with hypothalamic hamartoma［J］. Children, 2021, 8（8）: 711.

［9］ MOGENSEN S S, AKSGLAEDE L, MOURITSEN A, et al. Pathological and incidental findings on brain MRI in a single-center study of 229 consecutive girls with early or precocious puberty［J］. PLOS ONE, 2012, 7（1）: e29829.

［10］ WANG J L, ZHAN S M, YUAN J N, et al. The incidence of brain lesions in central precocious puberty: the main cause for Chinese boys was idiopathic［J］. Clinical Endocrinology, 2021, 95（2）: 303-307.

［11］ 倪娜, 苏恒, 孔祥阳. 浅谈中枢性性早熟的发病机制［J］. 中国生物化学与分子生物学报, 2021, 37（6）: 727-732.

［12］ VALADARES L P, MEIRELES C G, DE TOLEDO I P, et al. *MKRN3* mutations in central precocious puberty: a systematic review and meta-analysis［J］. Journal of the Endocrine Society, 2019, 3（5）: 979-995.

［13］ QIAO J, HAN B. Diseases caused by mutations in luteinizing hormone/chorionic gonadotropin receptor［J］. Progress in Molecular Biology and Translational Science, 2019（161）: 69-89.

［14］ RHIE Y J, LEE K H, KO J M, et al. *KISS1* gene polymorphisms in Korean girls with central precocious puberty［J］. Journal of Korean Medical Science, 2014, 29（8）: 1120-1125.

［15］ GHAEMI N, GHAHRAMAN M, NOROOZI ASL S, et al. Novel DNA variation of *GPR54* gene in familial central precocious puberty［J］. Italian Journal of Pediatrics, 2019, 45（1）: 10.

［16］ MAIONE L, BOUVATTIER C, KAISER U B. Central precocious puberty: recent advances in understanding the aetiology and in the clinical approach［J］. Clinical Endocrinology, 2021, 95（4）: 542-555.

［17］ ALLEN N G, KRISHNA K B, LEE P A. Use of gonadotropin-releasing hormone analogs in children［J］. Current Opinion in Pediatrics, 2021, 33（4）: 442-448.

［18］ MARTINERIE L, DE MOUZON J, BLUMBERG J, et al. Fertility of women treated during childhood with triptorelin（depot formulation）for central precocious puberty: the PREFER study［J］. Hormone Research in Paediatrics, 2020, 93（9-10）: 529-538.

［19］ BEREKET A. A critical appraisal of the effect of gonadotropin-releasing hormon analog treatment on adult height of girls with central precocious puberty［J］. Journal of Clinical Research in Pediatric Endocrinology, 2017, 9（Suppl 2）: 33-48.

儿童1型糖尿病诊治进展

■ 李秀珍　曾春华

（广州医科大学附属妇女儿童医疗中心）

　　1型糖尿病（type 1 diabetes mellitus，T1DM）为自身免疫性疾病，携带遗传易感基因人群在病毒感染等环境因素作用下产生针对胰岛β细胞的自身抗体，导致β细胞遭受不可逆性免疫损伤，引发血糖升高。该病是儿童最常见的内分泌代谢性疾病，需要终生依赖外源性胰岛素替代疗法，以维持血糖平稳、减少急慢性并发症的发生。我国儿童T1DM总体发病率不高，每年新诊断小于15岁患儿有4 000余人，然而由于人口基数大，病例总数居世界第四[1]。部分T1DM患儿生活不规律、自控能力差，血糖控制困难，导致生活质量降低，长期生存受到严重威胁。另外30%～40%的患儿来诊时已经出现严重并发症，如糖尿病酮症酸中毒，不及时治疗或治疗不当会导致死亡。据2014年广东省1型糖尿病转化医学研究报道，来自13家医院的159例儿童T1DM血糖控制情况不佳，严重高血糖及低血糖的发生率均高于欧美，糖化血红蛋白（HbA1c）达标率仅26.4%[2]。因此，加强广东省儿童T1DM的早诊早治及规范的长期管理十分重要。本文将结合近年来国内外文献及我院的经验重点介绍儿童T1DM诊断、治疗方面的进展。

1　诊断

1.1　儿童T1DM的临床特点

　　典型症状为多尿、多饮、多食和体重减轻（三多一少）。其他常见症状包括疲劳、虚弱和全身不适。未及时治疗会出现糖尿病酮症酸中毒，表现为脱水、恶心、呕吐、嗜睡、精神状态改变等，严重者昏迷。对疑诊者应尽快行血糖及糖化血红蛋白检测。

1.2 糖尿病诊断标准

根据国际儿童和青少年糖尿病协会（ISPAD）2022年版指南[3]，符合以下4条标准之一的可以诊断为糖尿病：①空腹血糖≥7.0 mmol/L；②口服糖耐量负荷后2 h血糖≥11.1 mmol/L；③随机血糖≥11.1 mmol/L且伴糖尿病症状体征；④HbA1c≥6.5%（HbA1c测定方法需美国HbA1c标准化计划认证）。但对于无症状者需重复检测1次以确认诊断。

1.3 胰岛自身抗体检测

常见的胰岛自身抗体包括抗谷氨酸脱羧酶抗体（GADA）、人胰岛细胞抗原2抗体（IA-2A）、ZnT8转运体抗体、胰岛素自身抗体（IAA）及胰岛细胞抗体（ICA）等，90%以上的新发T1DM患儿存在一种或多种胰岛自身抗体阳性。但目前临床中常用的免疫印迹或酶联免疫检测法灵敏度低，容易造成假阴性。放射性配体法是目前胰岛自身抗体检测的金标准[4]，然而费用相对昂贵，对检测条件要求高，临床不容易开展，给T1DM的诊断及鉴别诊断带来困难。笔者所在医院对已经应用免疫印迹或酶联免疫法检测GADA、ICA、IA-2A、IAA四种抗体且结果均为阴性的48例新诊断T1DM儿童，再次应用放射性配体法检测GADA、IA-2A两种抗体，有36例（75.0%）存在一种抗体阳性，20例（42%）存在两种抗体均为阳性。因此，临床中胰岛自身抗体检测为阳性时可支持T1DM诊断，但检测为阴性时不能完全排除T1DM，需要在后续的临床随访中结合C肽水平、胰岛素用量、血糖控制情况等进一步诊断。

2 与其他亚型糖尿病的鉴别诊断

与儿童相关的糖尿病亚型主要有T1DM、2型糖尿病（type 2 diabetes mellitus，T2DM）、单基因糖尿病和继发性糖尿病[3]，其中

T1DM占90%以上，近年来由于肥胖儿童日益增多，儿童T2DM发病率上升，并且部分T1DM患者初诊时体重偏重，使儿童T1DM或T2DM的区分变得越来越困难，主要鉴别点见表19。

表19　儿童T1DM与T2DM鉴别要点

鉴别要点	T1DM	T2DM
发病年龄	6月～18岁	多见于较大儿童（10岁后）
家族史	2%～4%	常有阳性家族史（>80%）
起病	起病急	通常缓慢
症状	多尿、多饮、烦渴、体重减轻、疲乏明显	较轻或无症状
营养状态	体重正常或消瘦	肥胖或无症状
胰岛病理改变	有胰岛炎，β细胞破坏	无
免疫学指标	有自身免疫性胰岛炎，血液胰岛素自身抗体阳性	绝大部分胰岛素自身抗体为阴性
体内胰岛素和C肽水平	分泌水平低	稍低、正常或升高，高峰延迟
胰岛素抵抗相关表现	无或少见	常见
酮症倾向	常见	少见，受感染、手术等应激时出现
胰岛素治疗	必须，依赖	代谢不稳定时或多年病史后胰岛素分泌减少时需要

另外对于自身抗体确实为阴性者，如为有糖尿病家族史、1岁以内发病、合并胰腺外症状或有特殊用药史等的患儿，应考虑单基因糖尿病或继发性糖尿病等其他类型糖尿病的可能性，尽早行分子遗传学分析。笔者曾在单基因糖尿病队列研究中，报道42例经基因检测确诊为单基因糖尿病的患儿，其中有3例（7.1%）曾被基层医院误诊为T1DM，而长期应用胰岛素治疗[5]。因此，在诊断糖尿病的最初阶段，区分1型、2型、单基因和其他形式的糖尿病对治疗决策及遗传咨询意义重大。

3　治疗

胰岛素治疗、饮食管理、运动、血糖监测和健康教育是T1DM治疗的基石，缺一不可，近年的治疗进展主要体现在胰岛素治疗与血糖监测实现了精准化、自动化，并开发了更加前沿的治疗方法，包括移植及免疫治疗等。

3.1 胰岛素治疗方法进展

胰岛素是治疗T1DM的特效药物，需要供给全天的基础胰岛素及由进食所致高血糖所需的大剂量胰岛素，其终极目标是模拟生理性胰岛素的分泌模式，尽可能满足患儿生活方式上的需求。需要按照病程的不同阶段和特点，以及不同个体的生活饮食习惯，灵活选择及调整儿童T1DM胰岛素，合理的方案是指在不引起明显低血糖的情况下，使血糖控制达到最佳水平以确保儿童的正常生长和发育[6]。

胰岛素主要的输注方案包括胰岛素笔每日多次注射（multiple daily injections，MDI）和持续性胰岛素皮下注射（continuous subcutaneous insulin infusion，CSII）。相对于MDI，CSII可以大幅度减少皮下胰岛素注射带来的疼痛感，并且胰岛素输注更趋向精准化，每次可以精确至0.05单位，而胰岛素注射笔只能精确至0.5单位。CSII通过人工智能控制，可以根据胰岛素的需求设置多个时间段基础率，甚至每个小时的基础率都可以进行细微调整，通过大剂量功能在加餐或血糖升高时随时补充胰岛素，让血糖值尽可能接近正常。

应用CSII治疗时，一般建议选用速效胰岛素，可以应用胰岛素敏感系数及碳水化合物系数，更为准确地预计需要的胰岛素剂量。胰岛素敏感系数指输注1单位胰岛素预估可以降低的血糖值（mmol/L），计算方法：胰岛素敏感系数＝100/每日注射胰岛素总量。碳水化合物系数指每注射1单位胰岛素可以摄入的碳水化合物克数，碳水化合物系数＝500/每日注射胰岛素总量。

CSII是目前最符合生理状态的胰岛素输注方式，可以实现胰岛素的输注与胰岛素的需求相吻合，减少胰岛素用量，避免低血糖、糖尿病酮症酸中毒和慢性并发症的发生，更重要的是可改善患者的生活质量及心理健康状态。丹麦学者对他们国家儿童糖尿病登记中心的700名T1DM患儿（8～17岁），采用儿童生活质量通用核心量表（PedsQL 4.0）进行问卷调查，结果显示，与MDI治疗组相比，CSII

治疗组在生理功能、情感功能、社交功能、学校表现、心理健康方面的评分值均更高[7]。

CSII主要缺点为费用高，让普通家庭望而却步。2020年广州市人大会议及政协会议期间有委员提案建议，将CSII治疗儿童T1DM纳入医疗保障，引起广泛关注。2020年11月广州推出"穗岁康"项目，这是在广州市医疗保障局指导下的普惠型商业补充健康保险，广州医保参保年龄小于18岁的T1DM患者，如果购买了"穗岁康"商保，就可以报销70%的胰岛素泵和血糖监测设备及耗材费用，大大减轻了糖尿病患者家庭的经济负担。广州医科大学附属妇女儿童医疗中心116例患儿享受"穗岁康"商保报销后，自付费用从之前的每年1万余元降至大约3 000元，1年后血糖显著改善，平均HbA1c从8.6%降至7.2%。目前广东省的中山市、珠海市也已经有类似的针对胰岛素泵治疗的普惠型商业补充健康保险项目，希望将来能推广到更多的地区。

3.2 血糖监测方法进展

血糖监测既可以了解患儿血糖水平的动态变化，同时也为调整胰岛素用量及运动饮食等提供依据。传统的方法是使用血糖仪检测手指尖末梢血血糖，一般建议测量三餐前、三餐后2h和睡前血糖，如出现低血糖则应加测凌晨2—3时的血糖。传统的指尖采血测血糖的方法是有创操作，会有疼痛等不适，影响患儿的生活质量及自我监测的积极性和依从性。随着科技进步，血糖监测向便捷、准确、微创及无创的方向发展，目前更为普遍的是采用连续血糖监测系统（continuous glucose monitoring system，CGMS），CGMS通过葡萄糖感应器监测皮下组织间液的葡萄糖浓度而间接反映血糖水平，可以提供连续的全天血糖信息，不仅有助于全面了解血糖波动的趋势，发现不易被传统监测方法测得的高血糖和低血糖，还可减轻患儿每天多次扎指尖采血的痛苦。有随机对照试验研究显示，在使用MDI或CSII治疗的T1DM患者中，CGMS的使用可显著降低HbA1c并有助于降低低血糖风险，可作为改善血糖控制、降低低血糖风险及提高治疗长期依从性的辅助工具[8-9]。T1DM儿童应用CGMS可显著减少糖尿病酮症酸中毒及严重低血糖发生[10]。在《中国1型糖尿病诊治指南（2021版）》中，CGMS被推荐作为T1DM患者首选的血糖监测方式。

目前国际共识对TIDM血糖控制目标从以前的HbA1c达标提高到动态血糖达标，建议CGMS监测下血糖控制目标为：目标范围内3.9～10.0 mmol/L时间≥70%；目标范围外血糖＜3.9 mmol/L时间低于4%，血糖＜3.0 mmol/L时间低于1%，血糖＞10.0 mmol/L时间低于25%，血糖＞13.9 mmol/L时间低于5%[11]。

3.3 人工胰腺系统治疗

人工胰腺系统（artificial pancreas systems，APS）由CGMS、CSII及人工智能控制算法3个部分组成，CGMS实时监测组织间液葡萄糖浓度，并将葡萄糖信息传递至控制器；控制中的人工智能算法可基于血糖信息实时调整CSII胰岛素输注剂量，可以设定当葡萄糖水平下降低于指定阈值时或者预测葡萄糖水平可能低于指定阈值时，自动停止胰岛素输注，可显著改善TIDM儿童的血糖，并且不增加低血糖的发生风险[12-13]。目前国外已经有数个品牌APS供患者选择，但价格昂贵，部分患者更倾向于选择自制人工胰腺系统（do-it-yourself artificial pancreas system，DIY APS），DIY APS是在现有的CGMS、CSII基础上，利用开源软件自制APS算法系统自动调整胰岛素剂量。目前国内外已有多项临床研究，为DIY APS的有效性及安全性提供了证据支持[14-15]。DIY APS具有可获取性高、价格相对较低、设备和平台可交互、可个性化设置参数等优势，其在TIDM儿童中的应用也在研究中。

4 移植治疗及干细胞治疗

胰腺或胰岛移植是目前临床上已经开展的胰岛β细胞替代方法，但受移植排斥反应及供体缺乏等的限制，目前主要应用于晚期T1DM合并终末期肾病患者。干细胞移植是目前研究的重点，包括研究胚胎干细胞或诱导性多能干细胞（iPSCs）生成胰岛β样细胞，甚至生成胰岛，或者诱导成体干细胞向胰岛分化等，已经在动物实验上取得了一定进展[16]，但离临床转化还有很长一段路要走[17-18]。

5 总结与展望

儿童T1DM是严重影响儿童健康的慢性疾病，对疑诊患者尽早行血糖、HbA1c、胰岛自身抗体等检测，及时进行诊治有助于减少急慢性并发症。T1DM最理想的治疗方法是恢复胰岛素的产生和葡萄糖的分泌调节，但目前尚无真正治愈的方法，每日注射胰岛素仍然是T1DM标准治疗方法。不断进步的胰岛素给药方式及血糖监测技术的持续改进，有助于进一步实现儿童T1DM的数字化、精细化治疗，但需要糖尿病医疗团队的推动及精细化教育。而干细胞因其有可能诱导生成产生胰岛素的胰岛β样细胞，有望成为T1DM的有效治疗方法。

参考文献

[1] International Diabetes Federation. Diabetes atlas 10th edition 2021. Global diabetes data report 2000–2045［EB/OL］.［2024–03–10］. https://diabetesatlas.org/data/en/world/.

[2] LI J, YANG D Z, YAN J H, et al. Secondary diabetic ketoacidosis and severe hypoglycaemia in patients with established type 1 diabetes mellitus in China：a multicentre registration study［J］. Diabetes/Metabolism Research and Reviews, 2014, 30（6）：497–504.

[3] LIBMAN I, HAYNES A, LYONS S, et al. ISPAD clinical practice consensus guidelines 2022：definition, epidemiology, and classification of diabetes in children and adolescents［J］. Pediatric Diabetes, 2022, 23（8）：1160–1174.

[4] BINGLEY P J, BONIFACIO E, MUELLER P W. Diabetes antibody standardization program：first assay proficiency evaluation［J］. Diabetes, 2003, 52（5）：1128–1136.

[5] XU A J, LIN Y T, SHENG H Y, et al. Molecular diagnosis of maturity-onset diabetes of the young in a cohort of Chinese children［J］. Pediatric Diabetes, 2020, 21（3）：431–440.

[6] 中华医学会儿科学分会内分泌遗传代谢学组，《中华儿科杂志》编辑委员会. 中国儿童1型糖尿病标准化诊断与治疗专家共识（2020版）［J］. 中华儿科杂志, 2020, 58（6）：447–454.

［7］ BIRKEBAEK N H, KRISTENSEN L J, MOSE A H, et al. Quality of life in Danish children and adolescents with type 1 diabetes treated with continuous subcutaneous insulin infusion or multiple daily injections ［J］. Diabetes Research and Clinical Practice, 2014, 106（3）: 474-480.

［8］ VAN BEERS C A J, DEVRIES J H, KLEIJER S J, et al. Continuous glucose monitoring for patients with type 1 diabetes and impaired awareness of hypoglycaemia（IN CONTROL）: a randomised, open-label, crossover trial ［J］. The Lancet Diabetes & Endocrinology, 2016, 4（11）: 893-902.

［9］ BECK R W, RIDDLESWORTH T, RUEDY K, et al. Effect of continuous glucose monitoring on glycemic control in adults with type 1 diabetes using insulin injections: the DIAMOND randomized clinical trial ［J］. JAMA, 2017, 317（4）: 371-378.

［10］ TAUSCHMANN M, HERMANN J M, FREIBERG C, et al. Reduction in diabetic ketoacidosis and severe hypoglycemia in pediatric type 1 diabetes during the first year of continuous glucose monitoring: a multicenter analysis of 3 553 subjects from the DPV registry ［J］. Diabetes Care, 2020, 43（3）: e40-e42.

［11］ DE BOCK M, CODNER E, CRAIG M E, et al. ISPAD clinical practice consensus guidelines 2022: glycemic targets and glucose monitoring for children, adolescents, and young people with diabetes ［J］. Pediatric Diabetes, 2022, 23（8）: 1270-1276.

［12］ WARE J, ALLEN J M, BOUGHTON C K, et al. Randomized trial of closed-loop control in very young children with type 1 diabetes ［J］. The New England Journal of Medicine, 2022, 386（3）: 209-219.

［13］ WADWA R P, REED Z W, BUCKINGHAM B A, et al. Trial of hybrid closed-loop control in young children with type 1 diabetes ［J］. The New England Journal of Medicine, 2023, 388（11）: 991-1001.

［14］ WU Z K, LUO S H, ZHENG X Y, et al. Use of a do-it-yourself artificial pancreas system is associated with better glucose management and higher quality of life among adults with type 1 diabetes ［J］. Therapeutic Advances in Endocrinology and Metabolism, 2020（11）: 2042018820950146.

［15］ BURNSIDE M J, LEWIS D M, CROCKET H R, et al. Open-source automated insulin delivery in type 1 diabetes ［J］. The New England Journal of Medicine, 2022, 387（10）: 869-881.

［16］ KONDO Y, TOYODA T, INAGAKI N, et al. iPSC technology-based regenerative therapy for diabetes ［J］. Journal of Diabetes Investigation，2018，9（2）：234-243.

［17］CHEN S，DU K C，ZOU C L. Current progress in stem cell therapy for type 1 diabetes mellitus ［J］. Stem Cell Research & Therapy，2020，11（1）：275.

［18］RODRIGUES OLIVEIRA S M，REBOCHO A，AHMADPOUR E，et al. Type 1 diabetes mellitus：a review on advances and challenges in creating insulin producing devices ［J］. Micromachines，2023，14（1）：151.

维生素D依赖性佝偻病ⅠA型诊断与治疗

■关志洪　刘丽　曾春华

（广州医科大学附属妇女儿童医疗中心）

维生素D依赖性佝偻病ⅠA型（vitamin D dependent rickets type ⅠA，VDDRⅠA）是1α-羟化酶的编码基因*CYP27B1*发生失活变异而导致的一种常染色体隐性遗传病，也被称为1α-羟化酶缺乏症、假性维生素D缺乏性佝偻病（pseudo-vitamin D-deficiency rickets，PDDR）[1-2]。VDDRⅠA在1961年由Prader A等首次报道[3]，全球报道200余例，发病率为0.03/10 000～1/2 700[4-5]，在我国的发病率不详，仅有40余例病例报道[6-9]。本病罕见，临床医师对此病的认识普遍不足，而延误诊治可导致严重骨骼畸形和并发症[6-7]。本文重点阐述维生素D依赖性佝偻病ⅠA型的诊断与治疗，以使临床医师加深对本病的认识，提高诊治水平。

1　发病机制

VDDRⅠA由编码1α-羟化酶的人细胞色素P450家族成员*27B1*（Cytochrome P450 Family 27 Subfamily B Member 1，*CYP27B1*）基因失活变异引起。*CYP27B1*基因定位于12q13.3，由9个外显子和8个内含子组成，开放阅读框全长4 859bp，编码508个氨基酸。成熟的1α-羟化酶由细胞色素P450、铁氧还蛋白和铁氧还蛋白还原酶3个成员组成，主要存在于肾脏近直小管上皮细胞线粒体中[10]，但在上皮组织、胎盘、骨、内分泌腺（甲状旁腺、胰岛、甲状腺、肾上腺髓质、性腺）、脑、肝脏和内皮等肾外组织也有局部表达，促使25羟基维生素D_3 [25（OH）D_3]转化为生物活性更高的1,25（OH）$_2D_3$[11]。CYP27B1基因发生失活变异，可使1α-羟化酶活性丧失或降低，导致1,25（OH）$_2D_3$合成障碍[11]。1,25（OH）$_2D_3$在骨骼生长及钙、磷代谢中发挥重要作用，其合成障碍可导致骨骼矿化不足，肠道对钙、磷的吸收减少，肾小管对钙、磷的重吸收减少，从而出现低钙血症及低磷血症。低水平的血钙又引起继发性的甲状旁腺功能亢进，甲状旁腺激素分泌增多，经过一系列生化反应，最终导致患者的骨骼矿化障碍及钙、磷代谢紊乱。此外，CYP27B1基因变异可能与多发性硬化等其他疾病存在相关性[2]。

2　临床特征

VDDRⅠA患者出生时与正常儿童无异，常在出生后的2年内起病，最早可在4月龄出现症状[12-13]。该病早期可表现为发育迟缓、肌张力减退、肌肉无力，部分患儿以反复的低钙惊厥为首发表现[12]，晚期可出现典型的佝偻病体征及牙釉质发育不良，甚至骨折[8]，该病以身材矮小为突出临床表现，患儿身高普遍低于同龄儿童平均水平。部分病例还合并有癫痫、肝脾肿大、贫血及扩张型心肌病[8, 14-15]，但是否与CYP27B1基因变异相关有待进一步研究。

3　辅助检查

3.1　生化检查

VDDRⅠA患者就诊时可发现血钙和血磷降低，血清碱性磷酸酶（alkaline phosphatase，ALP）活性及甲状旁腺激素水平升高，血清1,25（OH）$_2D_3$降低，血清25（OH）D_3正常或升高。其中1,25（OH）$_2D_3$是反映体内活性维生素D水平的最佳指标，其水平明显下降为最具特征性的实验室结果。但血钙及1,25（OH）$_2D_3$在正常低值并不能排除VDDRⅠA的可能性[16-17]。

3.2 影像学检查

VDDRⅠA患者的放射影像学特征包括弥漫性骨质减少和典型的佝偻病干骺端改变（干骺端增宽、边缘模糊、杯口状变形及先期钙化带毛刷状改变）。最早可在尺骨和股骨的远端，以及胫骨的近端和远端见到影像学改变。早期干骺端发生影像学改变时，骨干的影像学改变可能不明显。后期，骨干可出现骨质疏松、骨皮质变薄和骨膜下侵蚀。1岁以上的儿童，可观察到假性骨折和长骨弯曲[2]。

3.3 基因检测

基因检测CYP27B1致病变异是诊断VDDRⅠA的重要依据。自1997年成功克隆出人类CYP27B1基因以来[18]，已报道超过90种不同的CYP27B1基因致病变异，涉及所有9个外显子及5个内含子，主要包括错义及无义变异，也包括缺失、重复、剪接变异等[18-19]。其中，c.1319_1325dupCCCACCC（p.F443Pfs*24）为最常见的变异类型［参考人类基因变异数据库（HGMD）］。部分研究表明某些基因型与表型严重程度存在相关性。Dodamani等[13]研究认为CYP27B1基因截短变异的VDDRⅠA患者有更重的表型。另有研究者发现携带c.195+2T＞G变异的VDDRⅠA患者就诊时较其他基因型患者的身材矮小更显著，且需要骨化三醇的治疗剂量更大[20]。而携带错义变异类型（G102E、A129T、K192E、E189G和L343F）的VDDRⅠA患者具有较轻的临床表现，推测其体内可能残留部分1α-羟化酶活性[16-17, 20-21]。因此，一些表型较轻的VDDRⅠA患者容易被漏诊，VDDRⅠA的实际发病率可能高于文献报道[16, 22]。

4 诊断和鉴别诊断

目前，VDDRⅠA的诊断主要依据病史、体格检查、生化检查、放射学影像和基因检测。对于临床上出现佝偻病体征或疑诊佝偻病的患儿，应进行血钙、血磷、血清碱性磷酸酶、甲状旁腺激素和血清25（OH）D_3的检测及放射影像学检查，有条件的机构可进一步检测血清1,25（OH）$_2$D$_3$水平。营养性佝偻病、低磷性佝偻病等临床表现与VDDR ⅠA类似[23]，通过测定血钙、血磷、血清25（OH）D$_3$、尿钙与尿肌酐比值及肾小管磷重吸收率可以初步鉴别VDDR ⅠA与其他类型的佝偻病，但确诊仍需依靠基因检测[1]。对于疑似VDDR ⅠA的患儿，如维生素D治疗效果不佳的营养性佝偻病患儿或伴有难以纠正的低钙血症的低磷性佝偻病患儿，应考虑VDDR ⅠA的可能，及时进行基因检测。

VDDR ⅠA需与其他类型的维生素D依赖性佝偻病（vitamin D dependent rickets type，VDDR）相鉴别。VDDR ⅠB型由*CYP2R1*基因失活变异导致25（OH）D$_3$合成减少；VDDR ⅡA型由*VDR*基因失活变异致维生素D受体缺陷，常合并脱发[24]；VDDR ⅡB型由于核不均一核糖核蛋白C组（heterogeneous nuclear ribonucleoprotein C，HNRNPC）过表达，干扰了维生素D受体的正常功能；VDDRⅢ型由*CYP3A4*基因激活变异导致维生素D代谢增强。各型VDDR临床表现类似，明确诊断依赖于基因检测。表20总结了与维生素D代谢相关的佝偻病的实验室特征[1, 25]。此外，佝偻病需注意与其他原因导致的钙磷代谢紊乱或骨骼发育异常的疾病鉴别，如肾功能不全、Fanconi综合征及骨发育不良等。

表20　与维生素D代谢相关的佝偻病的实验室特征

疾病类型	遗传缺陷	发病机制	血钙	血磷	甲状旁腺激素	碱性磷酸酶	25（OH）D$_3$	1,25（OH）$_2$D$_3$
饮食性钙缺乏	无	钙摄入不足	N或↓	↓	↑	↑↑	N	↑
维生素D缺乏	无	维生素D摄入不足	N或↓	↓	↑↑	↑↑	↓↓	N或↑或↓
维生素D依赖性佝偻病ⅠA型	*CYP27B1*失活变异	1α-羟化酶缺乏	N或↓	N或↓	↑↑	↑↑	N	N或↓
维生素D依赖性佝偻病ⅠB型	*CYP2R1*失活变异	25-羟化酶缺乏	N或↓	N或↓	↑↑	↑↑	↓	N或↓

（续表）

疾病类型	遗传缺陷	发病机制	血钙	血磷	甲状旁腺激素	碱性磷酸酶	25(OH)D$_3$	1,25(OH)$_2$D$_3$
维生素D依赖性佝偻病ⅡA型	VDR失活变异	维生素D受体缺陷	N或↓	N或↓	↑↑	↑↑	N或↑或↓	↑
维生素D依赖性佝偻病ⅡB型	HNRNPC过表达	干扰维生素D受体功能	N或↓	N或↓	↑↑	↑↑	N或↑或↓	↑
维生素D依赖性佝偻病Ⅲ型	CYP3A4激活变异	维生素D代谢增强	N或↓	N或↓	↑↑	↑↑	↓	↓

注："↑"为上升；"↓"为下降；"N"为正常。

5 治疗

由于VDDR ⅠA罕见，既往研究以病例报道为主，国内外暂无统一的诊治指南或共识，临床上主要应用骨化三醇或阿法骨化醇补充治疗，患者需终身服药[2, 22]。Chi等[7]应用骨化三醇治疗15例VDDR ⅠA患儿，初始剂量为0.5 μg/d左右（0.25～1.5 μg/d）。而在Edouard等[8]对21例患儿的回顾研究中，骨化三醇的初始剂量为1 μg/d，并根据随访的生化结果调整剂量，3个月后减至0.5 μg/d左右（0.2～1.0 μg/d），1年后减至0.25 μg/d左右（0.1～1.0 μg/d）。上述2篇研究中，随访患儿的身高、生化指标及放射影像学均得到改善[7-8]。因此，应个体化应用骨化三醇治疗VDDR ⅠA，根据患者病情调整用量，以期维持血钙及甲状旁腺激素在正常范围，避免继发性高钙尿症及肾钙沉着症[22, 26]。有研究者认为治疗佝偻病时会出现骨饥饿综合征，机体需要大量的钙，建议在初始治疗阶段应用大剂量的钙，可补充元素钙50 mg/（kg·d）[22, 26]。既往也有应用阿法骨化醇治疗VDDR ⅠA的报道。美国学者报道应用阿法骨化醇治疗3例VDDR ⅠA，剂量为1～3 μg/d，丹麦研究者采用阿法骨化醇治疗1例VDDR ⅠA，剂量为0.36～1.29 μg/d，患儿的身高、生化指标及骨骼的放射影像学均得到改善[27-28]。

6 随访与预防

VDDR ⅠA患者需定期随访，尤其是初始治疗阶段需密切监测，包括体格检查和生化检查。生化检查应包括测定血钙、血磷、血清碱性磷酸酶和甲状旁腺激素水平。骨化三醇的副作用可能包括高钙血症、高钙尿症、肾钙沉着症、角膜钙沉积[8]。因此，随访时应注意监测尿钙与尿肌酐比值和肾脏超声[22]。如果出现肾钙沉着症，应考虑慢性高钙血症，需眼科会诊和裂隙灯检查以评估角膜钙沉积的可能性。

骨化三醇治疗后，VDDR ⅠA患者的血钙及血磷可在3个月后升高到正常水平并维持在正常范围[9]，甲状旁腺激素可在3～6个月后降至正常水平并维持在正常水平，血清碱性磷酸酶可在6个月～1年后降至正常水平并维持在正常水平[6-7]。放射影像学及腰椎区域骨密度在3个月内恢复正常[8]。Chi等[7]的研究中，患儿的身高改善程度与前两年的治疗时长呈现明显的正相关。Edouard等[8]的研究发现，青春期前应用骨化三醇治疗，患儿的终身高能够得到显著改善，但其终身高均值仍低于同龄人平均水平。而部分随访至成年的VDDR ⅠA病例结果显示，青春期生长加速后开始应用骨化三醇的患儿，尽管生化指标得到显著改善，但终身高普遍低于同龄人的2个标准差，提示早期治疗对改善患儿预后至关重要[7-8]。Lin等[9]长期随访发现部分VDDR ⅠA患儿治疗后身高改善不明显，甚至出现严重的骨骼畸形，进一步分析发现依从性差是治疗效果欠佳的主要原因，强调了治疗依从性的重要性。

对于VDDR ⅠA先证者致病基因变异明确的家庭，应对其家族成员进行基因检测，以期明确致病基因变异来源，及时精准诊治，这对VDDR ⅠA疾病预防和生育具有指导意义。

参考文献

[1] LAMBERT A S, LINGLART A. Hypocalcaemic and hypophosphatemic

rickets [J]. Best Practice & Research Clinical Endocrinology & Metabolism, 2018, 32（4）: 455-476.

[2] JONES G, KOTTLER M L, SCHLINGMANN K P. Genetic diseases of vitamin d metabolizing enzymes [J]. Endocrinology and Metabolism Clinics of North America, 2017, 46（4）: 1095-1117.

[3] PRADER A, ILLIG R, HEIERLI E. An unusual form of primary vitamin D-resistant rickets with hypocalcemia and autosomal-dominant hereditary transmission: hereditary pseudo-deficiency rickets [J]. Helvetica Paediatrica Acta, 1961（16）: 452-468.

[4] DE BRAEKELEER M, LAROCHELLE J. Population genetics of vitamin D-dependent rickets in northeastern Quebec [J]. Annals of Human Genetics, 1991, 55（4）: 283-290.

[5] BECK-NIELSEN S S, BROCK-JACOBSEN B, GRAM J, et al. Incidence and prevalence of nutritional and hereditary rickets in southern Denmark [J]. European Journal of Endocrinology, 2009, 160（3）: 491-497.

[6] CUI N Y, XIA W B, SU H, et al. Novel mutations of *CYP27B1* gene lead to reduced activity of 1α-hydroxylase in Chinese patients [J]. Bone, 2012, 51（3）: 563-569.

[7] CHI Y, SUN J, PANG L, et al. Mutation update and long-term outcome after treatment with active vitamin D_3 in Chinese patients with pseudovitamin D-deficiency rickets（PDDR）[J]. Osteoporosis International, 2019, 30（2）: 481-489.

[8] EDOUARD T, ALOS N, CHABOT G, et al. Short- and long-term outcome of patients with pseudo-vitamin D deficiency rickets treated with calcitriol [J]. The Journal of Clinical Endocrinology & Metabolism, 2011, 96（1）: 82-89.

[9] LIN Y T, GUAN Z H, MEI H F, et al. Clinical characteristics and long-term outcomes of 12 children with vitamin D-dependent rickets type I A: a retrospective study [J]. Frontiers in Pediatrics, 2022（10）: 1007219.

[10] CHRISTAKOS S, DHAWAN P, VERSTUYF A, et al. Vitamin D: metabolism, molecular mechanism of action, and pleiotropic effects [J]. Physiological Reviews, 2016, 96（1）: 365-408.

[11] BIKLE D D, PATZEK S, WANG Y M. Physiologic and pathophysiologic roles of extra renal *CYP27b1*: case report and review [J]. Bone Reports, 2018（8）: 255-267.

［12］ DURMAZ E, ZOU M J, AL-RIJJAL R A, et al. Clinical and genetic analysis of patients with vitamin D-dependent rickets type Ⅰ A ［J］. Clinical Endocrinology, 2012, 77（3）: 363-369.

［13］ DODAMANI M H, SEHEMBY M, MEMON S S, et al. Genotype and phenotypic spectrum of vitamin D dependent rickets type Ⅰ A: our experience and systematic review ［J］. Journal of Pediatric Endocrinology and Metabolism, 2021, 34（12）: 1505-1513.

［14］ RANI P R, MAHESHWARI R, PRASAD N R, et al. Seizure as a presenting manifestation of vitamin D dependent rickets type 1 ［J］. Indian Journal of Endocrinology and Metabolism, 2013, 17（Suppl 3）: S665-S666.

［15］ OZDEN A, DONERAY H. The genetics and clinical manifestations of patients with vitamin D dependent rickets type Ⅰ A ［J］. Journal of Pediatric Endocrinology and Metabolism, 2021, 34（6）: 781-789.

［16］ WANG X M, ZHANG M Y H, MILLER W L, et al. Novel gene mutations in patients with 1alpha-hydroxylase deficiency that confer partial enzyme activity in vitro ［J］. The Journal of Clinical Endocrinology & Metabolism, 2002, 87（6）: 2424-2430.

［17］ MÉAUX M-N, HARAMBAT J, ROTHENBUHLER A, et al. Genotype-phenotype description of vitamin D-dependent rickets Ⅰ A: *CYP27B1 p.*（Ala129Thr）variant induces a milder disease ［J］. The Journal of Clinical Endocrinology & Metabolism, 2023, 108（4）: 812-826.

［18］ FU G K, LIN D, ZHANG M Y, et al. Cloning of human 25-hydroxyvitamin D-1 alpha-hydroxylase and mutations causing vitamin D-dependent rickets type 1 ［J］. Molecular Endocrinology, 1997, 11（13）: 1961-1970.

［19］ 马玉杰, 黄启坤, 刘枫, 等. *CYP27B1*基因新发突变致维生素D依赖性佝偻病Ⅰ A型1例 ［J］. 国际遗传学杂志, 2021, 44（6）: 484-487.

［20］ KAYGUSUZ S B, ALAVANDA C, KIRKGOZ T, et al. Does genotype-phenotype correlation exist in vitamin D-dependent rickets type Ⅰ A: report of 13 new cases and review of the literature ［J］. Calcified Tissue International, 2021, 108（5）: 576-586.

［21］ ALZAHRANI A S, ZOU M J, BAITEI E Y, et al. A novel G102E mutation of *CYP27B1* in a large family with vitamin D-dependent rickets type 1 ［J］. The Journal of Clinical Endocrinology & Metabolism, 2010, 95（9）: 4176-4183.

［22］MILLER W L. Genetic disorders of vitamin D biosynthesis and degradation［J］. The Journal of Steroid Biochemistry and Molecular Biology, 2017, 165（Pt A）: 101-108.

［23］中国妇幼保健协会儿童疾病和保健分会儿童遗传代谢疾病与保健学组，北京医学会罕见病分会遗传代谢病学组，中华预防医学会出生缺陷预防与控制专业委员会遗传病学组. X连锁显性遗传性低磷血症性佝偻病诊治专家共识［J］. 中国实用儿科杂志，2022，37（1）: 1-6.

［24］郑纪鹏，黄永兰，谭敏沂，等. *VDR*基因新发突变致维生素D依赖性佝偻病Ⅱ型并文献复习［J］. 国际儿科学杂志，2021，48（12）: 859-862.

［25］ACAR S, DEMIR K, SHI Y F. Genetic causes of rickets［J］. Journal of Clinical Research in Pediatric Endocrinology, 2017, 9（Suppl 2）: 88-105.

［26］LEVINE M A. Diagnosis and management of vitamin D dependent rickets［J］. Frontiers in Pediatrics, 2020（8）: 315.

［27］READE T M, SCRIVER C R, GLORIEUX F H, et al. Response to crystalline 1alpha-hydroxyvitamin D_3 in vitamin D dependency［J］. Pediatric Research, 1975, 9（7）: 593-599.

［28］FÜCHTBAUER L, BRUSGAARD K, LEDAAL P, et al. Case report: vitamin D-dependent rickets type 1 caused by a novel *CYP27B1* mutation［J］. Clinical Case Reports, 2015, 3（12）: 1012-1016.

第八章

儿童保健学

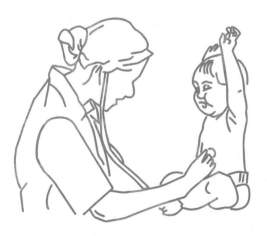

高危儿运动评估

■ 余莉　吴婕翎

（广东省妇幼保健院）

　　高危儿是指在胎儿期到3岁内具有可能影响身心发育的各种高危因素的儿童[1]，这些高危因素包括生物学因素、心理因素和社会环境因素等。在我国，高危儿是一个较为庞大的群体，调查显示，我国每年有100万～200万的高危儿出生[2]。围产医学及新生儿救治技术的进步使新生儿死亡率下降及高危儿存活率提高。高危因素影响儿童发挥最佳发展潜能，存活的高危儿常常面临如脑性瘫痪（以下简称"脑瘫"）、发育迟缓等神经发育障碍的风险。在众多高危因素中，早产是最为常见的原因之一，我国早产儿发生率逐年上升，与20世纪90年代相比，早产儿发生率增长约5个百分点，2020年达到10%左右[3]。据悉，每年我国因早产新发脑瘫的患儿高达2.9万名，给患儿家庭及社会造成巨大的痛苦和沉重的负担[2]。运动障碍是脑瘫高危儿诊断的必要条件之一，可能导致婴儿纠正月龄后的运动发育速度低于同龄儿、运动质量降低或神经系统检查异常[4]。早期通过评估筛查出运动障碍儿童，对于减少向脑瘫或其他神经发育障碍疾病的发展具有重要意义，同时也能减少对没有神经发育障碍高风险儿童的过度干预。本文将对常用的高危儿神经运动评估方法进行介绍。

1　婴儿运动表现测试

　　婴儿运动表现测试（test of infant motor performance，TIMP）是

对婴儿姿势、运动及对声光刺激反应等进行评估的一种方法，适用于胎龄34周到纠正月龄4个月的婴儿。TIMP最初由Girolami于1983年创建，至今已修订至第五版，一共有42项评估项目，包括前13项观察项目及后29项引出项目[5]。前13项观察项目中，婴儿出现相应的表现即得1分，否则为0分；后29项引出项目按等级分为0～6分。42个项目评分相加即为原始分（最高142分）。根据原始分数参考TIMP提供的年龄得分标准，判断婴儿目前所处水平，其可分为：平均水平（均值−1标准差～均值＋1标准差）、低于均值（均值−2标准差～均值−1标准差）、远低于均值（低于均值−2标准差）。

作为神经系统发育的重要体现，婴儿的运动技能需要中枢和外周神经元的协调作用，以完成骨骼和肌肉的运动。在临床实践中，通过评估高危儿的运动能力可以早期发现高危儿的脑损伤。由于高危儿大脑发育不完善，其对各种损伤更加敏感，但同时也具有更强的可塑性，对早期干预更为敏感，因此早期识别高危儿的神经发育异常，并及时进行干预对于改善预后至关重要。TIMP的最大优点是可以在胎龄34周至纠正月龄4个月的婴儿中早期识别运动发育异常。早期的研究通过评估同一测试者的多次结果，发现同一测试者和不同测试者的评估结果具有很好的一致性。此外，TIMP对运动发育变化敏感，并能有效识别婴儿的运动发育异常。这些研究结果证明了TIMP具有良好的信度和效度[5]。

近年来，许多国家已经引进TIMP并推广应用。Dos Santos[6]的一项研究结果表明，葡萄牙版TIMP在内容效度方面得到了专家的高度认可，并且在评估者间、评估者内和测试重测信度方面表现出较好的一致性。此外，TIMP能够有效区分存在发育迟缓风险的婴儿群体，并且具有预测运动延迟的能力。研究结果提示葡萄牙版TIMP具有良好的效度和信度。另一项关于波斯语版本的 TIMP 的研究也得出了类似的结论[7]。Kvestad等[8]对尼泊尔婴儿开展TIMP相关研究，并评估T1MP在婴儿6个月时预测发育得分的能力，结果显示，TIMP在评估者间的一致性非常好，TIMP总分在内部的一致性也较高。

TIMP总分与Bayley婴幼儿发育量表的亚分量之间的相关性在足月婴儿中较低，在早产儿中为较弱到中等。根据美国有关标准，56.3%的婴儿TIMP得分在平均范围内，43.7%的婴儿得分低于平均范围。TIMP得分低于平均范围的婴儿在Bayley婴幼儿发育量表的亚分量上得分较低，其中粗大运动和社交情绪发展的影响在这些婴儿身上最为显著。研究者认为TIMP的可靠性较好，并且在资源匮乏的环境中监测婴儿运动发育情况具有可行性。Campbell等[9]使用TIMP和全身运动（general movements，GMs）评估对心脏手术前和手术后的婴儿的神经运动表现进行评估，并使用年龄与发育进程问卷（ages and stages questionnaire，ASQ）评估婴儿6月龄时的发育情况。结果发现，6月龄时52.8%的婴儿出现大运动迟缓，与出院时TIMP评分呈显著负相关，表明使用GMs和TIMP进行术后评估，可能有助于识别需要个体化护理和进行有针对性发育跟进的婴儿。Boynewicz等[10]通过TIMP评估产前阿片类药物暴露（prenatal opioid exposure，POE）婴儿的运动能力，发现POE婴儿的TIMP得分较无POE婴儿低，提示TIMP可以检测到POE婴儿的运动表现差异，无论是否需要药物治疗，POE与较低的运动表现能力相关，建议医院或早期干预机构使用TIMP来识别POE婴儿的早期运动发育延迟并进行干预。

在我国，韩佳乐等[11]对0～4月龄高危儿同时进行TIMP和Alberta婴儿运动量表（AIMS）评估，并与纠正月龄10个月的发育结局比较。研究结果显示，中文版TIMP和AIMS具有较高的评分者间信度。此外，相较于AIMS，TIMP更适用于预测0～4月龄高危儿的运动发育结局。因此，建议联合使用这两种评估工具，以更好地识别可能存在的异常情况。王成举等[12]对不同胎龄的早产儿进行了中文版TIMP评估，同时与同胎龄的足月儿进行了对比。研究发现，随着周龄增加，早产儿的TIMP总分、观察项目和引出项目得分逐渐增加。在纠正周龄为48～49（+6）周和52～53（+6）周的组别中，早产儿的引出项目得分和总分均高于同组的足月儿。这一发现表明，中文版TIMP在评估早产儿的运动能力方面具有有效性，能够准确反映不同周龄早产儿运动能力的变化情况，适用于早产儿运动评估。建议在评估早产儿的运动发育能力和制订早期干预方案时，应考虑早产儿与足月儿之间的差异，并选择适当的评估工具和方法，以充分体现早产儿的特殊情况。倪钰飞等[13]根据早产儿TIMP结果，对早产儿进行有针对性的早期干预，并将其与传统的早期干预模式进行了比较。研究发现，在早期干预进行了3个月后，试验组的大运动能力和精细运动能力明显高于对照组。此外，干预3个月后，试验组的TIMP评分也显著高于对照组。以上结果提示TIMP在促进早产儿运动发育方面具有指导性的作用。

2 全身运动评估

GMs是指整个身体参与的运动，包括臂、腿、颈和躯干，以变化运动顺序的方式进行。全身运动按时间的发育历程分为：足月前全身运动（胎儿和早产儿阶段）、扭动运动（从足月到足月后6~9周龄）、不安运动（足月后6~9周龄到20周龄）。足月前GMs和扭动运动阶段的异常包括单调性GMs（poor repertoire GMs，GMsPR）、痉挛-同步性GMs（cramped-synchronised GMs，GMsCS）、混乱性GMs（chaotic GMs，GMsCh）；不安运动阶段的异常包括异常性不安运动（abnormal fidgety movements，AF）和不安运动缺乏（absence of fidgety movements，F-）[14]。GMs评估最初由欧洲发育神经学之父Heinz Prechtl教授于1990年创立。这种评估方法通过观察胎儿期至4~5月龄婴儿的自发运动来预测其神经发育结局，并通常使用录像分析方法进行评估。作为一种无创、具有观察性的评估工具，GMs评估的安全性和有效性已得到广泛认可。通过评估婴儿的自发运动模式是否正常，GMs评估可以预测婴儿后期神经发育结局是否存在严重的发育障碍，尤其是脑瘫等疾病。新生儿出生后即可开始进行GMs评估。建议在婴儿纠正月龄4个月内至少接受两次GMs评估，第一次评估应在纠正月龄1个月内进行，第二次评估应在纠正月龄3个月左右进行，便可通过发育轨迹更准确地预测其神经发育结局[15]。GMs评估包括整体评估和细化评估两种类型。整体评估是一种定性评估方法，强调整体观察，对于预测脑瘫等严重功能障碍具有较高的价值，但无法预测脑瘫的严重程度。相对于整体评估而言，细化评估是一种较为详细的定量评估方法，其通过使用最优性评分（GMOS）和运动优化评分（MOS），展现出婴儿运动能力的微小变化，为早期干预提供依据。

GMs评估最大的优点是在预测脑瘫方面具有较高的灵敏度与特异度。Morgan[16]通过对259名高危儿随访1年后发现，GMs评估在脑瘫预测上的灵敏度为98%，特异度为94%。Goyen等[17]发现GMs评估对高危儿2岁时脑瘫预测的灵敏度与特异度也较高，分别是97.6%及95.7%。吴秀玲等[18]对80例高危儿在出生后的0～4周内进行了GMs评估，并研究该评估对高危儿18个月时运动障碍或脑瘫的预测价值。结果显示，不安运动阶段的GMs评估预测结果具有93.75%的灵敏度和91.30%的特异度，扭动运动阶段的GMs评估预测结果具有83.33%的灵敏度和81.25%的特异度。李云等[19]的研究结果显示，在预测晚期早产儿的1岁龄异常运动发育结局方面，不安运动阶段的GMs评估具有90.00%的灵敏度和96.55%的特异度。对于预测晚期早产儿的脑瘫结局，不安运动阶段的GMs评估具有100.00%的灵敏度和87.88%的特异度。

目前整体GMs评估多用于早产、窒息、外科手术后等高危儿神经发育障碍的早期筛查，通过准确识别高危儿和避免对正常儿童的过度干预，可以为儿童的神经发育提供最佳的支持和护理。Crowle等[20]对新生儿期接受先天性发育异常相关重大手术的婴儿在3月龄时进行GMs评估，并在这些婴儿3岁时进行发育随访，随访结果发现不安运动缺乏的婴儿神经发育异常（包括脑瘫）的可能性是正常婴儿的21.5倍。建议将GMs评估纳入常规随访中以促进异常儿童早期转诊。Kahraman等[21]通过在婴儿纠正月龄3～5个月时进行GMs评估，然后在儿童1.5～2岁时进行Bayley-Ⅲ评估，发现GMs评估在预测1.5～2岁儿童的神经发育结局方面优于Bayley-Ⅲ。Rieger-Fackeldey等[22]对出生体重≤500 g的早产儿在婴儿期进行GMs评估，研究婴儿期GMs与5～6岁时儿童神经发育结局的关系，发现婴儿期异常不安运动及单调性GMs与学龄前期异常的运动发展和认知损伤相关。宋文亚等[23]通过分析938名婴儿的GMs和TIMP结果发现TIMP分组与GMs分组结果呈正相关，GMs正常组的TIMP分值高于异常组；在早产组中，GMs正常组的TIMP分值高于可疑组，在足月产组中，GMs正常组及可疑组的TIMP评分Z值均高于异常组。周梅等[24]对246例高危儿同时进行GMs评估和TIMP评估，也发现GMs扭动运动阶段评估为异常的比例明显高于TIMP评为异常的比例，然而GMs不安运动阶段评估为异常的比例明显低于TIMP评为异常的比例。在扭动运动阶段和不安运动阶段GMs异常组的TIMP评分Z值明显低于正常组。但是GMs扭动运动、不安运动阶段评估与TIMP一致性一般。由于TIMP和GMs关注点并不完全相同，TIMP一方面通过仰卧位观察自发运动的质量，另一方面通过各种体位的引出项目来评估运动质量，TIMP关注的重点在于婴儿的运动发育是否迟缓并提供有针对性的干预措施，而GMs重点关注是否存在中枢神经系统受损或脑瘫等情况。两者在临床联合使用可以相互补充，帮助医务人员更全面地评估婴儿的运动发育情况。

细化评估量表的计分项目包含了整体评估和其他运动姿势评估。通常，整体评估结果正常的婴儿通常有较高的细化评分，而整体评估结果异常的婴儿细化评分通常偏低。以往的研究表明，整体评估结果对预测脑瘫等神经发育结局具有很高的灵敏度和特异度。细化评估不能提高整体评估结果的预测价值，但其更注重细节和微小变化的观察，可以提供更准确的运动能力评估，为早期干预提供依据。通过全身运动细化评估，王雨晴等[25]建立了一种脑性瘫痪预警评分系统，用于评估扭动运动阶段的婴儿。根据评分结果，将婴儿分为运动发育正常组、轻度异常组和重度异常组。运动发育正常组的评分范围为27～42分，轻度异常组的评分范围为18～26分，而重度异常组的评分范围为5～17分。这个预警评分系统的预测效度达到92.11%，灵敏度为100%，特异度为90.00%。

3 0～1岁婴儿神经运动评估（infant neuromotor assessment，INMA）

北京协和医院的鲍秀兰教授根据法国Amil-Tison的方法并结合

我国学者近10年的经验，制订了一套适合中国0～1岁婴儿的神经运动检查方法[26]。原始的方法共有52项，全面而有效，但在临床应用上不够简便。因此，鲍秀兰教授通过实践并参考Amil-Tison和Julie Gosselin的资料，制订了20项简化的检查方法。20项简化检查方法被简要概括成5个方面，主要包括：①视听反应，包括对声音的反应、对人脸的追踪及对红球的追踪。②肌张力检查，包括围巾征、内收肌角、腘窝角、足背屈角及膝反射。③原始反射，包括持续手握拳、非对称性紧张性颈反射、立位悬垂反应及俯卧位悬垂反应。④运动发育情况，包括拉坐姿势和头竖立、俯卧位抬头和手支撑、独坐、手主动抓握、翻身及主动爬。⑤生理反射的建立，包括侧面支撑反应和降落伞反应。每一项检查结果都会被记录为正常或异常。根据评价标准，如果发现有2项或更多项异常，就被认为是筛查异常。

钟晨等[27]的研究比较了GMs及INMA在高危儿粗大运动发育结局和脑瘫预测方面的效度。研究发现，GMs对于粗大运动发育迟缓的预测具有较高的特异度（96.0%）和阳性预测值（80.0%），而INMA对于粗大运动发育迟缓的预测具有较高的灵敏度（100.0%）和阴性预测值（100.0%），两种方法各有优势。在脑瘫预测方面，GMs的预测效度指标高于INMA。在足月后9周龄至5个月龄期间，两种方法的结果显示中等程度的一致性（Kappa=0.59）。闫红霞等[28]和吕攀攀等[29]的研究也得出了类似的结果。闫红霞等的研究发现，GMs与INMA在扭动运动阶段的相关性较弱，而在不安运动阶段呈中等程度的相关性；吕攀攀等的研究发现，GMs与INMA的灵敏度和特异度均具有良好的一致性。由于0～1岁婴儿神经运动20项检查方法对评估场地的要求较低，操作简单易行，易于医务人员掌握和推广实施。研究者建议联合使用这两种方法，可以充分利用它们各自的优势，互相补充，从而更全面地评估婴幼儿的运动发育情况，提高预测的准确性和可靠性。

总之，高危儿运动评估对于高危儿的发展至关重要。通过全面评估儿童的运动发育情况，我们可以及早发现问题并采取相应的干预措施。鉴于评估高危儿运动发育的方法较多，但也存在各自的局限性，我们应根据高危儿的特点选择合适的评估方法，综合多种方法进行评价，并及时进行干预，以促进高危儿的综合发展和健康成长。

参考文献

［1］ 中华预防医学会儿童保健分会，中国疾病预防控制中心妇幼保健中心，中国妇幼保健协会高危儿童健康管理专委会. 高危儿规范化健康管理专家共识［J］. 中国儿童保健杂志，2023，31（6）：581-585，622.

［2］ 中国优生优育协会婴幼儿发育专业委员会. 高危新生儿行为神经发育早期干预专家共识［J］. 中国儿童保健杂志，2022，30（3）：233-236.

［3］ 张沂洁，朱燕，陈超. 早产儿发生率及变化趋势［J］. 中华新生儿科杂志，2021，36（4）：74-77.

［4］ 中国康复医学会儿童康复专业委员会，中国残疾人康复协会小儿脑性瘫痪康复专业委员会，中国医师协会康复医师分会儿童康复专业委员会，等. 中国脑性瘫痪康复指南（2022）第二章：脑性瘫痪高危儿的评定与干预［J］. 中华实用儿科临床杂志，2022，37（13）：974-982.

［5］ CAMPBELL S K. Functional movement assessment with the test of infant motor performance［J］. Journal of Perinatology，2021，41（10）：2385-2394.

［6］ DOS SANTOS CHIQUETTI E M，VALENTINI N C，SACCANI R. Validation and reliability of the test of infant motor performance for Brazilian infants［J］. Physical & Occupational Therapy In Pediatrics，2020，40（4）：470-485.

［7］ RAVARIAN A，RAHMANI N，SOLEIMANI F，et al. Test of infant motor performance：cross-cultural adaptation，validity and reliability in Persian infants［J］. Early Human Development，2023（184）：105831.

［8］ KVESTAD I，SILPAKAR J S，HYSING M，et al. The reliability and predictive ability of the test of infant motor performance（TIMP）in a community-based study in Bhaktapur，Nepal［J］. Infant Behavior and Development，2023（70）：101809.

［9］ CAMPBELL M J，ZIVIANI J M，STOCKER C F，et al. Neuromotor performance in infants before and after early open-heart surgery and risk factors for delayed development at 6 months of age［J］. Cardiology in the Young，2019，29（2）：100-109.

［10］ BOYNEWICZ K，CAMPBELL S K，CHROUST A. Early Identification of

Atypical Motor Performance of Infants With Prenatal Opioid Exposure［J］. Pediatric Physical Therapy，2023，35（3）：359-365.

［11］韩佳乐，曹建国，王景刚，等. 婴儿运动表现测试和Alberta婴儿运动量表在0～4月龄高危儿中的应用［J］. 中国妇幼保健，2023，38（9）：1635-1638.

［12］王成举，胡斌，屈福祥，等. 婴儿运动表现测试在早产儿运动评估中的应用［J］. 中国儿童保健杂志，2020，28（7）：744-747.

［13］倪钰飞，顾秋燕，杨卫超，等. 婴儿运动表现测试在早产儿运动发育促进性干预中的价值［J］. 中国妇幼健康研究，2020，31（8）：1050-1053.

［14］练芮含，张小妮，易彬. 全身运动质量评估在高危儿中的应用概况［J］. 内科，2021，16（2）：216-220.

［15］田园，陈津津，于广军. NICU出院高危儿0～3岁生长发育随访管理技术的专家共识［J］. 中国儿童保健杂志，2021，29（8）：809-814.

［16］MORGAN C，CROWLE C，GOYEN T A，et al. Sensitivity and specificity of general movements assessment for diagnostic accuracy of detecting cerebral palsy early in an Australian context［J］. Journal of Paediatrics and Child Health，2016，52（1）：54-59.

［17］GOYEN T A，MORGAN C，CROWLE C，et al. Sensitivity and specificity of general movements assessment for detecting cerebral palsy in an Australian context：2-year outcomes［J］. Journal of Paediatrics and Child Health，2020，56（9）：1414-1418.

［18］吴秀玲，雷桂娥，杜宇，等. 全身运动质量评估对高危儿运动发育结局的预测价值分析［J］. 智慧健康，2021，7（19）：85-87.

［19］李云，沈修姝，孟凡喆，等. 不安运动阶段全身运动评估对晚期早产儿运动发育结局的预测价值［J］. 中国妇幼保健，2021，36（12）：2791-2793.

［20］CROWLE C，LOUGHRAN FOWLDS A，NOVAK I，et al. Use of the general movements assessment for the early detection of cerebral palsy in infants with congenital anomalies requiring surgery［J］. Journal of Clinical Medicine，2019，8（9）：1286.

［21］KAHRAMAN A，LIVANELIOĞLU A，KARA Ö K，et al. Are general movements at 3-5 months correlated and compatible with the Bayley-Ⅲ at 1.5-2 years age？［J］. The Turkish Journal of Pediatrics，2020，62（1）：89-93.

［22］RIEGER-FACKELDEY E，SCHULZ P，SCHULZE A. General movements and outcome in children with birthweights ≤ 500 Grams at Age 5 to 6 Years［J］. Zeitschrift für Geburtshilfe und Neonatologie，2020，224（2）：86-92.

［23］宋文亚，倪育，罗翠仪，等. 全身运动评估与婴儿运动表现测试的相关性研究［J］. 中国妇幼健康研究，2022，33（2）：1-4.

［24］周梅，何莎莎，张先红，等. 全身运动质量评估与婴儿运动表现测试评分在高危儿应用中的一致性分析［J］. 重庆医学，2023，52（1）：11-14.

［25］王雨晴，朱萍，杨忠秀，等. 全身运动细化评估的脑瘫预警评分的建立［J］. 中国儿童保健杂志，2019，27（4）：385-387，391.

［26］吴卫红，鲍秀兰，席冰玉，等. 0～1岁52项神经运动检查和简化20项相关性研究［J］. 中国儿童保健杂志，2014，22（3）：310-312.

［27］钟晨，杨红，王文香，等. 两种评估方法对高危儿粗大运动发育结局和脑性瘫痪预测效度的比较［J］. 中国儿童保健杂志，2015，23（8）：856-859.

［28］闫红霞，沈鹏，倪仙玉，等. 早产儿全身运动质量评估等新生儿神经运动发育评估的相关性研究［J］. 中国妇幼健康研究，2019，30（8）：919-921.

［29］吕攀攀，高文婷，赵娜，等. 高危儿神经系统发育的评估：236例报道［J］. 中国康复理论与实践，2019，25（6）：714-717.

亲子关系干预

■ 朱然科　吴婕翎
（广东省妇幼保健院）

在5G网络时代，亲子关系面临巨大的挑战，但也为建立和谐亲子关系带来了机遇。网络技术的迅猛发展对亲子关系产生了深远影响，深入了解这些影响，可以更好地支持家庭和儿童的心理健康。

首先，让我们了解一下亲子关系不良所引发的问题。早前大量研究表明，儿童亲子关系的质量对儿童的成长至关重要，此观点不仅仅是业内共识，也逐渐成为社会共识。然而，互联网时代带来的挑战之一是家庭成员之间的面对面沟通减少，而虚拟沟通增加。这可能导致亲子关系紧张，孩子感到孤独，父母对孩子的需求缺乏足够的了解。根据美国一份家庭生活调查报告，70%的父母认为他们在智能手机和其他电子设备上花费了太多的时间，而亲子交流时间不足。同时，网络的吸引力使孩子和家长都容易陷入过度使用的陷阱。一项关于美国儿童媒体使用的研究表明，青少年每天在屏幕前平均花费7 h以上，这减少了他们与家人互动的时间。亲子互动的机会受到了影响，这对亲子关系构成了挑战。

然而，互联网也为建立和谐的亲子关系带来了机会。互联网为家长提供了获取有关亲子关系和儿童心理健康知识的便捷途径。家长可以轻松获取有关儿童行为管理、育儿技巧和心理发展的信息，这有助于增强他们的育儿技能和意识。研究发现，家长通过在线资源获得支持，有助于缓解亲子关系的紧张程度。

作为儿科医生，我们必须找到平衡，以确保亲子关系得到积极强化，而不是受到破坏。根据美国国立医学图书馆的报告，约60%的人通过互联网搜索医疗信息，但只有约34%的信息经过了专业验证。家长和孩子们可能会被错误的医疗信息误导，导致不必要的焦虑和错误行动的产生。而根据美国儿科学会的调查，每年有超过50%的美国儿科医生的报告提到家长希望寻求更多关于儿童行为和发展问题的信息。所以，儿科医生应具备专业知识，且具备道德义务来澄清这些错误的信息，并提供准确和可信赖的医疗建议。这样可以帮助家长更好地支持家庭，以确保儿童的心理健康和幸福体验。儿科医生在处理儿童的行为问题和心理健康问题时，需要协助家长制订个性化的治疗方案。这些方案不仅需要根据儿童的特定需求制订，还需要考虑家庭的情况。这样可以帮助家长在实施和执行计划时获得支持，为家长提供可能需要的额外督导，以确保计划取得成功。

良好的亲子关系可以被定义为建立在尊重、支持和沟通的基础之上的关系，有助于促进儿童的身体、情感和社会能力发展。在这种关系下，父母与孩子之间存在亲密的情感联系，孩子能够感受到被父母接受、理解和关心；父母和孩子之间有开放、相互尊重的沟通，父母愿意聆听孩子的需求、担忧和观点，并与他们分享自己的思想；父母提供情感支持，鼓励孩子尝试新事物，增强孩子的自信心，帮助他们克服困难。父母有明确的规则和界限，但这些规则是公平和合理的，因此可借此教育孩子遵守社会规则和培养孩子的价值观。家庭成员可以通过活动，促进亲子之间的积极互动和建立亲密关系。

而在改善亲子关系的众多方式中，应试图排除文化、经济和民族因素对亲子关系的影响，强调亲子关系的普遍原则，确保在不同文化、经济水平和社会背景下这些方式都能发挥增进亲子关系的作用，同时尊重家庭的独特性。本文引入介绍家庭伙伴关系模型（family partnership model）、父母积极教养（positive parenting program，triple P），以及家长–儿童互动疗法（parent–child interaction therapy，PCIT）3种增进亲子关系的方式，可为接触儿童行为问题的医疗人员提供参考。

1 家庭伙伴关系模型

家庭伙伴关系模型是一种广泛用于医护人员培训和实践的理论模型，旨在建立积极的家庭与专业人员的合作关系，以满足家庭的各种需求，包括社会服务、教育和心理健康建设。这个模型强调了家庭的文化、价值观和需求，并倡导专业人员与家庭之间建立伙伴关系。这个模型不局限于亲子关系，它可以用于支持家庭解决各种问题，包括亲子关系问题。

与此模型相对的是传统的专业人员专制模型（expert model），但在民众文化水平日益提高的今天，传统方式表现出明显的缺点：专业人员被视为唯一的专家，家庭则被视为接受帮助的对象。该方式未充分考虑家庭成员的文化和价值观，忽视了家庭成员的知识、经验和需求，未充分利用他们的资源。家庭成员可能认为他们的声音没有被听到，这导致家庭成员感到被动和不被尊重。这一模型通常侧重于解决问题，而忽视了建立支持性亲子关系的重要性。

相反，在运用家庭伙伴关系模型开展帮助的整个过程中，专业人员的角色更强调了对家庭的尊重。助人的过程细化为：

（1）建立和发展关系。首先，建立和发展与家庭成员的积极关系至关重要，这包括建立互信和尊重的联系，为建立亲子关系的信任和互动打下基础。

（2）进行有效的沟通。协助的过程依赖于良好的沟通。专业人员需要与家庭成员进行开放和坦诚的对话，以确保信息传递清晰，并了解家庭成员的需求和担忧。

（3）协助改善家庭内部关系。有时亲子关系中的问题可能部分源自对家庭内部关系的挑战，专业人员应努力协助家庭成员改善其内部关系。

（4）帮助家庭实施变革。协助的过程本身涉及变革，而变革可能对家庭成员构成威胁，专业人员需要提供支持，协助家庭成员逐步实施变革。

（5）尊重家长挑战的权利。家长应该具备挑战专业人员的权利，当家长提出问题和表达关切时，专业人员应确保他们的需求得到妥善关注和妥善回应。专业人员应对这种挑战表示尊重和欢迎。

（6）关系本身具有支持作用。亲子关系的改善不仅是解决具体问题，更在于建立更加和谐健康、相互支持的关系。专业人员应鼓励家庭在这个过程中建立更亲密和具备支持性的关系。

（7）探讨家长的担忧。专业人员应与家长一起探讨他们的担忧，以确保问题和需求得到明确的解决。这有助于制订更有针对性的支持计划。

（8）明确家长的目标。在整个协助过程中，专业人员的目标是帮助家长获得更清晰的理解，不仅是关于他们的问题，还包括如何更好地支持自己的子女。

该模型使用了大量常用的心理咨询方法，并综合考虑家庭具体问题，很适合处理家庭关系的医疗人员进行学习，从中可见，掌握角色的转变、更尊重家长的主观能动性，才能提高家长的自我效能，从而长久、稳定地解决亲子关系上的问题。而在其后的"父母积极教养"和"家长–儿童互动疗法"中，我们会更清晰地看到该模型的实际应用。

2　父母积极教养

父母积极教养是一项旨在帮助家长提高养育技能的全球性项目。澳大利亚昆士兰大学心理学教授马修·桑德尔（Matthew Sanders）于1979年首次提出了这一项目，该项目基于认知行为理论和社会学习理论，强调积极的亲子教养方法，以改善亲子关系、培养儿童行为。

该项目侧重于父母或主要抚养者之间的交流，采用多媒体、面谈咨询、布置面谈间作业等模式来帮助家长创造安全且利于学习的环境，让家长掌握坚定而非严厉的管教方式并兼顾家长自身的信心体验。该项目分别从培养良好关系、鼓励良好行为、教导新技巧和管理不良行为等方面，为家长提供经循证医学验证后的明确有效的解决方案，让家长在发挥自我能动性的前提下自我选择可行方案，而不必掌握所有的技术。指导者遵循给予家长所需的最低限度的帮助的原则，力求让家长在自我调适的过程中，培养自我效能，形成自我归因，使用力所能及的解决方案，完成自我依赖。项目预设了五个不同强度的辅助方式，更方便儿科医疗人员分层处理不同家庭的需求。第一层，给予物料和科普项目的知识要点，以及项目的简要介绍，让更多的家庭了解该项目传递的价值观、项目的能力范围和联系方式。第二层，通过集体讲课的模式，集中展示项目的运作模式和部分普适性强的技术，该层也根据不同年龄段再行细分。第三层，通过和家庭面谈的模式，对单一行为问题或亲子关系问题进行针对化处理，一般安排4～8次，每次约30 min的面谈，并半结构化地进行面谈内容的规划，以确保效果。面谈内容所覆盖的行为问题广泛，例如，"睡眠问题""进食问题""攻击行为""不听指令"等近20种常见问题。对于有同类问题的家庭也可以举行8～12人的半结构化小组讨论。第四层，对有非单一问题的家长，除了提供第三层帮助外，仍需提供更多的加强内容，同时也为家长提供通过网络来互动学习的机会。第五层，对于严重问题家庭，包括特殊儿童家庭、收养家庭、重组家庭等情况，有针对性地制订辅助方式。

在此以第三层家庭面谈模式为例，展示项目的流程。在接待家长后进行初步评估，在这一过程中与家庭成员建立良好的关系，指导家长自行记录目标行为并与之讨论其可行性，预约下一次见面的时间。复诊时，安排家长通过多媒体观看该项目录制好的有关儿童行为问题成因的视频，让家长可以对照自己的问题，查找可以做出改变的地方，随后可有所侧重地进行讨论。当家长能明确问题所在后，再向家长提供针对该问题的解决方案，方案遵循问题出现前、问题出现时、问题出现后的内在逻辑，让家长对各自的不足之处尝试做出改变，通过这次复诊尝试让家长建立能处理该问题的信心。其后通过2～6次的复诊，巩固和加强家长的自我能力，帮助家长最终独立面对这些问题。

该项目适用性强，硬件要求较少，对从业者要求适中。其标准化的培训方式质量控制良好，该项目的培训以授课、练习、实践和考核的模式进行。该项目中，系统化的认知行为学实践、良好的标准化操作流程、配套资料良好的可及度均是其优点，但该项目的中文授课者短缺、资料本土化较缓慢，制约了其推广的速度。

3　家长-儿童互动疗法

PCIT是由Sheila Eyberg博士开发的一种基于循证医学背景的家长培训项目，适宜年龄为3～6岁，项目兼顾幼儿及其家长。治疗师在实时互动中辅导家长处理其与幼儿之间的行为问题。通常，为了避免亲子互动出现中断和干扰，治疗师会在单向镜子后面的另一个房间来进行辅导，通过无线耳机之类的设备与家长沟通。家长将接受先后两组育儿技能的指导，分别是"儿童主导的互动"（CDI）及"家长主导的互动"（PDI）。在CDI中，家长学习使用传统的游戏疗法，以此拉近亲子关系。CDI技能包括表扬、反应、模仿、描述、热情和提供选择性的关注。而在其后的PDI中，家长学习改善儿童的顺从性和减少不良行为的技术。PDI技术包括提出良好的指令、表扬顺从、惩罚不顺从，以及建立长久可行的家规。

该项目是一种家长与孩子共同参与的短期干预，通常需要大约12次，每周进行一次1 h的会面。虽说是短期计划，但PCIT没有严格的限制次数。治疗进程基于家长对技能的掌握程度进行弹性调整（可通过标准化编码系统进行评估），因此疗程时间因家庭而异。PCIT使家长掌握了CDI和PDI中的技术，并且能在亲子关系得到良好改善、儿童的行为问题改善至正常水平时结束。

一般而言，该项目将遵循以下流程：在进入干预环节之前，治疗师将对来访的家庭进行一次初次评估，其目的是收集与问题行为有关的频率、强度、关联行为等信息。即便在网络发达的当今，面对面的谈话仍不应被线上方式替代（视频或语音模式将遗漏大量情绪变化或肢体信息）。面谈过程中提供问卷（了解家长对行为问题的处理信心），治疗师观察（在得到允许且有必要时可能录像）家长和孩子彼此之间关系的基线水平，然后与家长讨论评估结果和治疗计划，当然这也可以在另外的治疗指导的面谈中进行。这次的主要任务是向家长和孩子描述治疗的流程，强调PCIT项目的作用和意义。

其后，治疗开始进入CDI阶段。第一次会面安排的是一次针对家长的教学性的面谈，此次，治疗师仅与家长会面，并通过教学演示、讨论、亲身示范和角色扮演来让家长掌握CDI的基础知识。此过程尊重家长参与的积极性，鼓励他们提出问题，并引导他们思考所讨论的原则如何与他们自己的育儿理念相契合。在确认家长理解和掌握技术后，家长和孩子将在治疗师的指导下一起参加几次CDI技能辅导。在每次辅导过程中，治疗师均使用标准化编码系统对家长在单位时间内完成足够多的CDI技能（表扬、反应、模仿、描述、热情和提供选择性的关注）进行评估，治疗师在单向镜子后的治疗室中通过无线耳机设备为家长提供实时的行为、言语指导，强化家长的技能。所需的具体辅导次数取决于家长掌握这些技能的时间以及孩子的问题表现的性质。项目发现大多数家庭在接受大约4次辅导后就能继续进入下一阶段。

家长在通过了CDI的技能评估后，将再次与治疗师独自会面，进行一次PDI阶段基础知识的学习，形式与之前相同，治疗师向家长展示PDI阶段家长应掌握的技术。在随后的几次会话中，家长再次与孩子一起接受实时指导。项目设计的情况虽然以诊室内的环境作为开始，但也扩展到了生活的各个方面，以增强跨环境的泛化效果。当所有的问题都得到解决或得到显著改善后将安排家庭毕业。毕业时，向家长颁发证书，孩子将获得奖品，以表彰他们的努力和成功。大多数家庭在接受约6次PDI治疗后能达到治疗目标。

在治疗结束后，会进行一次结束后的评估面谈，其中会重复之前进行的测评，向家庭提供反馈，回顾治疗改善情况。这一评估面谈帮助家长巩固在治疗的几个星期内逐渐改善的认识。对于大多数家庭来说，完整的治疗过程约需要12次会面。项目还会计划在3个月后进行一次强化面谈，如果有需要，可以提前进行。也可以安排额外的强化面谈，以巩固家长不稳定的育儿技术水平，或解决儿童面对的新问题。

该项目可操作性强，而当中CDI技能（表扬、反应、模仿、描述、热情和提供选择性的关注）是改善亲子关系的基本核心技术，项目通过手把手式的辅导，给自我效能较低的家长提供有力的支持，通过将布置居家作业和现场辅导结合的方式强化家长技能，并将亲子关系稳定到预想的水平。但项目所需的单向镜子模式的空间、无线耳机、录像等硬件设施都提高了项目门槛，而评估家长掌握水平的标准化编码系统，也需要进行严谨的学习和质控，这也增加了该项目的学习成本。

综上所述，亲子关系的改善是时代迫切的需求，是提升国民幸福感的核心技术，是在网络时代撬动父母注意力的支点。系统的治疗方式与手段是众多家庭苦求不得的良药，是从事儿童健康服务的专业人员的得力助手。家庭伙伴关系模型通常被美国与英联邦国家列为从业人员培训和实践的一部分。父母积极教养和家长–儿童互动疗法作为两种重要的干预措施，已被美国儿童和青少年精神病学学会（American Academy of Child and Adolescent Psychiatry，AACAP）纳入其针对儿童行为问题的治疗指南中，这种认可凸显了这两种干预策略在处理儿童和青少年的行为障碍，例如对立违抗性障碍（oppositional defiant disorder，ODD）方面，具有相当的代表性与有效性。

第九章
免疫与过敏性疾病学

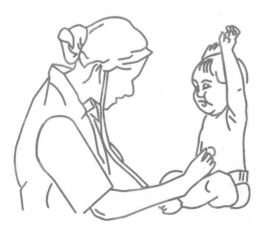

儿童多发性大动脉炎的诊断与治疗

■ 何庭艳　杨军

（深圳市儿童医院）

多发性大动脉炎，即Takayasu动脉炎（Takayasu arteritis，TA），是最常见的系统性大血管炎，主要特征为主动脉及其主要分支的肉芽肿性炎症，最终可能导致血管节段性狭窄、闭塞、扩张和/或动脉瘤。

1　流行病学

儿童男女发病比例为1∶3～1∶2.5，各个年龄阶段均可发病，平均起病年龄为12岁[1]。

目前关于儿童的TA流行病数据很少，瑞典一项研究显示，儿童TA年发病率为0.4/1 000 000（95% CI：0～1.1）[2]；韩国估计0～4岁儿童TA发病率为0.04/100 000（95% CI：0～0.08），15～19岁青少年为0.63/100 000（95% CI：0.36～0.91），并随着标准化年龄的增长而增加[3]。

2　发病机制

目前关于TA发病机制的研究主要来自成人研究和大血管炎动物模型，天然免疫和适应性免疫均参与了TA的病理生理过程。组织病理学显示炎症通常主要发生在外膜和中膜的外部，但可累及血管全层，引起血管壁损伤、层流坏死和弹性纤维断裂，最终导致纤维化和动脉重塑[4]。浸润动脉壁的炎性细胞包括巨噬细胞和淋巴细胞（aßCD4$^+$和CD8$^+$细胞、γδT细胞、自然杀伤细胞和B细胞）[5]。多种促炎细胞因子与TA的发病机制有关。与健康对照组相比，TA患者外周血中肿瘤坏死因子（TNF）-α、IFN-α、IFN-γ、IL-6、IL-8、IL-12、IL-17和IL-18水平升高；血清IL-6和IL-18水平与疾病活动相关[6]。此外，mTOR信号通路和JAK-STAT信号通路在TA的致病机制中有重要意义。在TA患者中，CD4$^+$T细胞中mTORC1信号通路被过度激活，并与疾病进展相关[7]。与健康对照组相比，TA患者存在Ⅰ型IFN基因表达上调，通过鲁索替尼（JAK1/2抑制剂）或托法替尼治疗可减少T细胞活化[8]。

3 临床特征

TA多为亚急性起病，常导致诊断延误数月至数年，可逐渐演变为闭塞性动脉炎，进而表现出血管病变相关症状。高达25%的儿童TA患者在诊断时已发生不可逆的血管损伤[9]。在TA中，最常见受累的动脉是主动脉弓、胸主动脉或腹主动脉，其次是肾动脉、锁骨下动脉、颈动脉和内脏动脉。相较于成人，儿童主动脉弓易受累，儿童主动脉、膈下动脉和肠系膜动脉受累更常见[1, 10]。血管病变常表现为血管狭窄，部分存在血管闭塞、血管壁增厚和动脉瘤。病变通常位于主动脉分支起点附近，呈节段性和斑块状分布。

儿童TA患者常表现为非特异性症状，如发热、呼吸困难、头痛、体重减轻或腹痛。与成人相比，肌肉骨骼症状如关节炎在儿童中并不常见，皮肤损伤（结节性红斑、坏疽性脓皮病）和视网膜血管炎等眼部疾病在儿童中相对少见[1, 10]。少部分可出现危及生命的严重并发症，如急性高血压危象、心衰或动脉夹层[12-13]。器官特异性表现多由继发血管狭窄引起的缺血所致。超过60%的儿童TA患者在诊断时存在动脉性高血压和其他灌注不足的临床症状，如：肢体间的血压差异、外周脉搏减弱和皮肤瘀青；1/3儿童患者可出现四肢跛行；部分儿童患者可出现与腹主动脉或肠系膜动脉的血管炎相关的腹痛症状；5%～27%的儿童患者存在心肌病、缺血性心脏病、心衰和瓣膜病等心血管并发症，约11%的儿童TA患者患有冠状动脉疾病[9, 14-15]；神经系统受累包括头痛、头晕、癫痫发作、短暂性脑缺血发作和中风[11]。

4 实验室检查

急性期反应物可能升高，如红细胞沉降率（erythrocyte sedimentation rate，ESR）和C反应蛋白（CRP）；但炎症指标不能准确地反映疾病的活动状态，活动期指标也可能表现正常。全血细胞计数可能显示正细胞正色素性贫血（提示慢性病贫血）、白细胞增多和/或血小板增多。

5 影像学检查

胸部、腹部、头颈部或其他部位的动脉树磁共振血管成像（magnetic resonance angiography，MRA）或CTA可显示血管腔狭窄或闭塞，可伴血管壁增厚。与CTA相比，MRA无辐射，且不需要使用碘造影剂，可作为首选检查方式。颈总动脉和锁骨下动脉近段的彩色多普勒超声也可显示管壁增厚和管腔狭窄，可在MRA/CTA的基础上补充血流动力学信息。尽管常规动脉造影通常能清晰显示病变动脉的管腔，但不能评估动脉壁增厚程度，且为创性检查，仅用于需行介入手术或可疑心肌缺血患者[16]。PET联合CT（PET-CT）或PET联合MR（PET-MR），在疑诊大血管血管炎病例的评估中应用得越来越多，"热点"节段（即标准摄取值增加段）高度提示大血管血管炎[17]。

6 诊断

诊断TA主要依赖于临床特征和血管影像学检查，急性期反应物（如ESR和CRP）可进一步确认全身性炎症，但ESR或CRP值正常并不能排除TA。影像学检查对于诊断TA和评估血管病变范围至关重要。疑似TA的患者应当行动脉MRA或CTA来评估动脉管腔，但MRA或CTA显示动脉壁增厚的诊断意义尚不详。

美国风湿病学会（ACR）制订关于TA的分类标准是为了鉴别各型血管炎，如果患者至少符合以下6条标准中的3条，则可诊断为TA：①发病年龄≤40岁；②肢体缺血性疼痛；③单侧或双侧肱动脉搏动减弱；④双臂收缩压差值≥10 mmHg；⑤单侧或双侧锁骨下动脉或腹主动脉闻及杂音；⑥动脉造影提示主动脉全程、其一级分支或上下肢近端大动脉狭窄或闭塞，并排除动脉硬化、纤维肌发育不良或其他原因[17]。

欧洲抗风湿病联盟（EULAR）/国际儿童风湿病试验组织（PRINTO）/欧洲儿童风湿病学会（PRES）儿童TA分类标准的灵敏度和特异度分别为100%和99.9%[19]，具体包括1项必要条件：血管影像学检查异常，常规造影或者动脉CTA、磁共振血管成像提示主动脉及其主要分支或肺动脉扩张/动脉瘤、狭窄、闭塞或者动脉壁增厚，且排除纤维肌发育不良因素。此外，还包括5项次要条件：①脉搏消失、减弱或者不对称或跛行；②差异性血压，任一肢体收缩压差>10 mmHg；③血管杂音，即大动脉处闻及杂音或触及震颤；④高血压；⑤急性期反应物计数升高，ESR>20 mm/h或者CRP升高。满足必要条件和1项次要条件即可诊断。

7 鉴别诊断

儿童TA的鉴别诊断主要包括其他原发性血管炎（Behcet病、川崎病、结节性多动脉炎）、继发性血管炎（系统性红斑狼疮、脊椎关节炎或结节病相关血管炎）和非炎症性疾病，如主动脉缩窄、威廉姆斯综合征、马方综合征、埃勒斯-当洛斯综合征以及纤维肌发育不良（fibromuscular dysplasia，FMD）等[11]。这些非炎症性疾病通常没有全身症状，常伴有遗传缺陷相关的其他典型临床特征。在儿童期发病的FMD患者中很少存在特征性"串珠状"血管改变，仅存在局灶性动脉狭窄时与静止期TA难以鉴别的情况，但FMD患者通常不伴贫血、血小板异常或急性期反应物升高[20]。

8 治疗

8.1 治疗原则

根据血管受累范围及脏器受累情况进行早期、规范、个体化治疗，尽可能减少药物不良反应及对生长发育的影响。TA的首选主要治疗措施为全身性糖皮质激素联合免疫抑制剂。一旦出现大动脉瘤或不可逆的动脉狭窄/闭塞导致严重缺血，需进行介入或其他手术干预，但不应在疾病活动期实施血运重建术[20]。

一般措施为监测四肢血压，并进行个体化血压管理。若合并无名动脉、颈动脉或椎动脉狭窄导致脑血流减少，需避免血压相对过低，以防加重颅脑血供不足。注意补充维生素D和钙剂以预防骨质疏松。对于颈动脉或椎动脉重度狭窄患者可酌情使用小剂量阿司匹林抗凝治疗。

8.2 初始治疗

糖皮质激素。鉴于糖皮质激素易产生不良反应，且减量易复发，建议活动性TA患者接受的初始治疗为大剂量糖皮质激素联合激素助减剂。糖皮质激素的初始剂量取决于疾病性质和严重程度。大剂量静脉糖皮质激素冲击治疗用于可能影响重要器官功能的严重血管病变，如冠状动脉受累、颈动脉或椎动脉重度狭窄；后续序贯口服泼尼松治疗。泼尼松常用剂量为1 mg/（kg·d），最大日剂量为60 mg，持续2～4周，如有临床改善则开始逐渐减量。部分患者可能需要长期服用小剂量糖皮质激素以控制全身症状。

糖皮质激素助减剂。尚无随机试验比较各种免疫抑制剂在TA中的疗效。目前最常用的免疫抑制剂为氨甲蝶呤，初始剂量为15～20 mg/（m²·周）（最大剂量为15 mg/周），或硫唑嘌呤，初始剂量为1～2.5 mg/（kg·d）。使用硫唑嘌呤前可筛查硫唑嘌呤相关药敏基因，使用期间需警惕骨髓抑制毒不良反应，并定期监测血常规。环磷酰胺、吗替麦考酚酯、来氟米特和JAK抑制剂可作为选择性替代药物[11, 21]。生物制剂主要包括TNF-α抑制剂、托珠单抗和利妥昔单抗。几项病例系列研究显示，TNF-α抑制剂治疗TA具有一定效果。托珠单抗有助于控制疾病活动及减少糖皮质激素剂量。

若初始治疗无效或出现疾病进展，可酌情使用糖皮质激素联合传统免疫抑制剂及JAK抑制剂或生物制剂作为二线治疗，如氨甲蝶呤、硫唑嘌呤或来氟米特联合TNF-α抑制剂、JAK抑制剂或托珠单抗[11, 21]。通常吗替麦考酚酯和环磷酰胺不与TNF-α抑制剂联用。

8.3 预后

TA是病情起伏不定的慢性疾病，炎症时重时轻。只有大约1/5患者为单相自限性病程，大多数为进展性或复发/缓解交替的动脉炎，需长期行免疫抑制治疗。与成人相比，儿童TA患者更易出现全身炎症和更广泛的血管疾病，均易出现复发和累积损害现象[9]。儿童TA预后不良因素包括起病年龄小、CRP升高、中风、体重轻和病程长[15, 22]。近年来，疾病的早期识别和治疗进展降低了TA的致残率和死亡率。关于成人TA患者的研究显示，TNF-α抑制剂或托珠单抗等治疗促使高达80%的患者在6个月内获得完全缓解。一项回顾性研究显示，使用生物制剂治疗可改善儿童TA患者的预后，提升疾病无复发生存率和完全缓解率[9]。

参考文献

［1］ AESCHLIMANN F A, BARRA L, ALSOLAIMANI R, et al. Presentation and disease course of childhood-onset versus adult-onset Takayasu arteritis ［J］. Arthritis & Rheumatology, 2019, 71（2）: 315-323.

［2］ MOSSBERG M, SEGELMARK M, KAHN R, et al. Epidemiology of primary systemic vasculitis in children: a population-based study from southern Sweden ［J］. Scandinavian Journal of Rheumatology, 2018, 47（4）: 295-302.

［3］ JANG S Y, SEO S R, PARK S W, et al. Prevalence of Takayasu's arteritis in Korea ［J］. Clinical And Experimental Rheumatology, 2018, 36 Suppl 111（2）: 163-164.

［4］ MASON J C. Surgical intervention and its role in Takayasu arteritis ［J］.

Best Practice & Research Clinical Rheumatology, 2018, 32（1）: 112-124.

[5] INDER S J, BOBRYSHEV Y V, CHERIAN S M, et al. Accumulation of lymphocytes, dendritic cells, and granulocytes in the aortic wall affected by Takayasu's disease [J]. Angiology, 2000, 51（7）: 565-579.

[6] PARK M C, LEE S W, PARK Y B, et al. Serum cytokine profiles and their correlations with disease activity in Takayasu's arteritis [J]. Rheumatology, 2006, 45（5）: 545-548.

[7] ZHANG J F, ZHAO L, WANG J, et al. Targeting mechanistic target of rapamycin complex 1 restricts proinflammatory T cell differentiation and ameliorates Takayasu arteritis [J]. Arthritis & Rheumatology, 2020, 72（2）: 303-315.

[8] RÉGNIER P, LE JONCOUR A, MACIEJEWSKI-DUVAL A, et al. Targeting JAK/STAT pathway in Takayasu's arteritis [J]. Annals of the Rheumatic Diseases, 2020, 79（7）: 951-959.

[9] AESCHLIMANN F A, ENG S W M, SHEIKH S, et al. Childhood Takayasu arteritis: disease course and response to therapy [J]. Arthritis Research & Therapy, 2017, 19（1）: 255.

[10] DANDA D, GOEL R, JOSEPH G, et al. Clinical course of 602 patients with Takayasu's arteritis: comparison between childhood-onset versus adult onset disease [J]. Rheumatology（Oxford）, 2021, 60（5）: 2246-2255.

[11] AESCHLIMANN F A, YEUNG R S M, LAXER R M. An update on childhood-onset Takayasu arteritis [J]. Frontiers in Pediatrics, 2022（10）: 872313.

[12] AN X Q, HAN Y C, ZHANG B Q, et al. Takayasu arteritis presented with acute heart failure: case report and review of literature [J]. ESC Heart Failure, 2017, 4（4）: 649-654.

[13] PIZZATTO R, RESENDE L L, LOBO C F T, et al. Arteriopathy in pediatric stroke: an underestimated clinical entity [J]. Arquivos de Neuro-Psiquiatria, 2021, 79（4）: 321-333.

[14] SZUGYE H S, ZEFT A S, SPALDING S J. Takayasu arteritis in the pediatric population: a contemporary United States-based single center cohort [J]. Pediatric Rheumatology Online Journal, 2014（12）: 21.

[15] ELEFTHERIOU D, VARNIER G, DOLEZALOVA P, et al. Takayasu arteritis in childhood: retrospective experience from a tertiary referral centre

in the United Kingdom[J]. Arthritis Research & Therapy, 2015, 17（1）: 36.

[16] DEJACO C, RAMIRO S, DUFTNER C, et al. EULAR recommendations for the use of imaging in large vessel vasculitis in clinical practice[J]. Annals of the Rheumatic Diseases, 2018, 77（5）: 636-643.

[17] GRAYSON P C, ALEHASHEMI S, BAGHERI A A, et al. ^{18}F-Fluorodeoxyglucose-Positron emission tomography as an imaging biomarker in a prospective, longitudinal cohort of patients with large vessel vasculitis[J]. Arthritis & Rheumatology, 2018, 70（3）: 439-449.

[18] AREND W P, MICHEL B A, BLOCH D A, et al. The American college of rheumatology 1990 criteria for the classification of Takayasu arteritis[J]. Arthritis & Rheumatology, 1990, 33（8）: 1129-1134.

[19] OZEN S, PISTORIO A, IUSAN S M, et al. EULAR/PRINTO/PRES criteria for henoch-schonlein purpura, childhood polyarteritis nodosa, childhood Wegener granulomatosis and childhood Takayasu arteritis: Ankara 2008. Part II: final classification criteria[J]. Annals of the Rheumatic Diseases, 2010, 69（5）: 798-806.

[20] TULLUS K. Renovascular hypertension—is it fibromuscular dysplasia or Takayasu arteritis[J]. Pediatric Nephrology, 2013, 28（2）: 191-196.

[21] MERKEL P A. Treatment of Takayasu arteritis[EB/OL]. （2022-02-10）[2024-03-05]. https://www.uptodate.com/contents/8219.

[22] FAN L Y, ZHANG H M, CAI J, et al. Clinical course and prognostic factors of childhood Takayasu's arteritis: over 15-year comprehensive analysis of 101 patients[J]. Arthritis Research & Therapy, 2019, 21（1）: 31.

自身炎症性骨病诊治新进展

■ 罗颖　杨军

（深圳市儿童医院）

　　自身炎症性疾病是固有免疫系统缺陷或失调导致的复发性或持续性的炎症，适应性免疫系统不作为主要致病因素。自身炎症性疾病多于儿童期起病，其中一组以骨骼炎症为主要表型特征，被称为自身炎症性骨病，包括慢性非细菌性骨髓炎（chronic nonbacterial osteomyelitis，CNO）及其严重形式的慢性复发性多灶性骨髓炎（chronic recurrent multifocal osteomyelitis，CRMO）、化脓性无菌性关节炎–坏疽性脓皮病–痤疮（pyogenic sterile arthritis，pyoderma gangrenosum，and acne，PAPA）、马吉德综合征（Majeed syndrome）、白细胞介素–1受体拮抗剂缺陷（deficiency of interleukin–1 receptor antagonist，DIRA）和家族性巨颌症[1]。

1　慢性非细菌性骨髓炎/慢性复发性多灶性骨髓炎

1.1　概述

　　1972年，Giedion报道了4例以亚急性或慢性对称性骨髓炎为主要表现的非感染性多灶性骨髓炎患儿。随后Probst、Bjorksten和Gustavson共同定义了CRMO的病名，重点强调疾病的复发性质。研究发现，该病存在NLRP3炎症小体自发激活，促炎细胞因子也有高表达，因此被定义为一种自身炎症综合征。

　　既往CRMO命名很复杂，许多术语都被用来描述此类疾病。

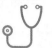

文献中最常用的术语是CNO、CRMO和SAPHO综合征。SAPHO（synovitis，acne，pustulosis，hyperostosis，osteomyelitis）是Chamot等于1987年提出的命名，用来描述一种以成人骨骼、关节和皮肤炎症为特征的临床综合征。儿科界仍主要使用CRMO，二者很可能属于同一疾病谱系，但因发病年龄不同而具有差异性疾病表型。鉴于该类疾病临床进程多变且病灶数量不等，有文章使用CNO和CRMO的联合形式（CNO/CRMO）进行疾病命名[3]，本文将使用该命名描述疾病。

1.2　流行病学特点

CNO/CRMO是一种少见疾病，迄今为止仅有几百例患者被报道，确切患病率和发病率仍然未知，据估计德国发病率为（2～80）/100 000人。该疾病在世界范围内广泛分布，影响多个种族和族群。

CNO/CRMO好发于儿童和青少年，发病高峰为7～12岁。女孩发病率为男孩的2～4倍[2]。尽管该病多在儿童期起病，但成人也可发病且更易出现皮肤病变（常被报道为SAPHO综合征）。2岁前发病不常见，如出现应对患儿进行全面评估，并注意与其他遗传性炎症性骨病包括DIRA、PAPA和马吉德综合征，以及其他类型疾病（肿瘤、感染等）进行鉴别。

1.3　病因和发病机制

该病病因不明，与环境因素、免疫及遗传有关。

CNO/CRMO通常被归类为自身炎症性疾病。绝大多数病例未检测到病原体，但一些作者仍推测CNO/CRMO可能由微生物刺激驱动或诱发。骨髓培养通常无菌，少许阳性病例可见痤疮丙酸杆菌、支原体和各种葡萄球菌属。抗生素治疗常无效，抗炎药物则可改善病情。

CNO/CRMO并无免疫缺陷，但缺乏高滴度自身抗体和自身反应性淋巴细胞，与自身免疫似乎无关，部分病例抗核抗体（ANA）阳性（≥1∶120）[2]。HLA-B27阳性与疾病关联性尚未确定，亦有部分CNO/CRMO病例HLA-B27阳性，这与CNO/CRMO或SAPHO综合征患者随时间推移可逐渐演变为脊柱关节病的趋势一致。多项研究证实

CNO/CRMO与炎症性肠病（IBD）之间存在联系，支持CNO/CRMO可能属于脊柱关节病谱系的观点。三个独立CNO/CRMO队列研究显示，13%患者的一级或二级亲属患有克罗恩病，这进一步支持自身炎症性骨病和IBD存在联系[1-2, 4]。

促炎和抗炎细胞因子的异常表达是CNO/CRMO的重要特征。研究显示CNO/CRMO患者外周血单核细胞表达IL-10及其同源物IL-19降低，而促炎细胞因子（IL-1β、IL-6、TNF-α）和趋化因子（IL-8、IP-10、MCP-1、MIP-1α、MIP-1β）表达明显增多。有报道称部分患者IL-10和IL-19的表达减少是因MAPK-ERK通路激活受损[5-6]。而CNO/ CRMO的促炎细胞因子表达增加与NLRP3炎症小体激活失控有关[7]。炎症细胞因子也控制着破骨细胞分化和激活，它们可微调破骨前体细胞的核因子κB受体激活因子（RANK）与其可溶性配体（RANKL）间的相互作用。

多数CNO/CRMO具有遗传易感性，CNO/CRMO患者及其一级亲属中偶发的家族聚集性及其他炎症性疾病（包括银屑病、IBD等）的高发病率提示存在遗传因素。有研究显示，表达较高IL-10水平的*IL10*启动子GCC单倍型在德国CNO/CRMO患者队列中比同一地区健康对照组更常见[8]。还有研究认为丝蛋白结合LIM蛋白1（*FBLIM1*）可能是CNO/CRMO的易感基因[9]。

1.4 CNO/CRMO临床表现

CNO/CRMO起病通常较为隐匿，典型临床表现为局部骨痛，夜间达到高峰，伴或不伴发热。部分患者可仅出现后遗症表现（如椎体压缩性骨折）。受累骨骼常有肿胀压痛。病变部位数量不等，有一个到十余个甚至更多。症状可能呈间歇性、慢性和持续性，时间为数月到20年，严重程度不等。病变可累及几乎任何部位的骨骼，其中长骨干骺端、锁骨、椎体和骨盆最常见。高达85%的病例为多灶性病变，25%～40%为对称性病变[2, 10]。病变波及长骨干骺端时，表现可与关节炎相似。锁骨病变表现为局部明显肿胀和压痛，最常累及锁骨内侧1/3。当骨盆或椎骨受累时，患者可表现为疼痛（局部或牵涉性）、跛行或骨盆带无力。部分患者虽无症状，但可出现骨折，或因炎症波及神经组织而出现神经功能障碍。17%～33%的患者有发热伴骨痛表现[10]。大多数患者一般情况良好，部分患者出现不适和疲劳。25%的CNO/CRMO患者存在骨骼外表现，最常见的为掌跖脓疱病，也可出现严重痤疮、银屑病、IBD。

已有 CNO/CRMO疾病背景下外周关节炎的报道，常发生在活动性骨病变附近（60%），也可累及病变远处的关节（40%）[2-3]。也有骶髂关节炎及多关节炎的报道[3]。伴发的其他疾病还包括大动脉炎、肉芽肿性多血管炎、硬化性胆管炎、多发内生软骨瘤病（Ollier病）等[4]。

大多数患者红细胞沉降率和C反应蛋白略有升高。白细胞总数一般正常或轻度升高，主要为单核细胞和/或中性粒细胞轻度增多。一些患者可出现轻度血小板增多。通常不会检测到高滴度自身抗体，与HLA-B27相关性不强。但CNO/CRMO患者血清中TNF-α和IL-6水平升高，提示这些细胞因子在该疾病发病机制中发挥了作用。

1.5 影像学诊断

影像学技术是诊断该病最重要的工具。

X线平片可发现一些患者透光性、溶骨性或硬化性病变。溶骨性和硬化性混合病变是最常见的放射线表现之一，容易累及长骨干骺端[11]。但在疾病早期，X线表现通常正常。

患者可有骨膜反应，且相较于长骨，小管状骨受累更易伴有明显骨膜反应。病变的骨皮质增厚或进行性硬化发生在病程后期，随后数年影像学表现逐渐恢复正常。骨骺受累并不常见，但如果发生可能导致骨骺过早闭合。骨干受累亦不常见，通常邻近受累的干骺端区域。锁骨病变通常位于锁骨内侧，疾病活动时可能表现出溶解性破坏伴膜内新骨形成。随着病变愈合，锁骨会日益僵硬。疾病的反复缓解和活动常导致进行性锁骨硬化和骨肥厚。脊椎病变常表现为椎板侵蚀，可伴有椎间隙缩小，类似感染性椎间盘炎。扁平椎也可见类似情况。骨盆骨受累可发生在关节表面或软骨结合处，常表现为硬化。骶髂关节炎也可作为骨盆骨性病变的一部分发生。

磁共振成像对早期诊断至关重要。研究显示骨侵蚀及硬化发生之前，骨水肿和弥散能力改变可被MRI检测到。诊断时通常采用T2加权序列［快速反转恢复序列（TIRM）或短时反转恢复（STIR）序列］和钆剂增强T1脂肪饱和序列来识别炎症性骨病变和骨周围受累情况，并鉴别和排除其他疾病[12-13]。

1.6　组织病理学

组织病理学检查具有重要的鉴别诊断价值，应进行骨活检以排除恶性肿瘤、感染或其他系统性疾病。CNO/CRMO的骨骼的组织学表现并不具有特异性，且因病变时间不同而具有显著差异，早期以中性粒细胞和单核细胞浸润为主，后期以淋巴细胞和浆细胞的混合性炎症浸润为主，并伴有不同程度的硬化和纤维化[14]。非干酪样肉芽肿[15]、多核巨细胞、坏死骨、新骨形成区和纤维化在晚期病变中也可见[10, 14]。值得注意的是，同一样本的组织病理学图像可能不同，因此对每个活检标本进行多个切片评估很重要。

1.7　血清生物标志物

血清生物标志物未来可能会作为诊断CNO/CRMO的工具[16-17]。目前有助于诊断的血清蛋白包括：单核细胞来源的趋化因子MCP-1和MIP-1β、促炎细胞因子IL-6和IL-12，肥大细胞来源的趋化因子CCL11/嗜酸性粒细胞活化趋化因子（eotaxin），调节激活正常T细胞表达和分泌细胞因子（RANTES），以及可溶性IL-2受体。离体免疫细胞的细胞因子和趋化因子表达也可用于检测：CNO/CRMO患者单核细胞的粒细胞-巨噬细胞集落刺激因子（GM-CSF）、免疫调节分子IL-10和IL-1RA表达水平降低。相反，促炎细胞因子IL-1β、IL-6、TNF-α、IL-8、IP-10、MCP-1、小胶质细胞（microglial，MIG）、MIP-1α和MIP-1β表达量增加[18]。

1.8　鉴别诊断

目前尚无公认的CNO/CRMO诊断标准，主要是排他性诊断。

需与CNO/CRMO鉴别诊断的疾病包括：感染性骨髓炎；恶性骨

肿瘤，如原发性骨内淋巴瘤、骨肉瘤、尤文氏肉瘤、白血病和神经母细胞瘤；良性骨病变，如骨样骨瘤和成骨细胞瘤；朗格汉斯细胞组织细胞增生症；窦性组织细胞增生伴巨大淋巴结病（Rosai-Dorfman病）；银屑病性关节炎或脊柱关节病；低磷酸酯酶症；免疫缺陷和维生素C缺乏症（坏血病）。通常需完善病理活检以排除感染病因和恶性肿瘤的可能性，仅根据临床及影像学表现难以明确排除恶性肿瘤。病变区域的MRI有助于引导该部位的活检。若患儿已有典型CNO/CRMO影像学表现（尤其是锁骨受累），且合并如克罗恩病或银屑病的情况下则无须活检。

1.9 治疗

CNO/CRMO为罕见疾病，治疗主要基于医生个人经验、专家意见、病例报告和小样本病例系列研究。

非甾体抗炎药（NSAIDs）通常作为一线用药，大多能够缓解症状，但单独使用该药不足以控制CNO/CRMO的骨骼关节病变。

皮质类固醇、改善病情的抗风湿病药物（DMARDs），包括柳氮磺胺吡啶、氨甲蝶呤、生物制剂（抗肿瘤坏死因子药物）和二膦酸盐。通常使用2 mg/（kg·d）泼尼松（最大剂量100 mg/d）及其等效剂量，持续5～10 d，可快速、有效地抑制炎症。Hofmann等[19]报道，皮质类固醇在大多数情况下（79%）可快速有效地控制骨骼炎症，但很少能维持长期缓解。一些作者使用低剂量泼尼松［0.1～0.2 mg/（kg·d）］联合DMARDs也可获得满意的疗效[3, 19]。

二膦酸盐可抑制破骨细胞活性，帕米膦酸钠还能减少促炎细胞因子表达[19]。因此二膦酸盐很可能成为CNO/CRMO的有效治疗药物，特别是帕米膦酸钠已被报道能够诱导快速和持久地缓解病情[20]。至今已报道两种可选治疗方案：1 mg/kg（最大剂量60 mg/次），每月1次；或者1 mg/kg（最大剂量60 mg/次），每3个月连续3天，持续9～12个月（首剂剂量是维持剂量的50%）。此外，还有研究者报道使用唑来膦酸联合英夫利昔单抗治疗CNO/CRMO也可迅速见效。

靶向阻断TNF可诱导患者临床和影像学缓解，特别是有骨外表现的患者（关节炎、银屑病或IBD）可能受益。靶向阻断IL-1可能是一种有前景的治疗策略，但目前报道数据有限，且部分治疗病例疗效欠佳[21]。IL-6阻断策略可能是另一种有前途的治疗选择，但目前尚缺乏有效性和安全性的公开证据。

1.10　慢病管理及预后

长期随访研究表明，CNO/CRMO患者病情持久反复，病情缓解后需要持续治疗，但是维持时间需要制订个体化方案。专家共识建议患者应在临床和影像学表现达到缓解后，继续接受治疗6~12个月。治疗不充分和过早终止治疗均可导致疾病相关后遗症，如病理性骨折（最常见椎体骨折）[2]、骨骼畸形、双下肢不等长[11]、病变残留骨骨质增生和硬化、咀嚼困难（下颌受累后）、膝关节外翻畸形、椎体塌陷、持续性肌肉萎缩、胸廓出口综合征、持续性关节炎，以及演变为脊柱关节谱系疾病。

2　伴骨炎的遗传性自身炎症综合征

2.1　马吉德综合征

马吉德综合征是一种罕见的单基因自身炎症综合征，典型临床三联征包括早发性CRMO、先天性红细胞生成异常性贫血和嗜中性粒细胞性皮病[22]。迄今为止仅在7个不相关家系中发现，7个家系的患者均存在LPIN2基因纯合突变，其中2个家系同为第17号外显子剪接供体位点突变[23]，另外2个家系同为错义突变p.Ser743Leu[24]。该病的炎症性骨病通常在2岁之前发病，但也有6岁发病的报道。骨痛伴或不伴发热是其典型特征表现。其组织学和影像学表现与CNO/CRMO相同。病原学培养阴性，且抗生素治疗无效。

马吉德综合征患者为典型的小细胞性贫血。骨髓活检显示红细胞生成不良伴双核和三核幼红细胞。其余细胞系无明显受累。实验室异常结果还包括白细胞、血小板增多和红细胞沉降率增快。皮肤症状如类似Sweet综合征的嗜中性粒细胞性皮病是该病的重要特点，但14例患者中仅2例（14%）被报道[22]。一些携带者的父母患银屑病，这表明*LIPIN2*可能与银屑病易感性有关[1]。

皮质类固醇治疗仅能改善部分炎症性骨病和皮肤病变，对贫血的治疗反应较差。非甾体抗炎药能在一定程度上缓解疼痛，但不能控制疾病。秋水仙碱在3例患者中有应用，无显著临床改善。有报道两兄弟患者对TNF-α抑制剂无反应，而使用阿那白滞素及卡那单抗治疗后病情得到改善。另外2例难治性马吉德综合征也被报道在使用阿那白滞素或卡那单抗阻断IL-1途径后，病情有显著和持续的改善[23-24]。

2.2　白细胞介素-1受体拮抗剂缺陷

DIRA是一种常染色体隐性遗传的单基因自身炎症性疾病，由编码IL-1受体拮抗剂（IL-1 receptor antagonist，IL-1RA）的*IL1RN*基因突变引起[26]。该类患者无法产生功能性IL-1RA，导致IL-1信号通路显著失调。DIRA在婴儿期（常在生后几周）表现为脓疱疹、无菌性骨炎和骨膜炎，通常无发热。其中半数婴儿是中晚期早产儿（胎龄31～36周）。大多婴儿出生后不久出现呼吸问题（呼吸窘迫、呼吸暂停或吸入性肺炎）。有研究显示，9例婴儿中有5例被报道有肝脏肿大。所有婴儿炎症指标均升高，包括白细胞计数、红细胞沉降率（最高达115 mm/h）、血小板及CRP（最高达300 mg/L）。大多数患儿被诊断为脓毒症而接受长期抗生素治疗，但临床无改善。使用大剂量皮质类固醇治疗后，绝大多数患儿的临床症状得到缓解。

95%患儿有皮肤表现，严重程度不等，轻者仅几簇脓疱疹，严重者可为广泛分布的泛发性脓疱病或鱼鳞样病变。皮肤组织病理学表现以中性粒细胞浸润为主，累及表皮和真皮，伴棘层增生、角化过度、角化不全及角层下脓疱形成。其他皮肤黏膜表现还包括过敏反应、口腔溃疡和坏疽性脓皮病。近一半患儿被报道指甲有异常（甲凹点、甲分离、指甲脱落和无甲症）。

患儿可表现出活动时疼痛，半数患儿有肿胀表现，所有患儿均存在影像学表现异常。常见表现包括多灶性溶骨性病变、骨膜炎、锁骨增宽和肋骨前端膨大。约25%患儿发生椎骨受累，导致椎体塌陷、驼背畸形、齿状突不愈合、C1-C2不稳定和椎体融合[27]。骨活检显示中性粒细胞浸润伴骨破坏、纤维化、硬化，反应性新骨形成和散在破骨细胞[28]。所有活检培养均显示厌氧菌、需氧菌、真菌和抗酸杆菌为阴性。

抗生素治疗对DIRA患儿无效，但他们经激素治疗后病情可改善。激素助减剂NSAIDs、静脉注射丙种球蛋白、MTX、环孢素、硫唑嘌呤、依那西普、沙利度胺和干扰素-γ均无明显疗效。IL-1阻断剂阿那白滞素可迅速、显著地改善病情[29]。

2.3 化脓性无菌性关节炎、坏疽性脓皮病和痤疮

PAPA是一种常染色体显性遗传的自身炎症性疾病，由编码CD2结合蛋白1（CD2-binding protein 1，CD2BP1，又称PSTPIP1）的*PSTPIP1*突变引起，属于Pombe Cdc15同源蛋白家族（Pombe Cdc15 homology，PCH）[30]。该类患者在儿童期即出现无菌、侵蚀性关节炎伴痤疮和坏疽性脓皮病样皮肤损害。已有报道称PAPA患者表现CNO/CRMO，该患者携带*E250Q*突变，使用阿那白滞素治疗6个月后，骨骼病变消失[31]。

人类PAPA的*PSTPIP1*和小鼠CNO/CRMO的*PSTPIP2*是功能相关基因，但二者炎症模式不同。人类炎性病变以中性粒细胞浸润为特征，而小鼠CNO/CRMO中巨噬细胞是主要的浸润细胞类型。在脂多糖（LPS）刺激下，巨噬细胞产生IL-1β增加是人类PAPA的标志，人*PSTPIP1*还可与家族性地中海热相关的Pyrin蛋白相互作用，该蛋白调节半胱天冬酶-1活化和IL-1β分泌[32]。因此靶向IL-1阻断剂可用于PAPA治疗。

2.4 家族性巨颌症

家族性巨颌症是一种常染色体显性遗传的自身炎症性疾病[33-34]。该病大多数患儿在2～7岁出现对称性、进行性、无痛性颌骨肿大，不伴全身症状。颌骨肥大可能损毁容貌，并导致严重的牙齿问题，包括错牙合和牙列缺失，严重者有继发性咀嚼困难。下颌骨膨大在青春期后开始慢慢消退。颌骨外受累较为罕见，但也有肋骨、肱骨、股骨和胫骨病变的报道。

X线检查结果表现为大面积多房囊状病变，主要影响下颌骨，上颌骨受累程度较轻。病变可表现为溶骨性或不透射线性，骨小梁粗糙伴有皮质变薄。计算机断层扫描显示膨胀性骨性病变、弧形边缘和牙齿紊乱，许多患者还出现继发性上颌窦疾病。MRI检查显示T1图像存在广泛均匀等信号病变（骨骼肌），以及快速自旋回波T2加权脂肪抑制成像呈低信号病变。组织学上，大量破骨细胞散布于致密纤维基质结缔组织中，不伴骨髓炎特征。目前该病尚未发现有效药物或外科治疗方法。

2001年证实该病存在基因缺陷，在12个受累家系患者中发现了SH3域结合蛋白2（SH3-binding protein-2，SH3BP2）的杂合突变[33]，*PTPN11*突变也会导致该表型[35]。靶向TNF-α阻断剂或Src抑制剂有望治疗该病但尚未得到证实，亦有使用酪氨酸激酶抑制剂伊马替尼缓解病情的个案报道，但尚无根治药物[37-38]。

3　总结

无菌性骨炎是自身炎症性骨病的主要特征。很大一部分患者还伴有皮肤或肠道的慢性炎症，提示CNO/CRMO、银屑病、IBD和系统性自身炎症性疾病，包括非细菌性骨髓炎（DIRA、PAPA、马吉德综合征等）均涉及共同的免疫信号通路，这可能对未来的靶向治疗和个体化治疗具有指导意义。同时一旦确诊遗传性自身炎症性骨病，应向每个家庭提供遗传咨询，以使他们了解疾病风险。

参考文献

［1］　FERGUSON P J, EL-SHANTI H I. Autoinflammatory bone disorders［J］. Current Opinion in Rheumatology, 2007, 19（5）：492-498.

［2］　JANSSON A, RENNER E D, RAMSER J, et al. Classification of non-bacterial osteitis：retrospective study of clinical, immunological and genetic aspects in 89 patients［J］. Rheumatology（Oxford）, 2007, 46（1）：154-160.

［3］　PETTY R E, LAXER R M, LINDSLEY C B, et al. Textbook of pediatric rheumatology [M]. 8th ed. Amsterdam: Elsevier, 2021.

[4] HUBER A M, LAM P Y, DUFFY C M, et al. Chronic recurrent multifocal osteomyelitis: clinical outcomes after more than five years of follow-up [J]. The Journal of Pediatrics, 2002, 141（2）: 198-203.

[5] HOFMANN S R, MORBACH H, SCHWARZ T, et al. Attenuated TLR4/MAPK signaling in monocytes from patients with CRMO results in impaired IL-10 expression [J]. Clinical Immunology, 2012, 145（1）: 69-76.

[6] HOFMANN S R, SCHWARZ T, MOLLER J C, et al. Chronic non-bacterial osteomyelitis is associated with impaired Sp1 signaling, reduced IL10 promoter phosphorylation, and reduced myeloid IL-10 expression [J]. Clinical Immunology, 2011, 141（3）: 317-327.

[7] HOFMANN S R, SCHNABEL A, RÖSEN-WOLFF A, et al. Chronic nonbacterial osteomyelitis: pathophysiological concepts and current treatment strategies [J]. Journal of Rheumatology, 2016, 43（11）: 1956-1964.

[8] HAMEL J, PAUL D, GAHR M, et al. Pilot study: possible association of IL10 promoter polymorphisms with CRMO [J]. Rheumatology International, 2012, 32（2）: 555-556.

[9] COX A J, DARBRO B W, LAXER R M, et al. Recessive coding and regulatory mutations in *FBLIM1* underlie the pathogenesis of chronic recurrent multifocal osteomyelitis（CRMO）[J]. PLOS ONE, 2017, 12（3）: e0169687.

[10] SCHULTZ C, HOLTERHUS P M, SEIDEL A, et al. Chronic recurrent multifocal osteomyelitis in children [J]. The Pediatric Infectious Disease Journal, 1999, 18（11）: 1008-1013.

[11] DUFFY C M, LAM P Y, DITCHFIELD M, et al. Chronic recurrent multifocal osteomyelitis: review of orthopaedic complications at maturity [J]. Journal of Pediatric Orthopaedics, 2002, 22（4）: 501-505.

[12] MORBACH H, SCHNEIDER P, SCHWARZ T, et al. Comparison of magnetic resonance imaging and 99mTechnetium-labelled methylene diphosphonate bone scintigraphy in the initial assessment of chronic non-bacterial osteomyelitis of childhood and adolescents [J]. Clinical and Experimental Rheumatology, 2012, 30（4）: 578-582.

[13] HOFMANN C, WURM M, SCHWARZ T, et al. A standardized clinical and radiological follow-up of patients with chronic non-bacterial osteomyelitis treated with pamidronate [J]. Clinical and Experimental Rheumatology, 2014, 32（4）: 604-609.

［14］BJÖRKSTÉN B，BOQUIST L. Histopathological aspects of chronic recurrent multifocal osteomyelitis ［J］. The Journal of Bone and Joint Surgery，1980，62（3）：376-380.

［15］BJÖRKSTÉN B，GUSTAVSON K H，ERIKSSON B，et al. Chronic recurrent multifocal osteomyelitis and pustulosis palmoplantaris ［J］. The Journal of Pediatrics，1978，93（2）：227-231.

［16］HOFMANN S R，KUBASCH A S，RANGE U，et al. Serum biomarkers for the diagnosis and monitoring of chronic recurrent multifocal osteomyelitis （CRMO）［J］. Rheumatology International，2016，36（6）：769-779.

［17］HOFMANN S R，BOTTGER F，RANGE U，et al. Serum interleukin-6 and CCL11/eotaxin may be suitable biomarkers for the diagnosis of chronic nonbacterial osteomyelitis ［J］. Frontiers in Pediatrics，2017（5）：256.

［18］HOFMANN S R，GIRSCHICK F，MORBACH H J，et al. Chronic recurrent multi-focal osteomyelitis（CRMO）：presentation，pathogenesis and treatment ［J］. Current Osteoporosis Reports，2017，15（6）：542-554.

［19］HOFMANN S R，SCHNABEL A，RÖSEN-WOLFF A，et al. Chronic nonbacterial osteomyelitis：pathophysiological concepts and current treatment strategies ［J］. Journal of Rheumatology，2016，43（11）：1956-1964.

［20］TWILT M，LAXER R M. Clinical care of children with sterile bone inflammation ［J］. Current Opinion in Rheumatology，2011，23（5）：424-431.

［21］GIRSCHICK H，FINETTI M，ORLANDO F，et al. The multifaceted presentation of chronic recurrent multifocal osteomyelitis：a series of 486 cases from the Eurofever international registry ［J］. Rheumatology（Oxford），2018，57（7）：1203-1211.

［22］MAJEED H A，KALAAWI M，MOHANTY D，et al. Congenital dyserythropoietic anemia and chronic recurrent multifocal osteomyelitis in three related children and the association with sweet syndrome in two siblings ［J］. The Journal of Pediatrics，1989，115（5 Pt 1）：730-734.

［23］PINTO-FERNÁNDEZ C，SEOANE-REULA M E. Efficacy of treatment with IL-1RA in Majeed syndrome ［J］. Allergologia et Immunopathologia，2017，45（1）：99-101.

［24］MOUSSA T，BHAT V，KINI V，et al. Clinical and genetic association，radiological findings and response to biological therapy in seven children from Qatar with non-bacterial osteomyelitis [J]. International Journal of Rheumatic Diseases, 2017, 20（9）: 1286-1296.

[25] DONKOR J, ZHANG P X, WONG S, et al. A conserved serine residue is required for the phosphatidate phosphatase activity but not the transcriptional coactivator functions of lipin-1 and lipin-2 [J]. Journal of Biological Chemistry, 2009, 284（43）: 29968-29978.

[26] AKSENTIJEVICH I, MASTERS S L, FERGUSON P J, et al. An autoinflammatory disease with deficiency of the interleukin-1-receptor antagonist [J]. The New England Journal of Medicine, 2009, 360（23）: 2426-2437.

[27] MINKIS K, AKSENTIJEVICH I, GOLDBACH-MANSKY R, et al. Interleukin 1 receptor antagonist deficiency presenting as infantile pustulosis mimicking infantile pustular psoriasis [J]. Archives of Dermatological Research, 2012, 148（6）: 747-752.

[28] JESUS A A, OSMAN M, SILVA C A, et al. A novel mutation of *IL1RN* in the deficiency of interleukin-1 receptor antagonist syndrome: description of two unrelated cases from Brazil [J]. Arthritis & Rheumatology, 2011, 63（12）: 4007-4017.

[29] MENDONCA L O, MALLE L, DONOVAN F X, et al. Deficiency of interleukin-1 receptor antagonist（DIRA）: report of the first Indian patient and a novel deletion affecting *IL1RN* [J]. Journal of Clinical Immunology, 2017, 37（5）: 445-451.

[30] SMITH E J, ALLANTAZ F, BENNETT L, et al. Clinical, molecular, and genetic characteristics of PAPA syndrome: a review [J]. Current Genomics, 2010, 11（7）: 519-527.

[31] CAORSI R, PICCO P, BUONCOMPAGNI A, et al. Osteolytic lesion in PAPA syndrome responding to anti-interleukin 1 treatment [J]. Journal of Rheumatology, 2014, 41（11）: 2333-2334.

[32] MORBACH H, HEDRICH C M, BEER M, et al. Autoinflammatory bone disorders [J]. Clinical Immunology, 2013, 147（3）: 185-196.

[33] UEKI Y, TIZIANI V, SANTANNA C, et al. Mutations in the gene encoding c-Abl-binding protein SH3BP2 cause cherubism [J]. Nature Genetics, 2001, 28（2）: 125-126.

[34] PRESCOTT T, REDFORS M, RUSTAD C F, et al. Characterization of a Norwegian cherubism cohort; molecular genetic findings, oral manifestations and quality of life [J]. European Journal of Medical Genetics, 2013, 56

（3）：131-137.

［35］JAFAROV T, FERIMAZOVA N, REICHENBERGER E. Noonan-like syndrome mutations in *PTPN11* in patients diagnosed with cherubism［J］. Clinical Genetics, 2005, 68（2）：190-191.

［36］LEVAOT N, VOYTYUK O, DIMITRIOU I, et al. Loss of Tankyrase-mediated destruction of 3BP2 is the underlying pathogenic mechanism of cherubism［J］. Cell, 2011, 147（6）：1324-1339.

［37］HERO M, SUOMALAINEN A, HAGSTRÖM J, et al. Anti-tumor necrosis factor treatment in cherubism-clinical, radiological and histological findings in two children［J］. Bone, 2013, 52（1）：347-353.

［38］RICALDE P, AHSON I, SCHAEFER S T. A paradigm shift in the management of cherubism? A preliminary report using imatinib［J］. Journal of Oral and Maxillofacial Surgery, 2019, 77（6）：1278.e1-1278.e7.

第十章

感染病学

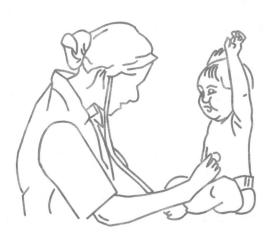

儿童流感相关性脑病细胞因子风暴发生机制及治疗

■吴小浣　　徐翼

（广州医科大学附属妇女儿童医疗中心）

流感相关性脑病（influenza-associated encephalopathy，IAE）是流行性感冒少见的神经系统并发症，其特征是流感病毒感染急性期出现的一系列中枢神经系统功能障碍[1]。IAE多发于流感流行季节的儿童患者，死亡率高达7%，幸存儿童常有不同程度的神经系统后遗症，严重威胁儿童生命健康[2]。临床上通常以流感样症状起病，随后患儿迅速出现意识障碍等神经系统症状，伴不同程度的代谢紊乱、凝血功能异常和器官功能障碍等。影像学表现为特征性的丘脑、脑干对称性、多灶性病变[2-4]。目前关于IAE的病理生理机制尚不完全清楚。遗传易感性、病毒中枢神经系统侵犯、细胞因子风暴（cytokine storm，CS）、代谢紊乱等机制可能与IAE的发病相关。近年研究表明，白细胞介素-6（IL-6）、肿瘤坏死因子-α（TNF-α）、白细胞介素-1（IL-1）和可溶性TNF受体等促炎细胞因子浓度急剧升高在IAE的发病机制中发挥着重要作用[3]。这些促炎细胞因子浓度的升高诱发严重的全身炎症反应，加速血管渗漏和血栓形成，导致多器官功能障碍和弥散性血管内凝血（disseminated intravascular coagulation，DIC）发生[5]，这一过程在IAE的发病机制中起着关键作用，其特征是脑组织损伤，通常被称为CS。早期识别和控制CS的发展，可为降低IAE的死亡率和改善预后提供一种途径，现就IAE的CS这一发病机制及治疗的研究进展进行综述。

1 流感病毒感染导致细胞因子风暴机制

儿童IAE是具有明显CS特征的系统性炎症综合征。CS是指细胞因子生成和释放失去负反馈机制，短时间内浓度迅速升高，导致系统性炎症损伤，其本质是机体免疫反应过强的一种防御机制[6-7]，可由感染、肿瘤、自身免疫性疾病和单基因疾病引发[8]。IAE患者血浆中的炎症相关细胞因子如白细胞介素（IL）-1β、IL-2、IL-5、IL-6、IL-7，肿瘤坏死因子-α（TNF-α），粒细胞集落刺激因子（G-CSF）等的水平显著升高[3]。负反馈调节正常的状态中，细胞因子募集免疫细胞穿过血管壁到达感染部位，激活固有免疫和适应性免疫清除感染，而后细胞因子水平迅速降低，恢复免疫-炎症平衡[9]。适当高水平的细胞因子对于一些播散性感染的控制是必要的，但在IAE中，细胞因子大量产生和释放失去负反馈调节，导致大量的细胞因子损害宿主细胞组织[8]。

流感病毒感染机体，被固有免疫细胞的Toll样受体（TLR）、视黄酸诱导基因蛋白i（RIG-I）样受体（RLR）和核苷酸结合寡聚化结构域（NOD）样受体（NLR）等模式识别受体（PRRs）识别，激活固有免疫系统和指导适应性免疫[10]。病毒RNA与RIG-I上的解旋酶结构域结合，可以触发线粒体抗病毒信号蛋白（MAVS）诱导Ⅰ型和Ⅲ型干扰素的产生。外周血单个核细胞（PBMC）和T细胞等免疫细胞细胞质中的IkB家族的磷酸化，导致IkB迅速降解成转录因子NF-κB。转录因子NF-κB转运进入细胞核，与cAMP反应元件结合蛋白/p300相互作用，诱导组蛋白局部乙酰化，进而导致核小体松弛，打开染色质嵌入启动子区域，启动促炎细胞因子基因mRNA的转录，编码IL-1、IL-6、IL-8和TNF-α等促炎细胞因子[11]。病毒RNA通过MAVS和NLR激活炎症小体，释放IL-1β和IL-18[12]。流感病毒感染导致细胞凋亡、坏死、焦亡等模式死亡，过度的细胞死亡也会诱导机体产生

IL-6、TNF-α、IL-1等因子[13]。机体通过这些反应产生细胞因子，促进病毒消除。但是如果反应过于剧烈，促炎细胞因子产生过多，将形成不受控制的CS，从而导致病情恶化。

流感病毒直接感染产生的细胞因子导致内皮细胞活化，募集免疫细胞黏附内皮细胞，内皮细胞损伤甚至死亡，血管壁通透性增加，产生更多细胞因子，形成第一级CS。募集而来的免疫细胞穿过血管壁后，与外渗细胞因子和内在炎症细胞在间质中引发炎症，实质细胞损伤凋亡，炎症因子级联式产生，导致更广泛的组织损伤，形成第二级CS[9]。大量表达和释放的促炎细胞因子协助清除病原微生物，同时引发CS导致广泛的组织损伤，甚至造成多器官衰竭。

IAE的CS可能是在遗传易感的背景下产生的。Neilson等[14]在家族性和复发性ANE中发现RANBP2富含亮氨酸区域的错义突变，其外显率为40%[14]。该基因编码核孔蛋白RanBP2/Nup358，RanBP2/Nup358在所有组织中普遍表达，是核孔复合物上的一部分，具有广泛的细胞功能，可能直接调节细胞因子的产生。加拿大多伦多大学的Palazzo等[15]探索发现，RanBP2/Nup358抑制编码IL-6和TNF-α细胞因子蛋白的mRNA的翻译。转录后的细胞因子mRNA和Argonaute沉默蛋白被包装成信使核糖核蛋白（mRNP）复合物，这些mRNP完成核输出时，RanBP2/Nup358对Argonaute沉默蛋白进行小泛素化，强制沉默细胞质中的mRNA。BANBP2基因突变后，核孔蛋白RanBP2/Nup358失调，细胞因子的产生与调节作用将受到影响。

2 各种细胞因子对中枢神经系统的影响

细胞因子（cytokine，CK）是由免疫细胞、内皮细胞、表皮细胞、成纤维细胞等非免疫细胞经过刺激合成的，其分泌的负责介导细胞间信号传递的小分子蛋白质，在协调抗菌效应细胞和提供调节免疫反应的信号方面起着关键作用[8]。在IAE中，这些瞬时表达的免疫调节剂过量表达，一方面，过量表达的细胞因子损伤血管内皮；另一方面，一些细胞因子如TNF-α、IL-1β、IFN-γ等也可以抑制细胞连接相关蛋白基因，下调和内化紧密连接蛋白[16]。这些反应共同作用破坏血脑屏障的结构，增强血脑屏障的渗透性，通过损伤的血脑屏障造成血管性脑水肿，诱导神经细胞、神经胶质细胞的凋亡，最终导致中枢神经系统紊乱而引发全身症状[5]。

2.1 干扰素

IFN有3种主要类型（Ⅰ型、Ⅱ型和Ⅲ型），在对病毒和其他病原微生物的先天免疫中起核心作用。IFN与受体复合物结合，通过JAK（Janus激酶）–STAT3（信号转导和转录激活因子3）通路转导信号启动下游信号级联反应，激活转录因子和诱导数百个IFN刺激基因。这些基因编码的蛋白质产物具有抗病毒、抗增殖或免疫调节特性[17]。Lambda IFN是一类新型IFN，具有抗病毒特性，在动物实验中证实可保护小鼠免受甲型流感病毒的侵害[18]。

2.2 白细胞介素

（1）白细胞介素-6（IL-6）浓度在IAE患者的血浆及脑脊液中急剧升高[3]。IL-6由单核巨噬细胞的病原体相关分子模式（PAMPs）或损伤相关分子模式（DAMPs）识别流感病毒而迅速产生，通过诱导急性期和免疫反应以及造血功能来清除感染因子，修复受损组织，发挥保护功能。但同时IL-6触发反式信号通路，参与IAE发病过程中的血管渗漏、血栓形成，最终导致多器官功能障碍和DIC。CS中过量产生的IL-6与受体IL-6R结合形成大量的IL-6/IL-6R复合物，与信号转导成分gp130诱导gp130同型二聚体，激活JAK–STAT3以及Akt–mTOR（哺乳动物雷帕霉素靶蛋白）和MAPK–ERK（丝裂原活化蛋白激酶–细胞外信号调节激酶）通路。IL-6/IL-6R复合物刺激内皮细胞，诱导相邻细胞黏附的主要结构蛋白VE-cadherin的磷酸化和内化，进一步增强血管通透性[8]。IL-6、IL-8、TNF-α、IFN-γ和IL-1β等炎症因子诱导单核细胞表面的组织因子（TF）产生，启动外部凝血途径。同时IL-6上调内皮细胞上的C5aR，增强内皮细胞对C5a的反应性，引起平滑肌收缩并增强血管通透性[19]。IL-6在IAE发病过程中起重要作用，其可能是疾病的严重程度和预后指标的优秀生物标志物，IL-6阻断有望成为IAE的CS治疗策略。临床研究表明，过量的IL-6与流感患者预后不良密切相关[12]。

（2）白细胞介素-1（IL-1）实际上是由11个基因编码的细胞因子家族。IL-1家族中的IL-1β、IL-18和IL-33等促炎细胞因子也参与IAE的CS。IL-1β由NLRP3炎症小体激活，介导中性粒细胞募集，在疾病早期起保护作用，在CS中持续存在，损伤组织。IL-18与IL-12/IL-15协同诱导机体巨噬细胞、NK细胞和T细胞产生高水平的IFN-γ，促进Th1型炎症反应，促进病毒的清除。IL-33也在诱导T细胞产生IFN-γ中发挥作用，诱导天然辅助细胞NHC产生大量其他细胞因子[7, 10]。

（3）白细胞介素-10（IL-10）是典型的抗炎细胞因子，抑制单核细胞、巨噬细胞产生TNF、IL-1、IL-6和IL-12等促炎细胞因子，并抑制单核巨噬细胞的抗原提呈功能，在IAE的CS中起缓冲作用。针对重症流感患者的研究发现，IL-10的产生和IL-6的产生存在很强的相关性，IL-6可作为介体诱导IL-10的产生。流感患者血清IL-10和IL-6水平升高可能导致疾病进展[20]。

2.3 趋化因子

趋化因子是生物体内的化学诱导剂，在多种细胞因子刺激下由T细胞和NK细胞等免疫细胞分泌，控制细胞的迁移，在先天和适应性免疫细胞迁移、胚胎发生、癌症转移等多个过程中起重要作用[21]。多数趋化因子在IAE等感染状态下起促炎作用，受感染细胞释放促炎细胞因子募集中性粒细胞、单核细胞/巨噬细胞和淋巴细胞等免疫细胞到达感染部位。TNF诱导NF-κB等多种促炎基因的表达，激活IL-6，还能诱导细胞凋亡、调节免疫[8]。目前针对趋化因子及其受体治疗靶点的研究也正在开展[22]。

2.4 集落刺激因子

粒细胞-巨噬细胞集落刺激因子（GM-CSF）、巨噬细胞集落刺激因子（M-CSF）和粒细胞集落刺激因子（G-CSF）等集落刺激因子（CSF）刺激各系造血祖细胞增殖和分化。在IAE的CS中，CSF是扩增级联反应的重要一环，使炎症反应持续存在[17]。

2.5 肿瘤坏死因子

肿瘤坏死因子在巨噬细胞、单核细胞、内皮细胞、T细胞和B淋巴细胞等中均可产生，其主要受体TNFR1遍布全身细胞[23]。TNF蛋白超家族是典型的促炎细胞因子，在IAE这些急性感染下，不受控制的TNF-α导致促炎信号通路NF-κB和MAPK-STAT3信号通路过度激活，随后下游炎症级联，白细胞浸润，细胞因子和趋化因子过量产生，形成CS[17]。与IFN等细胞因子类似，TNF损伤内皮屏障，引起细胞水肿和组织损伤。此外，TNF-α也可以通过NF-κB抑制关键的紧密连接蛋白5（claudin-5），导致毛细血管渗漏、大量血浆蛋白流动和白细胞浸润周围组织[24]。不同类型的流感病毒引发的CS涉及主要因子并不完全相同，与H1N1和H3N2相比，H5N1可诱导更多的TNF-α[12]。

3 细胞因子风暴处理

CS是IAE发病机制中的关键环节。在IAE早期阶段及时识别和控制CS的发生，可能为降低IAE死亡率和改善预后提供一种新的治疗策略。

3.1 抗流感病毒药

抗病毒有助于抑制病毒复制，防止宿主炎症反应受到进一步刺激，降低流感相关并发症。Zhang等[25]近期发现在体内，帕拉米韦抑制NF-κB转录活性，可以减少血清中的多种细胞因子，抑制人外周血单个核细胞、TNF-α等细胞因子的释放，减轻急性组织损伤。奥司他韦和帕拉米韦对幼儿严重乙型流感病例的疗效相似，奥司他韦对严重甲型流感的疗效更优[26]。早期抗病毒治疗可获得更好的临床效果，重症流感患儿或有重症高危因素的流感患儿应在发病48 h内尽早开始抗流感病毒药物治疗，对减轻并发症、降低死亡率、缩短住院天数等方面有积极影响[27]。

3.2 糖皮质激素

早期开始激素冲击疗法或联合低温疗法以及联合免疫球蛋白治疗

等疗法均在IAE中取得良好疗效[28-29]。类固醇可阻断细胞因子水平升高和控制炎症，减轻神经水肿。糖皮质激素与细胞质皮质类固醇受体结合，抑制组蛋白乙酰转移酶（HAT）和募集组蛋白去乙酰化酶2（HDAC2）活性以下调炎症基因[30]。糖皮质激素不仅能抑制免疫细胞，而且可通过抑制前列腺素和白三烯等主要炎症分子的产生，抑制多种炎症靶点来有效对抗细胞因子风暴[7]，具有良好的抗炎作用，已被广泛用于控制细胞因子风暴。日本的Okumura等[31]调查发现，在病变未累及脑干的急性坏死性脑病患儿中，发病后24 h内使用糖皮质激素可有较好预后。

3.3 免疫球蛋白

免疫球蛋白可以阻断Fc受体，涉及多种免疫调节作用，已用于治疗由多种病毒引起的CS，在既往的流感流行中证实其可以改善感染[30]。在IAE的急性期应用免疫球蛋白可提供有益的免疫调节，帮助机体控制病原体[8]。

3.4 血液净化

Ni等[32]研究发现，连续血液净化治疗可以明显降低IL-6水平。吸附、灌注、血浆交换、血液/血浆过滤等血液净化系统可以清除炎症因子，减轻IAE的CS过度激活炎症反应引发的组织损伤[33]。

3.5 低温治疗

低温治疗可以稳定中枢神经系统中的CS，抑制脑水肿，保护大脑免受后续不可逆的神经细胞损伤，在IAE的治疗中扮演着非常重要的角色[34]。

3.6 细胞因子抑制剂

IL-6受体、IL-1受体、IL-1β等细胞因子抑制剂已被美国FDA和欧洲药品管理局（EDA）批准作为类风湿关节炎、全身发病的幼年特发性关节炎和家族性地中海热等风湿性疾病的治疗药物，用于阻断疾病发展过程中的CS，其他细胞因子、通路的抑制剂也在研究中[30]。Ni等[32]发现早期应用IL-6阻断剂可能对IAE预后的改善和残疾的预防有一定作用。但细胞因子抑制剂在IAE中的有效性尚未得到证实，由感染引起CS的机制可能比非感染更复杂[8]。此外，细胞因子抑制剂在阻断CS中的通路信号的同时，也可能会影响病毒的清除，增加二次感染的风险。但随着对IAE机制的不断阐明，这些药物的治疗前景似乎是可观的。

细胞因子风暴是导致IAE快速发展和不良预后的重要机制之一，血清和脑脊液中浓度升高的细胞因子损伤血管内皮，破坏血脑屏障，造成血管渗漏、血栓形成、脑组织水肿，导致广泛的组织损伤、神经系统功能障碍，甚至造成多器官衰竭和DIC。早期发现CS并立即开始控制CS的治疗是可能逆转IAE患者病情的关键。事实上，目前我们很难区分疾病过程中的保护性炎症反应和病理性CS，缺乏诊断病理性CS的标志物或关键分子。如何阻断IAE的CS发展而不干扰机体清除病毒还需要进一步探索。研究IAE中炎症CS与疾病发生及发展的内在联系，可以为IAE的控制和预后的改善提供参考。

参考文献

[1] PAKSU M S, ASLAN K, KENDIRLI T, et al. Neuroinfluenza: evaluation of seasonal influenza associated severe neurological complications in children（a multicenter study）[J]. Child's Nervous System, 2018, 34（2）: 335-347.

[2] CHEN L W, TENG C K, TSAI Y S, et al. Influenza-associated neurological complications during 2014-2017 in Taiwan [J]. Brain & Development, 2018, 40（9）: 799-806.

[3] SUN G, OTA C, KITAOKA S, et al. Elevated serum levels of neutrophil elastase in patients with influenza virus-associated encephalopathy [J]. Journal of the Neurological Sciences, 2015, 349（1-2）: 190-195.

[4] SHUKLA P, MANDALLA A, ELRICK M J, et al. Clinical manifestations and pathogenesis of acute necrotizing encephalopathy: the interface between systemic infection and neurologic injury [J]. Frontiers in Neurology, 2022（12）: 628811.

[5] WANG G F F, LI W Z, LI K S. Acute encephalopathy and encephalitis caused by influenza virus infection [J]. Current Opinion in Neurology, 2010, 23（3）: 305-311.

［6］ 朱剑，黄烽. 抗击2019新型冠状病毒　关注细胞因子风暴［J］. 中华风湿病学杂志，2020，24（6）：425-429.

［7］ KIM J S, LEE J Y, YANG J W, et al. Immunopathogenesis and treatment of cytokine storm in COVID-19［J］. Theranostics, 2021, 11（1）: 316-329.

［8］ FAJGENBAUM D C, JUNE C H. Cytokine Storm［J］. The New England Journal of Medicine, 2020, 383（23）: 2255-2273.

［9］ 安娜，鲜于剑波，俸家富. 细胞因子风暴的研究进展［J］. 中华预防医学杂志，2020，54（11）：1300-1304.

［10］ 嵇祝星，刘晓文，王晓泉，等. 甲型流感病毒所致宿主细胞因子风暴的研究进展［J］. 中国预防兽医学报，2022，44（3）：338-343.

［11］ ICHIYAMA T, MORISHIMA T, ISUMI H, et al. Analysis of cytokine levels and NF-kappaB activation in peripheral blood mononuclear cells in influenza virus-associated encephalopathy［J］. Cytokine, 2004, 27（1）: 31-37.

［12］ GU Y N, ZUO X, ZHANG S Y, et al. The Mechanism behind Influenza Virus Cytokine Storm［J］. Viruses, 2021, 13（7）: 1362.

［13］ GUI R, CHEN Q J. Molecular Events Involved in Influenza A Virus-Induced Cell Death［J］. Frontiers in Microbiology, 2022（12）: 797789.

［14］ NEILSON D E, ADAMS M D, ORR C, et al. Infection-triggered familial or recurrent cases of acute necrotizing encephalopathy caused by mutations in a component of the nuclear pore, *RANBP2*［J］. The American Journal of Human Genetics, 2009, 84（1）: 44-51.

［15］ PALAZZO A F, JOSEPH J, LIM M, et al. Workshop on RanBP2/Nup358 and acute necrotizing encephalopathy［J］. Nucleus, 2022, 13（1）: 154-169.

［16］ IMAKITA N, KITABATAKE M, OUJI-SAGESHIMA N, et al. Abrogated Caveolin-1 expression via histone modification enzyme Setdb2 regulates brain edema in a mouse model of influenza-associated encephalopathy［J］. Scientific Reports, 2019, 9（1）: 284.

［17］ TISONCIK J R, KORTH M J, SIMMONS C P, et al. Into the eye of the cytokine storm［J］. Microbiology and Molecular Biology Reviews, 2012, 76（1）: 16-32.

［18］ MORDSTEIN M, KOCHS G, DUMOUTIER L, et al. Interferon-λ contributes to innate immunity of mice against influenza a virus but not against hepatotropic viruses［J］. PLoS Pathogens, 2008, 4（9）: e1000151.

［19］TANAKA T, NARAZAKI M, KISHIMOTO T. Immunotherapeutic implications of IL-6 blockade for cytokine storm ［J］. Immunotherapy, 2016, 8（8）: 959-970.

［20］YU X L, ZHANG X, ZHAO B H, et al. Intensive cytokine induction in pandemic H1N1 influenza virus infection accompanied by robust production of IL-10 and IL-6 ［J］. PLOS ONE, 2011, 6（12）: e28680.

［21］RAMAN D, SOBOLIK-DELMAIRE T, RICHMOND A. Chemokines in health and disease ［J］. Experimental Cell Research, 2011, 317（5）: 575-589.

［22］GE D, FELLAY J, THOMPSON A J, et al. Genetic variation in IL28B predicts hepatitis C treatment-induced viral clearance ［J］. Nature, 2009, 461（7262）: 399-401.

［23］AGGARWAL B B, VILČEK J, DEKKER M. Tumor necrosis factors. Structure, function, and mechanism of action ［M］. New York: Marcel Dekker, 1992.

［24］WITTEKINDT O H. Tight junctions in pulmonary epithelia during lung inflammation ［J］. Pflügers Archiv-European Journal of Physiology, 2017, 469（1）: 135-147.

［25］ZHANG C X, TU Y, SUN X C, et al. Peramivir, an anti-influenza virus drug, exhibits potential anti-cytokine storm effects ［J］. Frontiers in Immunology, 2022（13）: 856327.

［26］HUQ R, BOLUMEN A, CHALWADI U K, et al. Recurrent episodes of encephalopathy/encephalitis secondary to influenza virus in a pediatric patient ［J］. The Pediatric Infectious Disease Journal, 2023, 42（10）: e380-e382.

［27］国家卫生健康委办公厅, 国家中医药管理局办公室. 流行性感冒诊疗方案（2020年版）［J］. 中国病毒病杂志, 2021, 11（1）: 1-5.

［28］MUNAKATA M, KATO R, YOKOYAMA H, et al. Combined therapy with hypothermia and anticytokine agents in influenza a encephalopathy ［J］. Brain and Development, 2000, 22（6）: 373-377.

［29］MANARA R, FRANZOI M, COGO P, et al. Acute necrotizing encephalopathy: combined therapy and favorable outcome in a new case ［J］. Child's Nervous System, 2006, 22（10）: 1231-1236.

［30］TANG L, YIN Z N, HU Y, et al. Controlling cytokine storm is vital in COVID-19 ［J］. Frontiers in Immunology, 2020（11）: 570993.

［31］OKUMURA A, MIZUGUCHI M, KIDOKORO H, et al. Outcome of

acute necrotizing encephalopathy in relation to treatment with corticosteroids and gammaglobulin [J]. Brain and Development, 2009, 31 (3): 221–227.

[32] NI J W, FANG K N, ZHAO Z, et al. Continuous blood purification on influenza-associated neurological disease in children: a retrospective cohort study [J]. BMC Infectious Diseases, 2021, 21 (1): 673.

[33] YE Q, WANG B L, MAO J H. The pathogenesis and treatment of the 'Cytokine Storm' in COVID-19 [J]. Journal of Infection, 2020, 80 (6): 607–613.

[34] YOKOTA S, IMAGAWA T, MIYAMAE T, et al. Hypothetical pathophysiology of acute encephalopathy and encephalitis related to influenza virus infection and hypothermia therapy [J]. Pediatrics International, 2000, 42 (2): 197–203.

慢性活动性EB病毒病临床诊治进展

■ 田树凤　邓继岿

（深圳市儿童医院）

1　慢性活动性EB病毒病的临床特征

慢性活动性EB病毒病（chronic active Epstein–Barr virus disease，CAEBV），原名慢性活动性EBV感染，以EBV感染T细胞或NK细胞引发的全身性炎症和克隆性增殖为特征。该病起初被定义为慢性或复发性传染性单核细胞增多症[1]，也曾被定义为病程大于3个月的EB病毒感染相关的一系列淋巴组织增生性疾病[2-4]。2022年世界卫生组织（WHO）修订的第五版《造血与淋巴组织肿瘤分类》将CAEBV列为EBV阳性T细胞和NK细胞淋巴样增生和儿童淋巴瘤之一，并将其命名为"全身性慢性活动性EB病毒病"[5-6]。

CAEBV的特征是持续的传染性单核细胞增多样症状，包括发烧、淋巴结肿大和肝脾肿大。CAEBV患者常并发全身性器官疾病，如噬血细胞性淋巴组织细胞增多症（HLH）、消化性溃疡、间质性肺炎、血管炎、葡萄膜炎、肝功能衰竭和冠状动脉瘤。虽然有些患者会出现严重的症状并迅速恶化，但其他患者在不治疗的情况下病情能保持稳定。从CAEBV患者身上偶尔可以观察到牛痘样水疱和/或严重蚊虫叮咬过敏样皮肤症状，这两种症状被认为是EBV阳性T/NK淋巴增生性疾病的皮肤表现，在WHO第五版《造血与淋巴组织肿瘤分类》中被列为独立疾病[5]。在整个CAEBV病程中，偶尔会发生血液系统恶性肿瘤，如恶性NK细胞白血病和结外T/NK细胞淋巴瘤、鼻肿瘤[7-8]。这些恶性肿瘤从发病到发展可能需要数月至数十年。

2 慢性活动性EB病毒病的流行情况

CAEBV在东亚最为常见，在墨西哥有报道，在西方国家偶尔也有记录。这种分布模式的形成原因尚不清楚，目前CAEBV个体的遗传倾向已有报道，报道显示CAEBV与人类白细胞抗原（HLA）A26呈正相关，HLA-A26在东亚患者中经常被检测到[9]。CAEBV最初被确定为一种儿童疾病。然而，随着越来越多的医生开始意识到这种疾病的存在，越来越多的成人CAEBV病例被记录下来。20多年前，日本一项全国性调查结果显示，82例CAEBV患者的平均发病年龄为11.3岁[7]。2016—2018年进行的一项调查中纳入的100例患者的中位年龄为21岁，并且成人患者（≥20岁）数量大于儿童患者数量[10]。在这些调查中，发病年龄≥8岁的儿童或成人期发病的CAEBV患者的预后比低龄患者差[7, 10]。

3 慢性活动性EB病毒病的诊断

CAEBV的诊断需结合临床特征和病毒学结果进行。重度慢性EBV感染和重度慢性活动性EBV感染综合征的诊断标准分别于1988年和1991年被独立提出[1, 11]。这些标准包括持续的传染性单核细胞增多症样症状、血液学异常/主要器官受累，以及EBV抗体滴度异常。2005年日本EBV及相关疾病研究协会出版的《慢性活动性EBV感染诊断指南》中，EBV聚合酶链式反应（PCR）定量检测被推荐为诊断CAEBV的特异性实验室检测方法[12]。2022年，日本一个研究小组修订了CAEBV的诊断标准[13]。由于CAEBV与EBV感染的T/NK细胞的增殖有关，因此在修订后的诊断标准中，诊断CAEBV被认为需要确认EBV基因组和EBV感染的T/NK细胞数量。

3.1 EBV相关抗体

异常的EBV抗体谱，如抗病毒衣壳抗原VCA-IgG滴度≥640和抗早期抗原EA-IgG滴度≥160，被认为是CAEBV的病毒学实验室结果，纳入既往诊断标准[1, 11, 14]。但是EBV血清阳性的健康个体可以有高VCA-IgG水平而没有任何疾病。此外，并非所有CAEBV患者都表现出EBV相关抗体的高滴度，T细胞CAEBV的VCA-IgG、EA-IgG的几何平均滴度分别为2010、610，而NK细胞CAEBV的VCA-IgG、EA-IgG的几何平均滴度分别只有310、70[2]，因此，高抗体滴度对CAEBV的诊断是不必要的。

3.2 EBV-DNA载量

实时PCR检测EBV-DNA载量通常被用于EBV相关疾病的诊断或监测[15]。通常CAEBV患者外周血中EBV-DNA载量极高[16-17]。实时PCR可用于评估全血、外周血单个核细胞（PBMC）和血浆/血清中的EBV-DNA载量，PBMC和血浆/血清分别含有细胞相关和细胞游离EBV-DNA。因此，在确定诊断EBV相关疾病的最佳血液成分时，应考虑疾病状态或病因。在CAEBV活跃期，EBV-DNA载量在所有血液成分中增加，而血浆/血清EBV在非活性期，DNA有时无法被检测到[8, 16-17]。因此，在全血或PBMC中进行EBV-DNA载量检测是诊断CAEBV的首选方法。在Zheng等[18]最近的一项研究中，血浆中EBV-DNA载量在检测NK细胞CAEBV的疾病活动性方面比PBMC中EBV-DNA载量要准确得多。因此，与PBMC或全血中EBV-DNA载量相比，血浆EBV-DNA载量与CAEBV疾病活跃期的相关性更强。

诊断CAEBV的EBV-DNA载量阈值尚未确定。2016年，WHO发布了定量PCR检测EBV-DNA的国际标准，并用国际单位（IU）表示[19]。尽管EBV的实时定量PCR检测还没有完全实现标准化，但各机构之间EBV-DNA载量的比较变得更加容易。已有研究表明，31例CAEBV患者中有29例（94%）的全血中EBV-DNA载量高于10 000 IU/mL，全血EBV-DNA载量与PBMC具有很强的相关性[17]。基于这些发现和标本制备的简易性，建议将全血中EBV-DNA载量

≥10 000 IU/mL作为诊断CAEBV的临界值。值得注意的是，EBV-DNA高载量不仅在传染性单核细胞增多症和EBV-HLH患者中出现，甚至是在没有任何临床表现的患者中也能检测到。因此，不能仅根据EBV-DNA载量将CAEBV与其他疾病区分开来。

3.3 EBV感染细胞的鉴定

为了诊断CAEBV，并与其他EBV相关疾病鉴别，必须鉴定EBV感染的细胞系，因为CAEBV主要与EBV感染的T/NK细胞的增殖有关。EBV感染的细胞系可以通过对分离成B、T和NK细胞的PBMC进行实时PCR测定来鉴定，该方法已被用于诊断CAEBV或其他EBV相关疾病[2, 20]。另外，EBV感染的细胞系还可以使用流式-荧光原位杂交法（flow-FISH）进行评估[21-23]。针对组织标本中EBV编码的小RNA（EBER）进行原位杂交，被广泛用于检测EBV感染的细胞[24]，EBER被认为是检测EBV感染细胞的最佳标志物，因为它在所有EBV感染的细胞中都有强烈表达[25]，但组织标本在临床获取较为困难。在先前使用流式-荧光原位杂交法进行的一项研究中，0.15%～67%的EBV相关T/NK淋巴增殖性疾病患者（包括9例CAEBV患者）的PBMC为EBER阳性T/NK细胞[26]。流式-荧光原位杂交分析可以描述EBV感染细胞表型的细节，然而，其检测EBV感染细胞的灵敏度低于使用上述分选PBMC的实时PCR测定。此外，流式-荧光原位杂交法在大多数诊断实验室难以进行。

3.4 病理结果

CAEBV的形态学特征尚无明确的界定。EBV阳性细胞常浸润肝脏、脾脏、淋巴结和骨髓，心脏、胃肠系统和肌肉较少受影响[3]。通常被浸润的这些器官的淋巴细胞大小不等，没有发展为恶性肿瘤的迹象。在淋巴结中经常观察到淋巴细胞与其他炎症细胞混合的皮质旁增生和多形性增殖[27-28]。在疾病进展过程中，一些CAEBV患者会发展为淋巴瘤或白血病。因此，组织病理学检查可能广泛揭示细胞学发现，从克隆性增殖到明显的白血病/淋巴瘤[29]。淋巴细胞更常见的是T细胞系而不是NK细胞系，并且CD3和细胞毒性标志物如TIA-1和颗粒酶B阳性[26, 30]。T细胞通常呈TCRαβ和CD4阳性，而少数细胞表达CD8和/或TCRγδ²。CD56呈阳性，特别是在NK细胞系中。部分CAEBV患者的T细胞和NK细胞同时感染EBV[31]。利用针对EBV末端重复序列的探针及Southern印迹（Southern blot）杂交技术，检测了EBV阳性细胞的克隆性，发现CAEBV患者通常表现为单克隆，也有一些患者存在低克隆或多克隆EBV群体[29, 32]。因此，CAEBV是不是一种起源于单细胞的单克隆淋巴增生性疾病仍然没有定论。有研究表明，CAEBV患者的驱动突变在各种细胞系中是共有的[31]。另外，EBV可能感染一共同的淋巴样祖细胞，并导致多个细胞系的克隆进化[33]。

4 慢性活动性EB病毒病的治疗

各种治疗方案，包括使用抗病毒药物和/或免疫调节剂，已被用于治疗CAEBV，但尚未建立标准的治疗方法[34]。目前，造血干细胞移植（HSCT）被认为是成功治疗CAEBV的唯一方法。

4.1 化疗

CAEBV的最佳化疗时间和方案存在争议。化疗可以减少CAEBV活跃度，但其效果通常是短暂的，完全缓解（CR）率不足。在Kimura等[8]的一项研究中，53例CAEBV患者中仅1例单独化疗诱导持续CR。在最近对100例CAEBV患者的分析中[10]，有52例患者的主要化疗药物是环孢素A、类固醇和依托泊苷，而45例患者使用环磷酰胺、阿霉素、长春新碱和泼尼松龙，两种方案的CR率分别为17%和13%，在任何患者中未观察到病毒学CR，即EBV–DNA载量显著降低的CR。此外，单独化疗的20例患者的3年总生存率（OS）为0。基于这些既往报道，单独化疗不被认为是CAEBV的治愈性方案。在进行HSCT之前，CAEBV采用化疗来降低病毒载量和控制疾病活跃度，因为在进行HSCT时，非活动性疾病患者的OS明显高于活动性疾病患者[8]。此外，化疗可以降低HSCT相关并发症的风险。在进行同种异体HSCT之前，已经有学者提出联合免疫化疗来减少EBV感染的T/NK

细胞（三步策略）[35-36]。化疗可以控制CAEBV活跃度，并有助于改善HSCT的结果，需要通过进一步的验证和优化来确定其疗效。

4.2 造血干细胞移植

同种异体HSCT治疗CAEBV的首个成功病例于2000年被报道[37]。从那时起，各种来源的干细胞被用于CAEBV的HSCT。

在一项招募了80个患者的分析中，接受HSCT的CAEBV患者15年OS为60.6%，而未接受HSCT的CAEBV患者15年OS为25.7%[8]。对于接受HSCT的患者，年龄（≥15岁）、活动性疾病状态和从发病到HSCT的时间（≥30个月）与生存率呈低相关。在另一项研究中，化疗后进行HSCT的患者和仅进行HSCT的患者的3年OS分别为65%和82%[10]。在日本最近一项研究中[38]，中位年龄21岁的CAEBV患者，接受HSCT后3年OS为72.5%，年龄（≥15岁）、疾病活动性、可溶性白细胞介素-2受体水平及无放疗适应均与生存率差独立相关。

由于CAEBV在西方国家很少见，CAEBV患者接受HSCT的报道很有限。Cohen等[4]先前在美国进行的一项研究中，19例CAEBV患者中有6例接受了HSCT，其中4例患者在观察期间存活。在最近对亚洲以外的T/NK细胞CAEBV患者的分析中，接受HSCT的患者比未接受HSCT的患者生存率更高；然而，44例接受HSCT的患者中有15例复发[39]。HSCT治疗CAEBV的最佳条件和干细胞来源尚未确定。Kawa等[35]回顾性分析了29例CAEBV患者（中位年龄10岁），这些患者在清髓预处理（MAC，$n=11$）或降低强度预处理（RIC，$n=18$）后进行HSCT，RIC患者的3年OS（85%）显著高于MAC患者（55%）。可见，在CAEBV患者的HSCT治疗中，RIC是比MAC更合适的预处理方法。比较17例RIC后进行亲属骨髓移植（RIC-BMT）的CAEBV患者和15例RIC后进行非亲属脐带血移植（RIC-CBT）的CAEBV患者，两者的OS相似（RIC-BMT：92.9%。RIC-CBT：93.3%）[37]，研究者据此提出非亲属脐带血可以作为CAEBV患者HSCT的来源。

由于化疗预后差、疗效不足，HSCT被推荐为CAEBV的一种治疗方法。但对于HSCT的适应证和时机应该仔细斟酌。在一些患者中，

CAEBV的表现是自限性的，只需要极少的支持治疗[7-8]。考虑到与HSCT相关的并发症风险，目前还没有足够的证据支持HSCT适用于治疗所有诊断为CAEBV的患者。值得注意的是，"活动性"CAEBV患者（伴有发热、肝功能障碍、血管炎或进行性皮肤病变）在HSCT后的预后比"非活动性"患者差[38]。因此，当CAEBV的疾病活动性得到控制时，建议进行HSCT。CAEBV的诊治应在专家指导下谨慎进行。

5　总结及展望

由于CAEBV是一种危及生命的潜在疾病，为了获得良好的临床结果，适当的诊断和治疗干预是必要的。目前，CAEBV的诊断需要确认EBV基因组的高拷贝数和EBV感染的T/NK细胞，可将全血中EBV–DNA载量≥10 000 IU/mL作为诊断CAEBV的临界值。CAEBV的标准治疗方法尚未建立，而HSCT被认为是唯一的治疗方法。在HSCT之前，移植前化疗的"三步策略法"可以控制疾病活动，从而可以降低移植后的复发概率。

参考文献

［1］ STRAUS S E. The chronic mononucleosis syndrome［J］. The Journal of Infectious Diseases, 1988, 157（3）: 405-412.

［2］ KIMURA H, HOSHINO Y, HARA S, et al. Differences between T cell-type and natural killer cell-type chronic active Epstein-Barr virus infection［J］. The Journal of Infectious Diseases, 2005, 191（4）: 531-539.

［3］ OKANO M, KAWA K, KIMURA H, et al. Proposed guidelines for diagnosing chronic active Epstein-Barr virus infection［J］. American Journal of Hematology, 2005, 80（1）: 64-69.

［4］ COHEN J I, JAFFE E S, DALE J K, et al. Characterization and treatment of chronic active Epstein-Barr virus disease: a 28-year experience in the United States［J］. Blood, 2011, 117（22）: 5835-5849.

［5］ LI W J. The 5th edition of the World Health Organization classification of haematolymphoid tumours ［M］// Li W J. Leukemia. Brisbane, Australia: Exon Publications, 2022.

［6］ ALAGGIO R, AMADOR C, ANAGNOSTOPOULOS I, et al. The 5th edition of the World Health Organization classification of haematolymphoid tumours: lymphoid neoplasms ［J］. Leukemia, 2022, 36（7）: 1720–1748.

［7］ KIMURA H, MORISHIMA T, KANEGANE H, et al. Prognostic factors for chronic active Epstein–Barr virus infection ［J］. The Journal of Infectious Diseases, 2003, 187（4）: 527–533.

［8］ KIMURA H, ITO Y, KAWABE S, et al. EBV–associated T/NK–cell lymphoproliferative diseases in nonimmunocompromised hosts: prospective analysis of 108 cases ［J］. Blood, 2012, 119（3）: 673–686.

［9］ KIMURA H. EBV in T–/NK–Cell tumorigenesis ［J］. Advances in Experimental Medicine and Biology, 2018,（1045）: 459–475.

［10］ YONESE I, SAKASHITA C, IMADOME K I, et al. Nationwide survey of systemic chronic active EBV infection in Japan in accordance with the new WHO classification ［J］. Blood Advances, 2020, 4（13）: 2918–2926.

［11］ OKANO M, MATSUMOTO S, OSATO T, et al. Severe chronic active Epstein–Barr virus infection syndrome ［J］. Clinical Microbiology Reviews, 1991, 4（1）: 129–135.

［12］ HIRAI Y, ASADA H, HAMADA T, et al. Diagnostic and disease severity determination criteria for hydroa vacciniforme lymphoproliferative disorders and severe mosquito bite allergy ［J］. The Journal of Dermatology, 2023, 50（7）: e198–e205.

［13］ KAWADA J I, ITO Y, OHSHIMA K, et al. Updated guidelines for chronic active Epstein–Barr virus disease ［J］. International Journal of Hematology, 2023, 118（5）: 568–576.

［14］ JONES J F, RAY C G, MINNICH L L, et al. Evidence for active Epstein–Barr virus infection in patients with persistent, unexplained illnesses: elevated anti–early antigen antibodies ［J］. Annals of Internal Medicine, 1985, 102（1）: 1–7.

［15］ KANAKRY J A, HEGDE A M, DURAND C M, et al. The clinical significance of EBV DNA in the plasma and peripheral blood mononuclear cells of patients with or without EBV diseases ［J］. Blood, 2016, 127（16）: 2007–2017.

［16］ ITO Y, SUZUKI M, KAWADA J I, et al. Diagnostic values for the viral load in peripheral blood mononuclear cells of patients with chronic active Epstein–Barr virus disease [J]. Journal of Infection and Chemotherapy, 2016, 22（4）: 268–271.

[17] KAWADA J I, KAMIYA Y, SAWADA A, et al. Viral DNA loads in various blood components of patients with Epstein–Barr virus–positive T–cell/natural killer cell lymphoproliferative diseases [J]. The Journal of Infectious Diseases, 2019, 220（8）: 1307–1311.

[18] ZHENG M, BAO Y H, WANG J C, et al. The superiority of Epstein–Barr virus DNA in plasma over in peripheral blood mononuclear cells for monitoring EBV–positive NK–cell lymphoproliferative diseases [J]. Hematological Oncology, 2022, 40（3）: 381–389.

[19] FRYER J F, HEATH A B, WILKINSON D E, et al. A collaborative study to establish the 1st WHO International Standard for Epstein–Barr virus for nucleic acid amplification techniques [J]. Biologicals, 2016, 44（5）: 423–433.

[20] KIMURA H, HOSHINO Y, KANEGANE H, et al. Clinical and virologic characteristics of chronic active Epstein–Barr virus infection [J]. Blood, 2001, 98（2）: 280–286.

[21] KIMURA H, MIYAKE K, YAMAUCHI Y, et al. Identification of Epstein–Barr virus（EBV）–infected lymphocyte subtypes by flow cytometric in situ hybridization in EBV–associated lymphoproliferative diseases [J]. The Journal of Infectious Diseases, 2009, 200（7）: 1078–1087.

[22] FOURNIER B, BOUTBOUL D, BRUNEAU J, et al. Rapid identification and characterization of infected cells in blood during chronic active Epstein–Barr virus infection [J]. Journal of Experimental Medicine, 2020, 217（11）: e20192262.

[23] COLLINS P J, FOX C P, GEORGE L, et al. Characterizing EBV–associated lymphoproliferative diseases and the role of myeloid–derived suppressor cells [J]. Blood, 2021, 137（2）: 203–215.

[24] WEISS L M, MOVAHED L A, WARNKE R A, et al. Detection of Epstein–Barr viral genomes in Reed–Sternberg cells of Hodgkin's disease [J]. The New England Journal of Medicine, 1989, 320（8）: 502–506.

[25] LERNER M R, ANDREWS N C, MILLER G, et al. Two small RNAs encoded by Epstein–Barr virus and complexed with protein are precipitated by antibodies from patients with systemic lupus erythematosus [J]. Proceedings of the National Academy of Sciences of the United States of America, 1981,

78（2）：805-809.

［26］KAWABE S, ITO Y, GOTOH K, et al. Application of flow cytometric in situ hybridization assay to Epstein-Barr virus-associated T/natural killer cell lymphoproliferative diseases［J］. Cancer Science, 2012, 103（8）: 1481-1488.

［27］HUE S S S, OON M L, WANG S, et al. Epstein-Barr virus-associated T- and NK-cell lymphoproliferative diseases: an update and diagnostic approach［J］. Pathology, 2020, 52（1）: 111-127.

［28］KIM W Y, MONTES-MOJARRO I A, FEND F, et al. Epstein-Barr virus-associated T and NK-cell lymphoproliferative diseases［J］. Frontiers in Pediatrics, 2019（7）: 71.

［29］OHSHIMA K, KIMURA H, YOSHINO T, et al. Proposed categorization of pathological states of EBV-associated T/natural killer-cell lymphoproliferative disorder（LPD）in children and young adults: overlap with chronic active EBV infection and infantile fulminant EBV T-LPD［J］. Pathology International, 2008, 58（4）: 209-217.

［30］OHSHIMA K, SUZUMIYA J, SUGIHARA M, et al. CD95（Fas）ligand expression of Epstein-Barr virus（EBV）-infected lymphocytes: a possible mechanism of immune evasion in chronic active EBV infection［J］. Pathology International, 1999, 49（1）: 9-13.

［31］OKUNO Y, MURATA T, SATO Y, et al. Defective Epstein-Barr virus in chronic active infection and haematological malignancy［J］. Nature Microbiology, 2019, 4（3）: 404-413.

［32］KIKUTA H, NAKANISHI M, SAKIYAMA Y, et al. Chronic active Epstein-Barr virus（EBV）infection is associated with clonotypic intracellular terminal regions of the EBV［J］. The Journal of Infectious Diseases, 1989, 160（3）: 546-547.

［33］MURATA T, OKUNO Y, SATO Y, et al. Oncogenesis of CAEBV revealed: intragenic deletions in the viral genome and leaky expression of lytic genes［J］. Reviews in Medical Virology, 2020, 30（2）: e2095.

［34］BOLLARD C M, COHEN J I. How I treat T-cell chronic active Epstein-Barr virus disease［J］. Blood, 2018, 131（26）: 2899-2905.

［35］KAWA K, SAWADA A, SATO M, et al. Excellent outcome of allogeneic hematopoietic SCT with reduced-intensity conditioning for the treatment of chronic active EBV infection［J］. Bone Marrow Transplantation, 2011, 46（1）: 77-83.

［36］ SAWADA A, INOUE M, KOYAMA-SATO M, et al. Umbilical cord blood as an alternative source of reduced-intensity hematopoietic stem cell transplantation for chronic Epstein-Barr virus-associated T or natural killer cell lymphoproliferative diseases ［J］. Biology of Blood and Marrow Transplantation, 2014, 20（2）: 214-221.

［37］ OKAMURA T, HATSUKAWA Y, ARAI H, et al. Blood stem-cell transplantation for chronic active Epstein-Barr virus with lymphoproliferation ［J］. The Lancet, 2000, 356（9225）: 223-224.

［38］ YAMAMOTO M, SATO M, ONISHI Y, et al. Registry data analysis of hematopoietic stem cell transplantation on systemic chronic active Epstein-Barr virus infection patients in Japan ［J］. American Journal Of Hematology, 2022, 97（6）: 780-790.

［39］ DÁVILA SALDAÑA B J, JOHN T, BONIFANT C, et al. High risk of relapsed disease in patients with NK/T-cell chronic active Epstein-Barr virus disease outside of Asia ［J］. Blood Advances, 2022, 6（2）: 452-459.

儿童大环内酯类药物无反应性肺炎支原体肺炎原因及治疗

■ 岳智慧

（中山大学附属第一医院）

大环内酯类药物无反应性肺炎支原体肺炎（macrolide unresponsive mycoplasma pneumoniae pneumonia，MUMPP）是指经大环内酯类抗生素治疗72 h仍持续发热、临床征象及胸部影像学检查结果显示无改善或者进一步加重的肺炎支原体肺炎（MPP）。及时发现并积极处理可降低儿童重症MPP、并发症和后遗症的发生概率[1]。

在MPP治疗过程中，如果患者表现出对大环内酯类药物无反应性时，应注意寻找以下原因：①本次肺炎非肺炎支原体（MP）感染；②除MP感染外，混合其他病原感染；③感染MP对大环内酯类药物耐药；④机体对MP存在异常免疫应答；⑤合并基础疾病，如哮喘和免疫缺陷及存在合并症（如肺栓塞等）；⑥重症MPP[2]。

MPP的诊断依据：典型临床表现如发热、咳嗽等，再加上影像学及阳性病原学检查结果确诊。血清MP-IgM抗体[1]一般在感染后4～5 d出现，3周达高峰[3]，2～3个月降至最低[4]，在部分治愈患者体内会持续存在1～3个月或更长时间如7个月[1, 5-6]，故仅凭血清MP-IgM抗体阳性诊断现症肺炎支原体感染可能造成误诊。目前颗粒凝集法是实验室测定血清MP-IgM抗体的主要方法，单份血清抗体滴度≥1：160可作为MP近期感染的标准[1]。因MP-DNA不易降解，MP死亡后其DNA仍可存在于部分患者体内达7周至7个月，故MP-DNA检测阳性仅提示携带或感染MP，无法区分是现症还是既往感染[5]。MP-RNA随病原体死亡而降解，是目前早期快速病原学诊断最好的方法之一[7]。

MPP患者（包括MUMPP患者）可出现混合感染，病毒、细菌较多。患者年龄越小，混合感染可能性越大，混合感染以病毒多见，如腺病毒、呼吸道合胞病毒、鼻病毒和流感病毒等。混合腺病毒感染者症状尤重。混合细菌则以肺炎链球菌、流感嗜血杆菌及金黄色葡萄球菌多见，约1/10患儿病程10 d以内检测出混合细菌感染。MP亦可与肺炎衣原体、嗜肺军团菌混合感染，如MPP患儿血白细胞、CRP、降钙素原明显升高或支气管肺泡灌洗液中性粒细胞比例明显升高，尤其是病程在10 d以上者注意混合细菌感染。合并真菌、结核分枝杆菌感染者较少[1-2]。

感染的肺炎支原体对大环内酯类药物耐药为MUMPP产生的重要原因。MP对大环内酯类药物的耐药机制包括药物作用靶位点基因突变或核糖体靶点的修饰（即RNA的甲基化）、药物主动外排增加及药物失活（抗生素酶解）等。其中药物作用靶位点基因突变是目前主要研究热点。基因突变主要集中于*23S rRNA*基因2 063、2 064或2 617位点，其中2 063或2 064位点突变可致MP对14元环、15元环和16元环大环内酯类抗生素耐药，引起高水平耐药；2 617位点主要对16元环大环内酯类抗生素耐药，引起低水平耐药；而存在2 611、2 617位点突变的菌株主要对14元环和15元环大环内酯类抗生素耐药。目前在临床上测得耐药MP感染概率不等，有报道称我国MP感染治疗中大环内酯类抗生素耐药率达90%以上[8-9]，我院微生物室于2023年10月29日至2024年2月1日期间测得1 317例MP菌株里401株存在2063及2064位点突变，耐药率为30.45%。需要注意的是体外测得耐药基因位点突变与临床疗效并不完全匹配[10]。约1/3感染耐药MP患儿使用大环内酯类抗生素治疗仍然有效[11]，可能与阿奇霉素胞内浓度较高，可达到或超过耐药MP最低抑菌浓度（MIC）值（耐阿奇霉素MP的MIC值一般为64～128 μg/mL）[12]、大环内酯类药物的免疫调节作用以及MP感染病程自限等因素有关[1]。

除直接引起受累器官损伤外，宿主对MP感染过度或不适当的免疫应答亦导致严重炎性反应和免疫损伤[13]。MP感染机体后激活T淋巴细胞，使Th1与Th2比值失衡及Th17与调节性T细胞（regulatory T cells，T regs）比值升高，也影响Th9细胞的免疫应答，从而对多种传导通路产生影响，甚至引起细胞因子风暴，导致机体各器官出现严重炎性反应和免疫损伤。目前报道血清IL-17、IL-18、TNF-α、IL-10、IL-6对预测难治性MPP有意义[14]。

诊断MUMPP者，应积极寻找原因并治疗：

（1）重新检查致病源，判断是否存在现症MPP感染及混合感染，根据感染病原调整抗生素。

（2）评估患儿是否感染大环内酯类药物耐药MPP及是否为重症感染，如存在二者之一，应及时更换治疗MP的抗菌药物：新型四环素类抗菌药物（如多西环素和米诺环素）或喹诺酮类抗菌药物（左氧氟沙星、莫西沙星及妥舒沙星）。这两类药物对耐大环内酯类MPP疗效均确切[1-2]。

用四环素类药物治疗时，应注意较长疗程可能引起儿童永久性牙变色及牙釉质发育不良。而新型四环素安全性较高，在推荐剂量和疗程内使用目前尚无持久牙齿黄染的报道。其中多西环素与其他四环素相比，不易与钙结合，短疗程使用多西环素引起牙齿染色的风险低，安全性较高，在无其他抗菌药物可用的情况下，权衡利弊后所有年龄段儿童可短疗程（≤21 d）使用多西环素[15]。米诺环素作用则相对较强。多西环素和米诺环素适用于8岁以上儿童。8岁以下儿童用药前需充分评估，取得家长知情同意后方可使用。多西环素或米诺环素治疗MUMPP疗程一般为10 d，一般用药48 h内起效，若超过48 h体温无变化，临床征象及胸部影像学检查结果显示无改善或进一步加重，需再次评估是否为混合感染及病情是否发展为重症，是否需要加用糖皮质激素治疗等[2]。

常用的喹诺酮类抗菌药物有左氧氟沙星、莫西沙星及妥舒沙星等，存在幼年动物软骨损伤和人类肌腱断裂的潜在风险，18岁以下儿童和青少年使用该类药物属于超说明书用药，虽然目前文献报道及临床使用追踪观察14 d以内短期使用该类药物，未显示其对儿童软骨发育造成影响，6个月至18岁的儿童和青少年应请感染学专家、感染科临床药师会诊，来充分评估利弊，通过医院药事管理与药物治疗学委员会及伦理委员会审批备案超说明书用药情况，并取得家长充分知情同意后使用[16]。该类药物疗程为7～14 d。用药期间注意观察药物的不良反应，莫西沙星引起肌肉骨骼损伤的风险可能低于左氧氟沙星[2]。

（3）存在过强免疫炎症反应甚至有细胞因子风暴、诊断为重症或危重症的MUMPP患儿在强有力抗感染治疗的基础上加用糖皮质激素抗炎治疗，一般在疾病高峰期即发热5 d左右使用最好，肺部影像学检查结果显示好转是最重要的疗效判断指标。如起始剂量1～2 mg/（kg·d）能控制病情者，疗程3～7 d；合并有塑形性支气管炎或坏死性肺炎者，疗程2～3周[1-2]。

（4）静脉注射免疫球蛋白（IVIG）适应证：合并严重肺外并发症如中枢神经系统损害、重症皮肤黏膜损害、血液系统表现等；混合腺病毒感染的重症MUMPP；超强免疫炎症反应致肺内损伤严重者[1-2]。

（5）合并基础疾病如哮喘，以及合并症如肺栓塞、坏死性肺炎等，则针对基础疾病及合并症进行治疗。

综上所述，儿童MUMPP并不罕见，积极寻找该病的出现原因并治疗可改善预后。

参考文献

［1］　赵顺英，钱素云，陈志敏，等. 儿童肺炎支原体肺炎诊疗指南（2023年版）［J］. 传染病信息，2023，36（4）：291-297.

［2］　赵顺英，刘瀚旻，陆权，等. 儿童肺炎支原体肺炎诊治的专家释疑（2023年11月）［J］. 中华儿科杂志，2024，62（2）：108-113.

［3］　中华医学会呼吸病学分会感染学组. 成人肺炎支原体肺炎诊治专家共识［J］. 中华结核和呼吸杂志，2010，33（9）：643-645.

［4］　白晓晨. 肺炎支原体血清学抗体检测现状与研究进展［J］. 国际儿科学杂志，2017，44（3）：147-151.

［5］　中华医学会儿科学分会临床检验学组. 儿童肺炎支原体呼吸道感染实验室诊断中国专家共识［J］. 中华检验医学杂志，2019，42（7）：507-513.

［6］ NILSSON A C, JENSEN J S, BJÖRKMAN P, et al. Development of macrolide resistance in mycoplasma pneumoniae infected Swedish patients treated with macrolides［J］. Scandinavian Journal of Infectious Diseases, 2014, 46（4）: 315-319.

［7］ 冯雪莉, 李勤静, 徐保平, 等. RNA恒温扩增检测技术在儿童肺炎支原体肺炎中的诊断价值评估［J］. 中华实用儿科临床杂志, 2016, 31（16）: 1222-1226.

［8］ GUO D X, HU W J, WEI R, et al. Epidemiology and mechanism of drug resistance of mycoplasma pneumoniae in Beijing, China: a multicenter study［J］. Bosnian Journal of Basic Medical Sciences, 2019, 19（3）: 288-296.

［9］ GUO Z L, LIU L Y, GONG J, et al. Molecular features and antimicrobial susceptibility of mycoplasma pneumoniae isolates from paediatric inpatients in Weihai, China: characteristics of M. pneumoniae in Weihai［J］. Journal of Global Antimicrobial Resistance, 2022（28）: 180-184.

［10］ KOHNOS, TATEDA K, KADOTA J I, et al. Contradiction between in vitro and clinical outcome: Intravenous followed by oral azithromycin therapy demonstrated clinical efficacy in macrolide-resistant pneumococcal pneumonia［J］. Journal of Infection and Chemotherapy, 2014, 20（3）: 199-207.

［11］ KAWAI Y, MIYASHITA N, YAMAGUCHI T, et al. Clinical efficacy of macrolide antibiotics against genetically determined macrolide-resistant mycoplasma pneumoniae pneumonia in paediatric patients［J］. Respirology, 2012, 17（2）: 354-362.

［12］ ATKINSON T P, WAITES K B. Mycoplasma pneumoniae infections in childhood［J］. The Pediatric Infectious Disease Journal, 2014, 33（1）: 92-94.

［13］ HE J, LIU M H, YE Z F, et al. Insights into the pathogenesis of mycoplasma pneumoniae（Review）［J］. Molecular Medicine Reports, 2016, 14（5）: 4030-4036.

［14］ 贺宇杉, 杨梅, 钱素云. 细胞因子对难治性肺炎支原体肺炎的预测作用［J］. 中华儿科杂志, 2021, 59（5）: 422-425.

［15］ 临床常用四环素类药物合理应用多学科专家共识编写组, 中华预防医学会医院感染控制分会, 中国药理学会临床药理分会. 临床常用四环素类药物合理应用多学科专家共识［J］. 中华医学杂志, 2023, 103（30）: 2281-2296.

［16］ 伍俊妍, 孙树梅. 氟喹诺酮类抗菌药物在儿童应用中的专家共识［J］. 今日药学, 2018, 28（1）: 1-10.

第十一章
呼吸病学

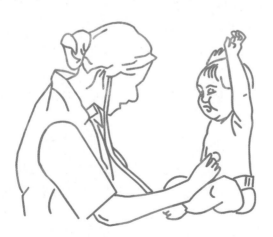

儿童闭塞性细支气管炎的研究进展

■ 陈晓雯[1]　陈德晖[1]　黄花荣[2]　王桂兰[3]　卢根[4]　黄柳一[5] 王文建[6]

（1.广州医科大学附属第一医院；2.中山大学孙逸仙纪念医院；3.中山市博爱医院；4.广州医科大学附属妇女儿童医疗中心；5.中山大学附属第一医院；6.深圳市儿童医院）

　　闭塞性细支气管炎（bronchiolitis obliterans，BO）是一种严重难治、致死率与致残率极高的慢性肺疾病。1901年，Lange等[1]首次报道了2例死于进行性呼吸窘迫的患者，根据病理结果这2例患者被诊断为BO。随后在1973年Gosink等[2]报道了52例BO患者，逐渐引起学者们对此病的重视。BO多见于严重感染、急性肺损伤或异体移植术后、吸入有毒物质和自身免疫性疾病患者[3]。BO患儿总体预后不良，52.5%的患儿需机械辅助呼吸，20%的患儿需要家庭氧疗[3]，后期常因反复肺部感染发展为肺纤维化而需多次住院治疗，给家庭与社会带来沉重的经济负担。现有报道多为成人器官移植后相关性BO，对儿童BO关注较少，且多为小样本的报道。随着儿童BO发病率逐渐上升，以及儿童重症医学及器官移植技术的发展，儿童BO已成为国内外学者热切关注的课题。本文就儿童BO的诊治进展并结合呼吸学组相关研究工作进行综述，以加深临床工作者对该病的认识。

1　BO动物模型制备及发病机制探讨

合适的动物模型是研究疾病发病机制和治疗方法的基础。目前研究较多且相对成熟的BO动物模型主要为移植后BO模型、化学损伤后BO模型，以及使用毒力较弱的鼠肺适应病毒株造模感染后BO（post-infectious bronchiolitis obliterans，PIBO）。辜淑君等[4]采用两种不同品系的幼龄大鼠进行颈背部异位气管移植，构建异型气管移植后BO动物模型。与同型移植组比较，异型移植组在气管移植后的不同时段，其移植气管和受体肺组织病变较为显著，主要表现为：移植气管上皮细胞脱落，气管周围炎症细胞浸润，管壁纤维结缔组织增生，气管管腔闭塞；受体肺组织细支气管周围炎症细胞浸润，气管上皮细胞脱落，细支气管黏膜褶皱增多，纤维化明显，伴有小血管管壁增厚。成功构建的幼龄大鼠异型气管异位移植致闭塞性细支气管炎动物模型，为进一步研究移植后闭塞性细支气管炎提供了实验平台。同时，经气管插管滴入0.5%硝酸可成功构建BO幼鼠模型，该模型具有BO阻塞性通气功能障碍的肺功能表现和较为典型的病理表现，符合BO模型的标准。该模型证实了在不同时间点可见气道损伤—上皮脱落—反复修复—支气管管腔狭窄—最终闭塞的病理动态改变过程。

2　PIBO危险因素分析及临床标志物的发掘

引起儿童PIBO的病原体多样，常与病毒［腺病毒、麻疹病毒、呼吸道合胞病毒（RSV）、副流感病毒、流感病毒及水痘病毒等］、细菌（百日咳杆菌、B族链球菌和流感嗜血杆菌）、支原体等感染有关。其中，以腺病毒感染所致重症肺炎后发生PIBO最常见。Murtagh等[6]对415例腺病毒肺炎患儿的回顾性研究显示，78%患儿发展成为PIBO，其中以人腺病毒的3、7及21血清型最常见。近年报道的重症、难治肺炎支原体（MP）感染或继发MP感染病例逐步增多，早期在对26例BO患儿致病的病原体的分析中发现，MP多达11例，占42%，考虑与所统计的人群分布、地域差异或区域性肺炎支原体流行期有关。尽管麻疹肺炎在儿童中的发生率与严重程度现已明显降低，但麻疹病毒也是儿童PIBO常见病原体之一，成人相对少见；重型麻疹肺炎约有18.2%可发展为PIBO，尤其是重症感染后继发麻疹的患儿有更高的BO发生率，考虑除了因麻疹病毒侵入呼吸道后引起呼吸道黏膜损伤、脱落及气道分泌物增多，易继发细菌和病毒感染引发肺炎外，还与继发麻疹病毒感染者的二次感染打击致麻疹病毒对宿主细胞免疫的摧毁性打击有关，导致机体免疫损伤进一步加重，机体过度修复，气道重塑，最终形成不可逆转的气道及气道周围组织纤维化。韩国一项对12例麻疹肺炎后BO患者的研究发现[7]，麻疹病毒感染的患儿，其支气管肺泡灌洗液（BALF）中细胞总数升高，白细胞介素-8（IL-8）和中性粒细胞比率明显升高，气道炎症加重，从而引起管腔部分或完全堵塞，导致PIBO的发生。

影响PIBO发生和预后的危险因素众多，在一项对PIBO患儿12年随访的回顾性分析[6]中发现，有37例（34%）患儿曾有重症肺炎、呼吸困难行机械辅助通气史，其中重症肺炎后呼吸机辅助通气是PIBO发生的独立危险因素，推测可能与重症感染时病原及机体过度免疫反应致气道过度损伤，或机械辅助通气加重肺损伤或呼吸机相关性肺炎发生概率增加有关。另一项研究对45例腺病毒肺炎患儿进行了5年的随访观察[8]，存活的38例患儿中18例（47.4%）发展为PIBO，其中人腺病毒的3、7、21血清型所致的儿童肺炎病情更重，喘息及肺不张发生率更高且持续发热时间更长，是腺病毒感染所致PIBO的高危因素；腺病毒所致重症肺炎合并呼吸衰竭，且需要呼吸机辅助通气，亦是发生PIBO的独立危险因素。这些研究在一定程度上反映了腺病毒感染的血清分型、肺损伤的严重程度与PIBO的发生密切相关。

目前儿童BO诊断手段不多，临床诊断BO主要依靠临床—影像学检查—病理综合诊断。BO的临床特征及影像学表现缺乏特异性，临床上更多依赖于排他性诊断，尚缺乏特异性的诊断指标，寻求BO早期诊断与疾病监测的生物标志物对于BO患儿显得尤为重要。ANCA是一种以中性粒细胞和单核细胞胞质成分为靶抗原的自身抗体，其靶抗原以髓过氧化物酶（myeloperoxidase，MPO）和蛋白酶3（proteinase 3，PR3）最为常见。对ANCA的初始研究主要集中于血管炎等风湿免疫性疾病，随着研究的深入，ANCA所涉及的疾病范围不断增加，近来有文献报道ANCA在肺间质性疾病中亦有异常表达，陈德晖等[9]在研究中发现MPO-ANCA与PR3-ANCA在BO患儿中异常表达并持续升高。该团队在临床层面上进一步探索，发现BO患者在入院时及出院时的MPO-ANCA、PR3-ANCA的阳性率及滴度水平均明显高于轻症肺炎组、重症肺炎组及正常对照组，提示ANCA的检测可能有助于儿童BO的诊断[10]。陈晓雯等[11]的临床数据显示，ANCA双阳性组患儿的BO危险因素评分明显高于ANCA双阴性组，ANCA单阳性组及双阳性组的临床症状、胸部HRCT及肺部病理学评分均高于ANCA双阴性组。患儿出院后随访6个月，MPO-ANCA、PR3-ANCA滴度水平均较入院时和出院时降低，其临床症状评分亦低于入院时；ANCA单阳性组及双阳性组的临床症状评分仍高于ANCA双阴性组（$P < 0.05$），考虑ANCA表达水平与BO患儿的病情严重程度具有相关性，对病情评估有一定的临床意义。

　　有研究基于生物信息学分析识别了BO的信号通路和生物标志物，并在BO造模小鼠的肺组织中进行分子实验，验证了致病信号通路的关键分子和生物标志物在BO中的异常表达。伍仲基等[12]利用基因本体论（gene ontology，GO）分析、京都基因和基因组数据库（Kyoto Encyclopedia of Genes and Genomes，KEGG）分析、基因集富集分析（gene set enrichment analysis，GSEA）三种方法对三个BO相关的转录组数据集（GSE52761、GSE137169和GSE94557）进行差异表达基因分析，研究结果识别了57个BO关键差异基因，包括39个上调基因、18个下调基因。通过生信分析进一步将57个差异基因缩小到9个（CCR2、CD1D、GM2A、TFEC、MPEG1、CTSS、GPNMB、BIRC2和CTSZ），并在以2,3-丁二酮诱导的化学损伤的BO小鼠模型的肺组织中发现CCR2、MPEG1、CTSZ、CTSS以及TFEC基因mRNA

表达水平显著高于对照组，提示其可能在BO发生及发展中起重要作用，但需要后续的体内外实验研究证实。

3 移植后BO的诊治进展

随着异基因造血干细胞移植（HSCT）技术的日趋成熟，移植成功率已得到显著提高，但移植后并发症正逐渐成为影响移植疗效和患者生存质量的主要因素。作为移植后的主要并发症之一，肺部并发症是患者非复发死亡的最主要原因。根据病因，HSCT后肺部并发症分为感染性和非感染性两大类。近年来，随着宏基因组下一代测序技术（NGS）的引入及抗生素的规范化应用，感染性肺部并发症相关病死率已得到有效控制，非感染性肺部并发症成为亟须攻克的难题。非感染性肺部并发症起病隐匿，可累及包括气道、肺间质、肺泡、淋巴管、小血管和胸膜在内的所有肺部解剖区域，导致各种各样的临床症状，且在合并感染时尤为凶险。目前，临床上对于非感染性肺部并发症的诊断，主要通过结合患儿临床表现、实验室检查和影像学检查等进行经验性诊断，其漏诊率和误诊率均较高。据报道，72%移植患者的肺部并发症生前未得到诊断，其中，非感染性肺部并发症漏诊率高达80%。

HSCT后常见的非感染性肺部并发症包括特发性肺炎综合征（idiopathic pneumonia syndrome，IPS）、胸腔漏气综合征（thoracic air leak syndrome，TALS），以及肺血管相关性疾病和移植后淋巴细胞增生性疾病（post-transplant lymphoproliferative disease，PTLD）。美国胸科学会根据病理损伤部位，将IPS分为围植入期呼吸窘迫综合征（peri-engraftment respiratory distress syndrome，PERDS）、弥漫性肺泡出血（diffuse alveolar hemorrhage，DAH）、隐源性机化性肺炎（cryptogenic organizing pneumonia，COP）、闭塞性细支气管炎综合征（bronchiolitis obliterans syndrome，BOS）和间质性肺病（interstitial lung disease，ILD）等。其中，以细支气管上皮炎症反应及过度纤维增生为病理特征的BOS是HSCT后晚期死亡的主要原因之

一[3]。据统计，BOS的发病率为3%～6.5%，通常发生于HSCT后3个月至2年内，其5年生存率为40%～50%。HSCT后BOS通常呈慢性起病，主要表现为咳嗽、喘息、胸闷、运动耐量下降等非特异性症状，肺功能呈缓慢性减退或发作性恶化，部分患儿可表现为肺功能快速减退。

除了感染性因素外，感染与HSCT后BOS的发生及发展同样存在着相互促进的关系。气道炎症反应会引起管腔分泌物增多，形成黏液栓堵塞气道，或损伤的气道上皮修复异常，形成瘢痕样管腔闭塞，而气道管腔的狭窄更易使分泌物滞留，气道阻力增加，进而继发感染。移植后免疫抑制剂的应用也可导致机体对病原体的识别和清除能力显著下降，促进感染的发生。此外，移植后早期粒细胞和单核细胞数量和功能的缺乏，以及移植后晚期免疫系统重建延迟均可增加感染的风险。同样，移植后＋100 d内呼吸道病毒（如流感病毒、副流感病毒、呼吸道合胞病毒、巨细胞病毒、EB病毒等）感染亦可促进BOS的发生。

HSCT后BOS的发病机制尚未完全阐明。目前认为，同种异体免疫反应在HSCT后BOS的发生及发展过程中发挥主导作用：HSCT后供体来源的T细胞被激活并介导了受体气道上皮细胞免疫病理损伤。此外，供体来源的巨噬细胞表型转化与HSCT后BOS的病程密切相关，M1巨噬细胞主要参与BOS早期的非特异性炎性损伤；随着疾病的发展，巨噬细胞逐渐向M2表型极化，并参与BOS晚期肺纤维化的形成过程[13]。免疫损伤引起的过度气道炎症反应是BOS的启动环节，在发病早期，终末细支气管和呼吸性细支气管管壁大量单核细胞和淋巴细胞浸润并释放大量促炎细胞因子，包括IFN-γ、TNF-α、IL-4、IL-5、IL-13、IL-17、IL-26等，同时抑制抗炎细胞因子分泌；随后，IL-8、PDGF、TGF-β、IGF-1等细胞因子过度释放及支气管壁内基质金属蛋白酶（MMPs）与其组织抑制因子（TIMPs）比值失衡，导致成纤维细胞和平滑肌细胞不断增殖，细胞外基质逐渐向心性沉积，引起管腔缩窄、扭曲，最终形成不可逆的气道闭塞[14]。基于MMPs在BOS发病机制中的作用，有学者在研究中发现，血浆基质金属蛋白酶-9（MMP-9）浓度可作为诊断HSCT后BOS并预测其生存率和治疗反应的生物标志物，但其诊断价值仍需进一步验证[15]。此外，VEGF和CXCR2途径介导的血管重塑也参与BOS的发生及发展[16]。间充质干细胞（mesenchymal stem cells，MSCs）在移植领域应用前景广阔，已有将其应用于移植后BO的研究。张抗抗等[17]利用生物信息学方法研究移植后BOS患者移植物中MSCs与肺源性MSCs的差异基因表达，共筛选出233个差异基因，其中上调基因142个，下调基因91个。进一步利用DAVID数据库对差异基因进行GO和KEGG PATHWAY分析，显示差异基因主要与富集于磷脂酰肌醇-3-激酶/蛋白激酶B（PI3K/Akt）信号通路、酪氨酸磷酸化正性调节、淋巴管生成的正性调节、生长因子活性、金属肽酶活性等相关，由此考虑肺源性与移植后BOS移植物中MSCs差异基因的相互作用可能与移植后BOS的发生有关，这为进一步基础研究提供了实验靶点。

HSCT后BOS的早期治疗对改善预后至关重要。但目前为止，世界范围内尚无公认的诊断与治疗准则，尤其在儿童领域，治疗方案主要来源于专家经验用药：对于轻度BOS，一线治疗为FAM（吸入性氟替卡松＋阿奇霉素＋孟鲁司特钠）方案；对于中重度BOS，可考虑给予大剂量甲基泼尼松龙冲击治疗。针对糖皮质激素难治型或耐药型的患儿，可以选择二线治疗药物，如钙调神经磷酸酶抑制剂（环孢素或他克莫司）、芦可替尼、间充质干细胞输注（MSCs）、伊马替尼、TNF-α抑制剂（英夫利昔单抗或依那西普）[18]。近年来也有少数研究中心试用体外光分离置换法（ECP）治疗难治性BOS，提高了患者的生存率[19]。对二线治疗仍无效，肺功能严重恶化甚至衰竭的患儿，如原发病持续稳定，无其他部位严重活动性慢性移植物抗宿主病（cGVHD），可以考虑进行肺移植，肺移植术后5年生存率可达80%[20]。

以往认为，支气管镜技术在BOS的诊治中作用有限，大多临床医生（包括儿童血液专科及呼吸专科医生）对HSCT后BOS的诊断仅是通过临床征象、胸部HRCT检查及肺功能检查等进行经验性诊治，但上述诊断方法具有很大的局限性，干扰因素多，特异性差，诊断率低。低龄儿童无法配合完成肺功能检查，大龄儿童即使可以配合，但由于移植后体质较弱，检查结果往往也不能反映其真实的肺功能情况。近年来，国内外多项研究表明，支气管肺泡灌洗能够显著提高血液系统疾病患者肺部并发症诊断率，在移植后肺部并发症的诊治中扮演着更加重要的角色。将生理盐水注入病变节段的肺泡，通过对回收的肺泡衬液进行炎症因子、淋巴细胞亚群等检测，为诊断肺部炎症的类型提供临床线索，但特异度及灵敏度不足。灌洗液细胞学分析也可以帮助识别病原体种类，相较于真菌感染和非感染性肺部并发症，细菌感染时灌洗液中中性粒细胞比例升高。灌洗液细菌培养的阳性率也较痰培养高，并且不受上呼吸道定植菌的干扰。对于侵袭性肺部真菌感染的诊断，肺泡灌洗液的半乳甘露聚糖（GM）检测特异度和灵敏度均高于血清GM试验。对于部分常规培养难以检出的病原体，如耶氏肺孢子菌和巨细胞病毒等，可以采用实时定量PCR或NGS等手段发现疾病线索。NGS在微生物检测领域的开展应用，极大地提高了病原诊断的灵敏度，可以精准、快速地指导临床抗感染治疗，但存在特异度不足、报告解读困难等问题。也可行支气管镜肺穿刺活检（TBLB），取肺组织行病理检查，初步评估是感染还是排斥反应，但其不足之处在于所取组织数量一般为2~4块，组织块体积较小，有时候不能提供较多的信息。

支气管镜介入可能有助于HSCT后预防或干预部分BOS，同时有支气管亚段或者小支气管管腔闭塞再通的可能性；另经支气管镜肺泡灌洗可清除在支气管滞留的分泌物，改善通气，降低由气体潴留而造成的肺泡破裂发生的风险。分泌物的清除也减少了继发感染的概率，同时通过冲洗也可降低气道炎症因子水平，延缓各类非感染性肺部并发症的发展。研究表明，在出现肺部影像学改变4 d内，早期接受支气管镜肺泡灌洗检查的患者，其30 d和100 d的生存率均显著优于晚期接受支气管镜肺泡灌洗的患者。基于此，中山大学孙逸仙纪念医院针对HSCT后BOS患儿进行了规律性支气管肺泡灌洗和长期跟踪随访，根据患儿病情严重程度及发展速度，每隔2～4周行肺泡灌洗以清除气道黏液及炎症因子，同时结合灌洗液细胞学及病原学检测，可及时给予针对性治疗，有效降低了严重感染的发生率，延缓了患儿支气管闭塞的进展，使患儿肺功能得以改善，生活质量得到提高。对于HSCT后BOS患者，若同时存在支气管亚段和小支气管管腔狭窄、闭塞，可考虑使用支气管镜钬激光、球囊扩张等介入技术，有望能进一步改善这些患者的通气功能。

参考文献

［1］ LANGE W. Ueber eine eigenthumliche Erkrankung der kleinen Bronchien und Bronchiolen（Bronchitis et Bronchioloitis obliterans）［J］. Deutsches Archiv für klinische Medizin，1901（70）：342–364.

［2］ GOSINK B B，FRIEDMAN P J，LIEBOW A A. Bronchiolitis obliterans. Roentgenologic–pathologic correlation［J］. The American Journal of Roentgenology Radium Therapy & Nuclear Medicine，1973，117（4）：816–832.

［3］ BARKER A F，BERGERON A，ROM W N，et al. Obliterative bronchiolitis［J］. The New England Journal of Medicine，2014，370（19）：1820–1828.

［4］ 辜淑君，陈德晖，张抗抗，等. 幼龄大鼠异位气管移植致闭塞性细支气管炎动物模型的构建［J］. 中国病理生理杂志，2021，37（12）：2299–2304.

［5］ MAI K L，CHEN X W，ZHANG K K，et al. A juvenile murine model with chronic lung inflammation induced by repeated intratracheal instillation of lipopolysaccharides：a versatile and replicable model［J］. Translational Pediatrics，2022，11（8）：1292–1300.

［6］ MURTAGH P，GIUBERGIA V，VIALE D，et al. Lower respiratory infections by adenovirus in children. Clinical features and risk factors for bronchiolitis obliterans and mortality［J］. Pediatric Pulmonology，2009，44（5）：450–456.

［7］ KOH Y Y，JUNG D E，KOH J Y，et al. Bronchoalveolar cellularity and interleukin–8 levels in measles bronchiolitis obliterans［J］. Chest，2007，

131（5）：1454-1460.

［8］ CASTRO-RODRIGUEZ J A，DASZENIES C，GARCIA M，et al. Adenovirus pneumonia in infants and factors for developing bronchiolitis obliterans：a 5-year follow-up［J］. Pediatric Pulmonology，2006，41（10）：947-953.

［9］ 陈德晖，林育能，蓝淑玲，等. 儿童闭塞性细支气管炎26例临床研究［J］. 中华儿科杂志，2012，50（2）：98-102.

［10］ CHEN D H，XIE N，LIN Y N，et al. Diagnostic value of antineutrophil cytoplasmic antibodies in children with bronchiolitis obliterans［J］. Journal of Thoracic Disease，2016，8（6）：1306-1315.

［11］ 陈晓雯，陈德晖，吴上志，等. 抗中性粒细胞胞浆抗体在儿童闭塞性细支气管炎病情评估中的价值［J］. 中国当代儿科杂志，2020，22（9）：990-995.

［12］ WU Z J，CHEN X W，ZHANG K K，et al. Identification of hub genes in the pathogenesis of bronchiolitis obliterans via bioinformatic analysis and experimental verification［J］. Journal of Inflammation Research，2023（16）：3303-3317.

［13］ KUROI T，FUJII N，ICHIMURA K，et al. Characterization of localized macrophages in bronchiolitis obliterans after allogeneic hematopoietic cell transplantation［J］. International Journal of Hematology，2021，114（6）：701-708.

［14］ GRØNNINGSÆTER I S，TSYKUNOVA G，LILLEENG K，et al. Bronchiolitis obliterans syndrome in adults after allogeneic stem cell transplantation-pathophysiology，diagnostics and treatment［J］. Expert Review of Clinical Immunology，2017，13（6）：553-569.

［15］ INAMOTO Y，MARTIN P J，ONSTAD L E，et al. Relevance of Plasma Matrix Metalloproteinase-9 for Bronchiolitis Obliterans Syndrome after Allogeneic Hematopoietic Cell Transplantation［J］. Transplantation and Cellular Therapy，2021，27（9）：759.e1-759.e8.

［16］ WANG C Y，SHANG M，ZHOU C L，et al. Mechanism of cxc chemokine ligand 5（CXCL5）/cxc chemokine receptor 2（CXCR2）bio-axis in mice with acute respiratory distress syndrome［J］. Medical Science Monitor，2019（25）：5299-5305.

［17］ 张抗抗，陈德晖. 基于移植后闭塞性细支气管炎间充质干细胞芯片数据的生物信息学分析［J］. 国际呼吸杂志，2019，39（15）：1121-1126.

［18］ 中国医师协会血液科医师分会，中华医学会血液学分会. 造血干细胞

移植后闭塞性细支气管炎综合征诊断与治疗中国专家共识（2022年版）[J]．中华血液学杂志，2022，43（6）：441-447.

[19] LEROUX J, HIRSCHI S, ESSAYDI A, et al. Initiation of extracorporeal photopheresis in lung transplant patients with mild to moderate refractory BOS: a single-center real-life experience [J]. Respiratory Medicine and Research, 2022（81）: 100913.

[20] KLIMAN D S, KOTECHA S R, ABELSON D C, et al. Favorable outcome of lung transplantation for severe pulmonary graft versus host disease: an australian multicenter case series [J]. Transplantation, 2019, 103（12）: 2602-2607.

肾病综合征合并肺巨细胞病毒感染的研究进展

■ 林海婷[1] 黄柳一[1] 王文建[2] 卢根[3] 黄花荣[4] 王桂兰[5]
陈德晖[6]

（1. 中山大学附属第一医院；2. 深圳市儿童医院；3. 广州医科大学附属
妇女儿童医疗中心；4. 中山大学附属孙逸仙纪念医院；5. 中山市博爱医
院；6. 广州医科大学附属第一医院）

巨细胞病毒（cytomegalovirus，CMV）是一种常见的机会性感染
病原体，全球普遍易感。在免疫功能正常的宿主中，CMV感染多为
隐性感染或有轻微症状，但一旦感染即终生携带。在免疫功能下降或
缺陷的宿主中，可重新感染CMV，或潜伏的病毒再次激活、复制，
形成活动性CMV感染，可通过血液播散于全身，引起严重的脏器损
害。既往对CMV感染的研究主要集中在器官移植受者、获得性免疫
缺陷综合征患者、风湿免疫性疾病等继发性免疫功能低下患者，对儿
童肾病综合征（nephrotic syndrome，NS）患者的研究相对较少，较
多的是病例报道，缺少样本量较大的NS患儿CMV感染防治与管理的
研究。临床医生常对NS患儿合并CMV感染的认识不足，造成病情迁
延、住院时间延长，甚至死亡等严重后果。本文就NS患儿合并CMV
感染的相关研究进行综述，以提高临床工作者的认识。

1 巨细胞病毒感染概述

巨细胞病毒是一种双链脱氧核糖核苷酸病毒，属疱疹病毒β亚科，也称人疱疹病毒5型，1956年首次由Weller等分离，是一种常见的机会性感染病原体。CMV全球普遍易感，CMV血清阳性率占发达国家人口的30%～70%，占发展中国家人口的90%～100%，在南美洲、非洲和亚洲最高，西欧和美国最低。我国一般人群CMV抗体阳性率为86%～96%，孕妇为95%左右，婴幼儿为60%～80%[1]。因此，新生儿及免疫低下的人群〔如器官移植接受者、艾滋病（acquired immune deficiency syndrome，AIDS）患者、免疫抑制剂使用者等〕易发生活动性感染，可通过血液播散于全身，引起严重的疾病，如肺炎、胃肠道疾病、视网膜炎和脑炎等；严重时可与其他病原体构成二重或多重感染，病情凶险，死亡率高。

CMV感染和CMV疾病病原学的诊断方法包括CMV聚合酶链反应检测、CMV抗原检测、CMV血清抗体检测、CMV培养、病理学活组织检查。病理学活组织检查可用于确认组织侵袭性CMV病，但通过侵袭性的手段获取组织样本，在临床上应用较少，目前最常用的诊断方法为聚合酶链反应检测CMV-DNA。

针对CMV的治疗药物目前主要推荐更昔洛韦（ganciclovir，GCV）和缬更昔洛韦（valganciclovir，VGCV）。《2013年实体器官移植巨细胞病毒管理国际共识》[2]建议，12岁以下儿童巨细胞病毒疾病的诱导治疗应采用静脉注射GCV，剂量为每12小时5 mg/kg，并根据肾功能进行药物剂量的调整。对于12岁以上的儿童，可给予口服VGCV（每12小时900 mg）或静脉注射GCV（每12小时5 mg/kg）。诱导治疗时间至少2周，直至检测到CMV-DNA载量转阴1次或连续2次转阴。2018年修订的指南建议对婴幼儿基于体表面积给药，对巨细胞病毒CMV感染和轻中度CMV疾病的诱导治疗可考虑给予口服VGCV，仍建议患有严重巨细胞病毒疾病的儿童诱导治疗给予静脉注射GCV。维持治疗可采用静脉注射GCV或口服VGCV，儿童VGCV的口服用量

（mg）＝7×体表面积×内生肌酐清除率（Ccr），应个体化给予维持治疗。GCV和VGCV的主要副作用为骨髓抑制（如白细胞减少、中性粒细胞减少、贫血及血小板减少）、肝肾功能损害、过敏反应等。临床医生在用药期间应定期监测患者血常规、肝肾功能。若肝功能明显恶化、血小板≤25×10^9/L或下降至用药前水平的50%、中性粒细胞≤0.5×10^9/L或下降至用药前水平的50%应停药。其他二、三线用药包括膦甲酸钠、西多福韦等。

2 肾病综合征概述

NS是一组由多种原因引起的肾小球基底膜通透性增加，导致血浆内大量蛋白质从尿中丢失的临床综合征，表现为蛋白尿、低蛋白血症、水肿和高脂血症，可分为先天性NS、继发性NS和原发性NS三种类型。先天性肾病综合征（congenital nephrotic syndrome，CNS）是指出生3个月内出现的肾病综合征。继发性肾病综合征是指继发于各类感染、免疫性疾病、糖尿病、循环系统疾病、药物中毒等因素的肾病综合征。而原发性肾病综合征（primary nephrotic syndrome，PNS）是指原因未明的肾病综合征，约占儿童NS的90%。由于原发病本身、接受大剂量/长期糖皮质激素或免疫抑制剂治疗等的影响，NS患儿免疫功能低下，是CMV感染的高危人群。

3 肾病综合征合并巨细胞病毒感染的研究现状

目前关于NS合并CMV感染的研究主要是病例报道，研究对象多为CNS及CMV感染导致的继发性NS患儿，对PNS患儿的研究较少。

3.1 CNS合并CMV感染

CNS根据病因分为原发性（遗传性）和继发性（非遗传性）。原发性CNS为编码肾小球滤过屏障的基因或其他相关基因突变所致，常见芬兰型（*NPHS1*基因突变），基因检测是其诊断的金标准。继发性CNS则继发于各类宫内感染（如巨细胞病毒、梅毒螺旋体、弓形虫、风疹病毒、乙型肝炎病毒及人类免疫缺陷病毒感染等）、母亲系统性红斑狼疮病史等。本部分主要阐述因基因突变导致的CNS。

在1篇纳入14例CNS的报道中[3]，有8例合并CMV感染，1例病情危重于入院2天后死亡，7例接受抗CMV治疗，其中2例蛋白尿消失（随访至9岁仍为阴性），1例尿蛋白仍为3＋，死亡2例，失访2例。此外，3例同时有NPHS1基因突变和CMV感染；抗CMV治疗后，1例蛋白尿消失，但后续因感染复发，其余2例死亡。抗病毒治疗虽能缓解因CMV感染所致的脏器损伤，但不能缓解由NPHS1基因突变导致的CNS。Frishberg[4]报道一例CNS合并CMV感染，患儿有NPHS2基因突变，应用抗病毒治疗效果欠佳，于3岁时行肾脏移植手术，最后患儿出现肾小球硬化。综上，通过基因检测确诊的CNS预后较差；CMV感染只是伴随疾病，可能与CNS患儿尿中丢失大量蛋白质导致免疫力下降有关。

3.2 CMV感染导致的继发性NS

报道指出CMV感染可导致NS的发生，通过抗病毒治疗NS可缓解，预后良好。CMV感染导致NS发生的可能机制为：CMV本身导致的肾组织破坏及CMV感染后引起体内免疫反应[3]。直到2023年8月，国内外共报告了16例CMV感染导致继发性NS的病例。在16例患者中，8例患者接受了肾脏穿刺活检术（2例发现巨细胞病毒包涵体，1例发现CMV抗原阳性）。只有2例患儿未予抗病毒治疗，其余14例均给予抗病毒治疗，其中2例死亡，12例经抗病毒治疗后尿蛋白均转阴（其中有1例在尿蛋白转阴后2周因上呼吸道感染复发），其余均未发现复发现象[3, 5-16]。

区分CMV感染是NS的致病因素还是伴随疾病是至关重要的。Frishberg[4]的病例报道中，患儿有听力和眼部异常，在疾病初期发现CMV感染的证据（在远端肾小管上皮细胞发现巨细胞病毒包涵体），给予抗病毒治疗后其听力和眼部均恢复正常，但NS无好转。最后进行了基因检测，发现患儿有NPHS2基因突变，证实NS为基因相关。在Chen[3]的病例报道中，有8例NS患儿合并CMV感染，其中有2例考虑为CMV感染导致的继发性NS，因其经抗病毒治疗后尿蛋白转阴，且后期随访未发现复发现象，但不足的是患者未行基因检测。

在NS合并CMV感染的患儿中，部分患儿通过抗病毒治疗后尿蛋白可转阴。但在这种情况下，不能直接推断NS是继发于CMV感染，仍应进行基因检测，若被证实有相关的基因突变，则CMV感染更可能是其伴随疾病，后续复发的可能性大，应进行长期随访。

CMV感染导致的继发性NS目前尚无统一的诊断标准，其主要诊断依据为以下几点[17]：①肾病综合征的表现，包括蛋白尿、低蛋白血症、水肿和高脂血症。②肾组织中有CMV感染的依据，如在肾脏细胞中见到典型的鹰眼样巨细胞病毒包涵体（注意其他病毒感染除外）；或在肾脏组织中检测到CMV抗原，如IEA、EA或PP65；或在肾脏组织中检测到CMV-mRNA。③排除导致相同临床表现的其他病因。④抗CMV治疗对肾脏病症状改善有明显疗效。满足以上4条即可确诊为CMV感染导致的继发性NS。治疗主要包括针对NS的对症治疗及针对CMV的抗病毒治疗，无须糖皮质激素及免疫抑制剂。

3.3 PNS合并CMV感染

PNS患儿由于小分子蛋白质如免疫球蛋白G、补体系统因子D和因子B从尿液中丢失，可改变机体的调理作用、吞噬作用和宿主防御功能，从而导致体液免疫缺陷和非特异性免疫缺陷。此外，T细胞功能异常、蛋白质营养不良、高脂血症、糖皮质激素和使用免疫抑制剂药物等因素均可导致其免疫功能低下而易发生感染。不同研究报道，PNS合并感染的发生率为8%～84%，包括上呼吸道感染、肺炎、腹膜炎、败血症、脑膜炎、尿路感染和蜂窝织炎等感染。另外，感染也可对PNS产生影响，感染可激活体内原已紊乱的免疫系统，引起炎症细胞及炎症介质破坏肾组织，进而加重肾小球滤过屏障的损伤，导致PNS病情加重或复发。

有1项关于原发性肾小球疾病患儿合并CMV感染的研究，其结果显示，CMV感染导致的肾损害主要是血尿和肾病综合征[18]。然而在儿童中，仅有2项关于PNS合并CMV感染的临床研究，其中一项研究发现，PNS患儿的CMV感染率明显高于非肾脏病患儿，CMV感染可使PNS患儿症状加重，亦可能是导致病情反复或复发的原因之一，且易继发感染[19]。另一项研究指出，PNS患儿的CMV感染率明显高于正常健康儿童，PNS患儿合并CMV感染时有以下临床特征：年龄多大于6岁，主要见于NS复发病例，病程相对长，临床表现重，多伴有血尿、肾功能不全及肝功能损害，临床分型以肾炎型为主，且对类固醇激素不敏感病例高达60%，较难治疗，少数病例预后不佳[20]。但这2项研究的样本量少，血CMV-DNA阳性者均只有14例，且只分析了CMV的感染率及合并CMV感染时PNS患儿的部分临床特征。

3.4 PNS合并CMV肺炎

PNS可发生严重的CMV肺炎，PNS合并CMV肺炎时可使NS病情加重，且病程发展快、病情凶险、病死率高。及时发现及早期诊断CMV肺炎是至关重要的，CMV肺炎的诊断可参考以下标准[21]：①有肺炎相关的症状和/或体征，比如发热、咳嗽、胸闷、呼吸困难、活动力下降、缺氧和/或呼吸衰竭；肺部影像学主要表现为两肺广泛毛玻璃样阴影及多发粟粒样小结节，直径为2～4 mm。②通过病毒分离、快速培养、组织病理学、免疫组织化学或DNA杂交技术证实在肺组织中有CMV活动性感染。③在肺泡灌洗液中通过病毒分离、快速培养检测到巨细胞病毒或在肺泡灌洗液中检测CMV-DNA拷贝数（CMV肺炎的可能性随着DNA拷贝数的增加而增加）。若符合①、②项诊断标准，可证实为CMV肺炎；若符合①、③诊断标准，可临床诊断为CMV肺炎。

免疫功能低下宿主发生CMV肺炎可能归因于严重的免疫抑制。然而，免疫功能低下儿童CMV肺炎无特异性临床表现且无特征性影像学改变，早期识别和诊断CMV肺炎是困难的。对于免疫功能低下的患儿出现呼吸道症状时，特别是伴有发热和呼吸困难，需密切观察，尽早行影像学检查及病原学检测。对于CMV肺炎患儿，在减少或停用免疫抑制剂的基础上尽早使用抗病毒药物治疗是控制病情的关键。此外，联合静脉注射丙种球蛋白可改善患儿的治疗效果。

4 展望

综上，本文总结了国内外有关NS患儿合并CMV感染的研究，对NS分3类进行阐述，而以往的综述多为某一分类合并CMV感染的总结。由上可知，基因突变导致的CNS预后较差，抗病毒治疗虽能缓解CMV感染所致的脏器损伤，但不能缓解由基因突变导致的CNS。CMV感染导致的继发性NS预后良好，但对于抗CMV病毒治疗后尿蛋白转阴的先天性肾病综合征，仍需进行基因检测。PNS合并CMV感染时可导致原发病加重，甚至发生严重的CMV疾病，特别是CMV肺炎，应引起重视。但目前缺少样本量较大的NS患儿CMV感染的防治与管理的研究。因此，为方便及时识别和有效治疗，需要进行更多的研究，从而改善这一特殊人群的预后。

参考文献

［1］ 中华医学会儿科学分会感染学组，全国儿科临床病毒感染协作组，《中华儿科杂志》编辑委员会. 儿童巨细胞病毒性疾病诊断和防治的建议［J］. 中华儿科杂志，2012，50（4）：290-292.

［2］ KOTTON C N，KUMAR D，CALIENDO A M，et al. Updated international consensus guidelines on the management of cytomegalovirus in solid-organ transplantation［J］. Transplantation，2013，96（4）：333-360.

［3］ CHEN Y，ZHANG Y Q，WANG F，et al. Analysis of 14 patients with congenital nephrotic syndrome［J］. Frontiers in Pediatrics，2019（7）：341.

［4］ FRISHBERG Y，RINAT C，FEINSTEIN S，et al. Mutated podocin manifesting as CMV-associated congenital nephrotic syndrome［J］. Pediatric Nephrology，2003，18（3）：273-275.

［5］ JACOB A，HABEEB S M，HERLITZ L，et al. Case Report：CMV-associated congenital nephrotic syndrome［J］. Frontiers in Pediatrics，2020（8）：580178.

［6］ HOGAN J，FILA M，BAUDOUIN V，et al. Cytomegalovirus infection can mimic genetic nephrotic syndrome：a case report［J］. BMC Nephrology，2015（16）：156.

［7］ 王京晶，涂娟，初梅，等. 继发于巨细胞病毒感染肾病综合征1例［J］.

中国实用儿科杂志，2013，28（12）：959-960.

[8] 宋玉娥，张宏．巨细胞病毒感染引起肾病综合征1例报告［J］．中国社区医师（医学专业），2012，14（13）：193.

[9] BATISKY D L，ROY S 3RD，GABER L W. Congenital nephrosis and neonatal cytomegalovirus infection：a clinical association［J］．Pediatric Nephrology，1993，7（6）：741-743.

[10] BESBAS N，BAYRAKCI U S，KALE G，et al. Cytomegalovirus-related congenital nephrotic syndrome with diffuse mesangial sclerosis［J］．Pediatric Nephrology，2006，21（5）：740-742.

[11] DANDGE V P，DHARNIDHARKA V R，DALWAI W，et al. Congenital mesangioproliferative nephrotic syndrome associated with cytomegalovirus infection［J］．Indian Journal of Pediatrics，1993，30（5）：665-667.

[12] GIANI M，EDEFONTI A，DAMIANI B，et al. Nephrotic syndrome in a mother and her infant：relationship with cytomegalovirus infection［J］．Pediatric Nephrology，1996，10（1）：73-75.

[13] POYRAZOGLU H M，DURSUN I，BASTUG F，et al. Cytomegalovirus infection and haemophagocytosis in a patient with congenital nephrotic syndrome［J］．Pediatric Nephrology，2009，24（11）：2257-2259.

[14] RAHMAN H，BEGUM A，JAHAN S，et al. Congenital nephrotic syndrome，an uncommon presentation of cytomegalovirus infection［J］．Mymensingh Medical Journal，2008，17（2）：210-213.

[15] 朱碧溱，黄建萍，钟旭辉，等．巨细胞病毒相关性先天性肾病综合征1例［J］．实用儿科临床杂志，2009，24（11）：823，850.

[16] 郭爱华，路明．巨细胞病毒感染致先天性肾病综合征二例［J］．中华儿科杂志，2007，45（11）：872-873.

[17] 周建华，张瑜．巨细胞病毒相关性肾脏病［J］．中国实用儿科杂志，2008，23（6）：410-413.

[18] 陈宁，周琳瑛，林滨榕，等．原发性肾小球疾病患儿巨细胞病毒感染的初步研究［J］．中华儿科杂志，2005，43（2）：141-142.

[19] 余建莉，蔡定邦，梁星群，等．巨细胞病毒感染对儿童肾病综合征的影响初探［J］．中国当代儿科杂志，2000，2（3）：194-196.

[20] 刘文君，郭渠莲，向龙，等．肾病综合征患儿巨细胞病毒感染的初步研究［J］．中国当代儿科杂志，2001，3（2）：148-150.

[21] LJUNGMAN P，BOECKH M，HIRSCH H H，et al. Definitions of cytomegalovirus infection and disease in transplant patients for use in clinical trials［J］．Clinical Infectious Diseases，2017，64（1）：87-91.

第十二章

神经病学

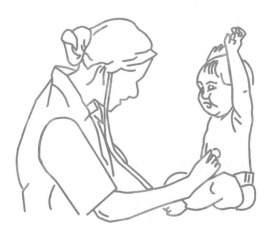

孤独症BTR整体干预策略

■唐丹霞　罗向阳　李平甘　周小琳　王迪龙　李宇

（中山大学孙逸仙纪念医院）

孤独症谱系障碍（autism spectrum disorder，ASD）是一种儿童早期神经发育障碍性疾病，其主要临床表现为三大核心症状：不同程度的社会交往与交流障碍、刻板行为、兴趣狭窄。据保守估计，我国可能有200万名孤独症儿童[1]。迄今为止，该病的生物学机制仍不甚明确，缺乏特异性的医学治疗措施；该病若不及时、正确地干预矫治，通常预后不良。

ASD基于社交障碍及刻板行为2个核心症状，衍生出临床上常见的多种行为表型，包括不听从指令、缺乏共情能力、交往困难、语言发育异常、情绪困扰乃至障碍、缺乏规则意识等，其结局是社会学语言能力落后、社会学能力落后，与社会格格不入，这是影响ASD预后的实质。因此，消除社交障碍是干预矫治中的关键。目前国际上主流实施的ASD康复治疗技术，其理论依据来自行为主义疗法，多以行为塑造方法为基础，如经典的分析行为疗法（简称ABA）。但相关实践表明，以ABA为代表的各种衍生训练方法，在提升ASD全面的社会适应性方面仍存在着局限，它较偏于关注患儿的一般外显行为，较少分析患儿的自身意识或动机。据统计，经过康复训练的ASD儿童，只有10%左右成年后有限实现社会回归，约50%仍需要终生照看和养护[2]。

我们经过多年的反复观察与实践，对ASD患儿的行为范式做了大量"抽丝剥茧"的解析，发现他们之所以存在社交障碍，一种可能是其"社会脑"功能的损害[3]，导致其社交动机弱化，进而损害到社交意愿。其次，他们似乎与生俱来存在着以恐惧为核心的情绪困扰，如有对视回避、逃避、遮蔽刺激等行为，提示其情绪中枢杏仁核及关联神经存在质的损害[4]，关于这方面的神经心理学实验已予充分证明[5]。其结果必然催生ASD的异常社交行为。通过这样的逻辑推理分析，我们不难发现消除社交障碍的关键：提高孩子的社交欲望，纠正孩子的情绪异常行为。基于此，我们团队应用整合医学的思想、教育学理念，结合神经发育、精神药理等相关理论与康复技术，经过多年的研究和临床实践，总结出了一种ASD干预新思想——BTR整体干预策略（图19）。

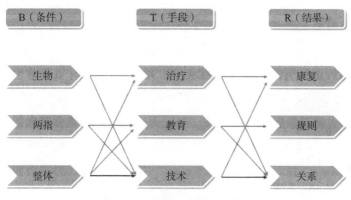

图19　BTR整体干预策略模式

BTR从三个层级和三个维度去解析ASD的干预方法。三个层级分别基于生物学、教育学和整体观进行考虑。三个维度分别是基本条件（base）、手段（tool）和结果（result），以分析行为目的。

第一个层级从生物学（biology）角度分析ASD可能的病因、病理机制，以形成的新的治疗（therapy）理念与方法，从而达到生理康复（rehabilitation）的效果。比如，ASD患儿常存在癫痫、睡眠障碍、多动及注意力缺陷等共患病，也存在攻击和自伤、激惹、刻板强迫行为，应用针对性的药物治疗可使ASD患儿快速从上述疾病或某种不良状态中缓解甚至完全康复。

第二个层级是BTR的核心。通过"两指法（Bit）"思想指导下的教学（teach）和训练（train），尽可能使患儿形成和掌握规则（rule）意识。这是一种新的具有调整和强化ASD内驱动力意义的教学体系，力图改变ASD"内质"心理状态，如动机、目的行为、情绪控制、模仿意愿等。"两指法"是指利用两个手指来教育孩子，拇指表示表扬、鼓励、理解和包容；示指表示指示、命令、批评和惩罚。在教育实施过程中，在理解孩子心理的基础上正确做到精准的、极致的严格和宽泛的、无限的包容，从而使患儿能清晰无误地明白指令、清楚任务、懂得规则，进而执行任务、遵守规则，并获得自信，又能无拘束、无压力、无障碍地走向群体，融入社会。经过如此反复的体验和训练，他们可以形成类似条件反射、自我奖赏的思维，逐渐主动接近他人，逐步融入社会。

第三个层级是从整体（block）的角度，综合多方新技术（technology），倡导全社会给予ASD患儿最理解、最宽容、最和谐的空间，为ASD患儿的康复与生存创造理想的社会环境，实现ASD最高层级的关系（relation）正常化——这是BTR的终极理想目标。每个ASD患儿是一个完整的个体，而非过分聚焦某个单一行为问题。基于整体观，探究和分析患儿每一行为问题背后可能存在的原因（如动机、情绪困扰点、意愿等），从而制订整体的干预方案。同时，既要看到ASD的全貌，还要了解和掌握每一个ASD患儿存在的共患症或合并症。为此，需要整合多学科关联的理论与技术，多学科建构的视野和理念，使其更符合生物多样性的生态观，用它来理解和改善ASD患儿的整体状态，这或许是未来的探索方向之一。同时，ASD不是单一的医学问题，还需要大量社会支持和干预，其康复治疗需要联合医疗、教育、康复机构、残联、民政、患儿家庭等，形成合力推进，才可提升其持久的康复效果。关系的正常化包含三个层面：①与己关系，能自知、自理、自立；②与人关系，能共情、共识、共处；③与环境关系，能认知环境、适应环境，进而改变环境。若达到这个层级，无论患儿的能力强弱和获得的成就大小，其实让患儿"回归社会、融入社会"的目的都已经实现。

概言之，BTR整体干预，首先要通过医学干预解决ASD患儿的情绪问题，纠正异常行为，进而形成正确的行为。其次是在教育训练时，要紧紧围绕提高ASD患儿的社交动机、社交愿望和社交能力，应用"两指法"进行清晰、明确的指引，并最大限度地予以包容与接纳，从而减少社交困惑、触动社交动机、提高社交愿望、改善社交能力，从根本上纠正ASD患儿的社交障碍。

在BTR实践中，我们成功让多位大龄ASD人士，在多年传统康复训练未果的基础上，从残障状态康复为可生活自理、独立工作的社会人。BTR对低龄ASD患者康复效果更为显著[6]，大部分患儿经过BTR干预后，能达到三级目标，实现回归社会和融入社会的目的。诚然，我们清楚地知道，任何一种治疗技术都不可能一蹴而就，BTR技术也是如此。但是面对如此复杂的、跨学科的ASD难题，希望具有整合医学思想的BTR策略能为儿童神经专科医生、儿童保健医生、发育行为学临床医生、ASD康复从业人员、ASD患者及其家长提供一种新思路、新方法。

参考文献

［1］　五彩鹿孤独症研究院. 中国孤独症教育康复行业发展状况报告（Ⅳ）［M］. 北京：光明日报出版社，2022.

［2］　李晓捷. 儿童康复学［M］. 北京：人民卫生出版社，2018.

［3］　彭子文，刘静溪，韦臻，等. 自闭症与"社会脑"：功能影像的发现［J］. 华南师范大学学报（社会科学版），2017（6）：82-88，190.

［4］　HESSL D, LIBERO L, SCHNEIDER A, et al. Fear potentiated startle in children with autism spectrum disorder：association with anxiety symptoms and amygdala volume［J］. Autism Research，2021，14（3）：450-463.

［5］　YARGER H A, NORDAHL C W, REDCAY E. Examining Associations Between Amygdala Volumes and Anxiety Symptoms in Autism Spectrum Disorder［J］. Biological Psychiatry：Cognitive Neuroscience and Neuroimaging，2022，7（9）：916-924.

［6］　李平甘，吴若豪，李栋方，等. BTR策略在孤独症谱系障碍儿童中的干预效果［J］. 中国生育健康杂志，2020，31（1）：42-45.

小儿癫痫及神经疾病的遗传学诊断进展

■ 廖建湘

（深圳市儿童医院）

　　小儿癫痫的致病基因变异包括单核苷酸变异（single nucleotide variant，SNV）和拷贝数变异（copy number variation，CNV）两种方式，多数是散发性新发突变[1]，少数遗传自亲代。基因诊断策略一般包括候选基因检测，如结节性硬化综合征，临床特征非常明确，主要检查是否有 *TSC1/TSC2* 基因变异，基于下一代测序技术（NGS）、全外显子组测序（WES）以及全基因组测序（whole genome sequencing，WGS）检测，当前85%左右的患者能确诊。如果要尽快获得结果，可对生物学亲代父母子3人核心家系同时进行检测。如果不能明确，还要进行家系共分离检测，比对家族其他成员基因信息。新的转录组技术和三代测序技术，使分子遗传学阳性率增高[2]。染色体微阵列分析（chromosomal microarray analysis，CMA）利用显带技术在显微镜下观察染色体结构，但无法检测基因组中亚显微结构的CNV（微缺失或微重复）。其局限性在于无法检出染色体平衡易位（相互易位、罗伯逊易位等）。小儿神经疾病的遗传特征具有异质性，因此，对于报告致病或可能致病的基因变异，需结合患者的表型，二者应符合遗传机制。阴性结果也可能是受限于检测方法和目前的医学发展水平。如果没有充分的证据证明其致病性的基因变异，可以报告为"临床意义未明"。

一项关于小儿癫痫的研究报告[3]显示，癫痫发作的中位年龄为128 d（IQR：46～192）。对于100例婴儿中的43例［43%（95% CI：33～53）］，作者确定了遗传诊断，从癫痫发作到快速获得基因组测序结果的中位时间为37 d（IQR：25～59）。快速基因组测序揭示了遗传异质性，涉及34个独特的基因或基因组区域。遗传诊断具有直接的临床精准指导作用，在43例患者的样本中，它为24例（56%）提供了治疗信息，为28例（65%）提供了额外评估，为37例（86%）提供了预后估计，并为所有病例提供了复发风险咨询。本研究结果证实了在新生儿癫痫临床诊疗中实施快速基因组测序的可行性。研究结束后需要进行纵向随访，以进一步评估快速遗传诊断在改善临床、患者生活质量和经济效益方面的作用。

精准医学是应用现代遗传技术、分子影像技术、生物信息技术，结合患者的生活环境和临床数据，实现精准的疾病分类及诊断，制订个性化的疾病预防和治疗方案[4]。DNA技术的快速发展从根本上改变了儿科神经病学[5]。越早进行遗传学诊断，就越有可能早发现可治疗的神经遗传病，如：

（1）*SCN1A*基因突变导致的Dravet综合征。对于由基因突变导致钠离子通道功能减弱的，避免使用钠离子通道阻滞剂，如奥卡西平、卡马西平、拉莫三嗪、苯妥英钠，因为这类抗癫痫药物在钠离子通道功能减弱时无法发挥作用，甚至可能加重因钠离子通道功能丧失导致的癫痫发作。常用的有效抗癫痫发作药物包括丙戊酸、左乙拉西坦、托吡酯、司替戊醇，以及苯二氮䓬类如氯巴占、硝西泮和氯硝西泮等，但多数患者需要联合治疗，并联合非药物治疗如生酮饮食疗法或神经调控如迷走神经刺激治疗或经颅重复磁刺激治疗。

（2）*KCNQ2*相关性癫痫。该病由电压门控性钾通道基因KCNQ2的突变引起，属于常染色体显性遗传。临床表型多样，如良性家族性新生儿惊厥，伴慢波睡眠期持续电发放的中央-颞区局灶性癫痫、大田原综合征等，常规治疗效果不佳，瑞替加滨（retigabine）、奥卡西平等对此症有效。

（3）葡萄糖转运体1缺陷综合征（GLUT1-DS）。由于葡萄糖转运入脑经过血脑屏障需要葡萄糖转运体1参与，本病血脑屏障转运葡萄糖障碍，表现为反复癫痫发作、共济失调、肌张力障碍、发作性运动障碍、语言障碍、发育迟缓、小头畸形等。癫痫发作突出，可有全面性强直-阵挛、肌阵挛、不典型失神、失张力等症状。脑脊液中葡萄糖水平降低是该病的特征，正常新生儿空腹时脑脊液与血葡萄糖比值为0.7~0.8，正常儿童的这一比值为0.68~0.78，GLUT1-DS患儿的这一比值为0.19~0.49。大部分患儿红细胞摄取葡萄糖的能力降低50%。正电子发射体层成像显示大脑及小脑皮质代谢率降低。致病基因为 *SLC2A1*。生酮饮食疗法对GLUT1-DS的疗效不错，对癫痫发作、运动障碍和认知障碍均有疗效。

（4）肌酸缺乏综合征（creatine deficiency syndromes，CDS）。CDS是一组影响肌酸合成及转运的先天代谢性疾病，其生化特点为质子磁共振波谱成像显示脑肌酸缺乏。临床特点为智力缺陷、语言发育迟缓、孤独症、癫痫发作、肌张力减退、运动障碍（主要是锥体外系）及行为问题[6]。肌酸主要由肾脏、胰腺和肝脏合成，其合成通过2个酶促反应完成，涉及3个肌酸合成或转运的3种相关酶缺陷，均可导致大脑肌酸完全缺乏。肌酸到达脑和肌肉后，由钠和氯依赖性肌酸转运体（CRTR、*SLC6A8*基因，X性连锁遗传，主要是男性患病）介导进入细胞。由于大脑肌酸缺乏，脑的能量储存和转运出现障碍，表现出中枢神经系统明显受累的临床症状。①S-腺苷-L-甲硫氨酸：N-胍基乙酸甲基转移酶（GAMT，常染色体隐性遗传）催化胍基乙酸胍基团甲基化生成肌酸，再和S-腺苷高半胱氨酸合成肌酸。其缺乏具有广泛的临床表现，从轻度到重度的精神发育迟缓、药物难治性癫痫，大部分重症患者常伴有锥体外系的运动障碍和基底核异常信号。有类似Leigh综合征和线粒体病的报道，或迟发型折刀样肌强直和肌张力异常运动障碍的报道。②L-精氨酸：甘氨酸脒基转移酶（AGAT，常染色体显性遗传）催化精氨酸和甘氨酸，生成胍基乙酸。AGAT缺陷表现为发育迟缓，或智力障碍、语言发育迟缓、孤独症行为，偶发癫痫[7]。*SLC6A8*缺陷主要临床表现为精神发育迟缓、语言发育迟缓、自闭行为和注意缺陷多动障碍；次要特征包括肌张力减退、关节过伸、运动障碍、身材矮小、脑萎缩、面部畸形、心律失常、呕吐、腹泻等症状。*SLC6A8*缺陷家系中的女性杂合子可出现症状，如学习障碍、轻度精神发育迟滞，严重者表现出智力缺陷、行为障碍和难治性癫痫。

*GAMT*和*AGAT*缺陷者可口服肌酸［300～400 mg/（kg·d）］，其中*GAMT*缺陷限制精氨酸摄入可帮助减少胍基乙酸，精氨酸摄入量应限制在15～25 mg/（kg·d），早期联合治疗可改善部分患儿远期预后。本病早期治疗效果较好。

（5）吡哆醇依赖性癫痫。致病基因被确定为*ALDH7A1*基因，定位于5q31。一旦确诊，需要终生补充吡哆醇，一般婴儿治疗剂量为15～30 mg/（kg·d）。多数出现智力障碍[8-9]。

（6）婴儿癫痫伴游走性局灶性发作（epilepsy in infancy with migrating focal seizures，EIMFS）。该病为一种癫痫性脑病，对抗癫痫发作药物严重耐药，多数患者因难治性癫痫发作或合并呼吸系统感染在1岁以内病故[10]。该病可能与多种基因有关，包括*PLCB1*、*TBC1D24*、*SCN1A*、*SCN2A*、*SLC25A22*、*KCNT1*，特别是*KCNT1*基因突变是最可能的致病基因[11]。奎尼丁被报道治疗该病有效[12]，通常剂量为15～60 mg/（kg·d），分4～5次服用。

（7）*GRIN2A*相关性早发性癫痫脑病。编码N-甲基-D-天门冬氨酸受体调节亚基的*GRIN2A*基因突变可引起癫痫、智力障碍、言语障碍等。美金刚治疗有效[13]，剂量为0.5 mg/（kg·d）。

基因组测序可提供完整的基因诊断，从而为患者父母提供个体化治疗和遗传咨询[14-15]。Zou等[16]对320例中国癫痫患儿进行了全基因组测序，解读了所有样本的单核苷酸变异和拷贝数变异。分析患儿的临床表型、治疗、预后及基因型。这些患儿的起病中位年龄为4.3岁，所有患儿中，单核苷酸变异检出率最高的是Dravet综合征，其

SCN1A 变异率为10.5%（10/95），良性家族性婴儿癫痫 *PRRT2* 的变异率为8.4%（8/95）和结节性硬化综合征相关的 *TSC2* 的变异率为7.4%（7/95）。拷贝数变异中有3个长度<25千碱基。最常见的拷贝数变异为17p13.3缺失（5/24，20.8%）、16p11.2缺失（4/24，16.7%）和7q11.23重复（2/24，8.3%），并伴有癫痫、发育迟缓和先天畸形。4个特定的16p11.2缺失和2个15q11.2缺失被认为是导致与癫痫相关的神经发育障碍的易感因素。117例（36.6%）检出致病/疑似致病变异，其中93例（29.1%）为单核苷酸变异，22例（6.9%）为拷贝数变异，2例为单核苷酸变异和拷贝数变异同时存在。患儿出生后1个月内起病者的诊断率为75.0%，随着年龄的增长，诊断率逐渐下降。42例患儿（13.1%）找到了基于基因测序的特异性治疗方法，其中3例接受了相应的靶向治疗，预后良好。

在Duan等[17]的分析中观察到相似的诊断率，355例患者中发现的最常见的变异是与良性家族性婴儿癫痫相关的 *PRRT2*（10/88，11.36%），其次是与Dravet综合征相关的 *SCN1A*（7/88，7.95%）和与结节性硬化综合征相关的 *TSC2*（5/88，5.68%）。值得关注的是，5例患儿被鉴定出携带多位点致病基因组变异，这可能导致多种遗传学诊断。有两项分子诊断的所有患儿均显示了导致常染色体显性疾病的两种致病基因变异，其中3例显示了常染色体显性疾病基因的两种新生突变。1例6月龄男性患儿存在 *SYNGAP1* 基因新发错义突变和16p11.2区域缺失（524.61 Kb），遗传自母亲。另1例4月龄男性患儿存在 *PACS1* 基因新发错义突变和 *PRRT2* 基因移码突变，遗传自自幼有癫痫发作的父亲。有116例（32.67%）显示致病性突变结果（79例为单核苷酸变异或插入缺失，32例为拷贝数变异，5例为线粒体突变）。在79例患者中发现了89个致病的单核苷酸变异或插入缺失。基因组测序有望成为小儿癫痫及其他基因相关疾病患者基因检测的首选方法[18-21]。

可治疗的小儿神经基因相关性疾病见表21。

表21　可治疗的小儿神经基因相关性疾病

小儿神经疾病	可能或确定的致病基因	主要精准治疗	治疗效果
Dravet综合征	*SCN1A*，钠离子通道功能减弱	丙戊酸、左乙拉西坦、托吡酯、苯二氮䓬类、生酮饮食疗法、迷走神经刺激治疗	有效，避免使用钠离子通道阻滞剂，如奥卡西平、卡马西平、拉莫三嗪、苯妥英钠等
肌酸缺乏综合征	*GAMT、AGAT、SLC6A8*	口服肌酸	有效
婴儿癫痫伴游走性局灶性发作	*PLCB1、TBC1D24、SCN1A、SCN2A、SLC25A22、KCNT1*	奎尼丁	有效
*GRIN2A*相关性早发性癫痫脑病	*GRIN2A*	美金刚	有效
*KCNQ2*相关性癫痫	*KCNQ2*	奥卡西平、瑞替加滨（retigabine）	有效
吡哆醇依赖性癫痫	*ALDH7A1*	吡哆醇（终生）	有效
发作性运动障碍	*PRRT2/MR1*	奥卡西平/卡马西平	有效
葡萄糖转运体1缺陷综合征	*SLC2A1*	生酮饮食疗法	有效
丙酮酸脱氢酶缺乏症	*PDHD*	生酮饮食疗法，维生素B_1	有效
晚发型甲基丙二酸血症	*MMACHC*	维生素B_{12}、甜菜碱、叶酸、维生素B_6、左旋肉碱	有效
枫糖尿症	*BCKDH*	限制半胱氨酸和胱氨酸摄入	出生开始治疗非常有效
甘氨酸血症	*AMT/GCSH/GLDC*	低蛋白饮食	好
果糖血症	*ALDOB*	无果糖饮食	婴儿期开始治疗效果好
半乳糖血症	*GALT*	限制乳糖和半乳糖摄入	有效
家族性高脂蛋白血症	*LDLR/LPL*	限制脂肪摄入	好

（续表）

小儿神经疾病	可能或确定的致病基因	主要精准治疗	治疗效果
糖原累积病Ⅱ型（庞贝病）	*GAA*	酶替代、耐而赞（注射用艾夫糖苷酶α），限制蔗糖和乳糖摄入	好
法布雷病	*GLA*（Xq22.1）	酶替代，阿加糖酶-α和阿加糖酶-β	有效
核黄素反应性脂质沉积性肌病	*ETFDH*	维生素B$_2$	显著
异染性脑白质营养不良症	*ARSA*	骨髓移植	有效
发作性共济失调伴肌纤维颤搐	*KCNA1*	苯妥英钠	有效
乙酰唑胺反应性周期性共济失调	*CACNA1A*	乙酰唑胺	有效
伴维生素E缺乏的共济失调	*TTRA*	维生素E	有效
低钾型周期性瘫痪	*CACN1AS/SCN4A*	口服补钾	有效
先天性肌强直	*CLCN1*	苯妥英钠、奎宁、甘草流浸膏	有效
结节性硬化综合征	*TSC1/TSC2*	西罗莫司、依维莫司	有效

参考文献

［1］ 关杰，普珍，李海霞. 基因检测在儿童遗传性癫痫中的应用［J］. 中华检验医学杂志，2018，41（5）：337-340.

［2］ ZEIBICH R，KWAN P，O'BRIEN J T，et al. Applications for deep learning in epilepsy genetic research［J］. International Journal of Molecular Sciences，2023，24（19）：14645.

［3］ D'GAMA A M，MULHERN S，SHEIDLEY B R，et al. Evaluation of the feasibility，diagnostic yield，and clinical utility of rapid genome sequencing in infantile epilepsy（Gene-STEPS）：an international，multicentre，pilot cohort study［J］. The Lancet Neurology，2023，22（9）：812-825.

［4］ COLLINS F S，VARMUS H. A new initiative on precision medicine［J］.

The New England Journal of Medicine，2015，372（9）：793–795.

［5］ DAN B，BAXTER P. Pediatric neurology：a year of DNA technology［J］. The Lancet Neurology，2014，13（1）：16–18.

［6］ ALCAIDE P，RODRIGUEZ–POMBO P，RUIZ–SALA P，et al. A new case of creatine transporter deficiency associated with mild clinical phenotype and a novel mutation in the *SLC6A8* gene［J］. Developmental Medicine & Child Neurology，2010，52（2）：215–217.

［7］ EDVARDSON S，KORMAN S H，LIVNE A，et al. L–Arginine：glycine amidinotransferase（AGAT）deficiency：clinical presentation and response to treatment in two patients with a novel mutation［J］. Molecular Genetics and Metabolism，2010，101（2–3）：228–232.

［8］ 杨志仙，杨小玲，王静敏，等. 吡哆醇依赖性癫痫的临床及乙醛脱氢酶7家庭成员A1基因突变分析［J］. 中华实用儿科临床杂志，2013，28（7）：538–541.

［9］ SEHARER G，BROCKER C，VASILIOU V，et al. The genotypic and phenotypic spectrum of pyridoxine–dependent epilepsy due to mutations in *ALDH7A1*［J］. Journal of Inherited Metabolic Disease，2010，33（5）：571–581.

［10］ MCTAGUE A，APPLETON R，AVULA S，et al. Migrating partial seizures of infancy：expansion of the electroclinical，radiological and pathological disease spectrum［J］. Brain，2013，136（Pt 5）：1578–1591.

［11］ BARCIA G，FLEMING M R，DELIGNIERE A，et al. De novo gain–of–function *KCNT1* channel mutations cause malignant migrating partial seizures of infancy［J］. Nature Genetics，2012，44（11）：1255–1259.

［12］ BEARDEN D，STRONG A，EHNOT J，et al. Targeted treatment of migrating partial seizures of infancy with quinidine［J］. Annals of Neurology，2014，76（3）：457–461.

［13］ 胡春辉，王飞龙，王华. 精准医学时期儿科神经可治性遗传病的个体化诊治进展［J］. 中华实用儿科临床杂志，2016，31（12）：951–955.

［14］ LEE J Y，OH S H，KEUM C，et al. Clinical application of prospective whole–exome sequencing in the diagnosis of genetic disease：experience of a regional disease center in South Korea［J］. Annals of Human Genetics，2023，88（2）：101–112.

［15］ YANG Y，ZENG Q，CHENG M M，et al. *GABRB3*–related epilepsy：novel variants，clinical features and therapeutic implications［J］. Journal of Neurology，2022，269（5）：2649–2665.

［16］ZOU D F, WANG L, LIAO J X, et al. Genome sequencing of 320 Chinese children with epilepsy: a clinical and molecular study ［J］. Brain, 2021, 144（12）: 3623-3634.

［17］DUAN J, YE Y Z, CAO D Z, et al. Clinical and genetic spectrum of 355 Chinese children with epilepsy: a trio-sequencing-based study ［J］. Brain, 2022, 145（5）: e43-e46.

［18］SHI X Y, WANG G, LI T, et al. Identification of susceptibility variants to benign childhood epilepsy with centro-temporal spikes（BECTS）in Chinese Han population ［J］. EBioMedicine, 2020（57）: 102840.

［19］DUAN J, CHEN Y, HU Z Q, et al. Non-convulsive status epilepticus in *SEMA6B* related progressive myoclonic epilepsy: a case report with literature review ［J］. Frontiers in Pediatrics, 2022（10）: 859183.

［20］YE Z M, LIN S F, ZHAO X, et al. Mosaicism in tuberous sclerosis complex: lowering the threshold for clinical reporting ［J］. Human Mutation, 2022, 43（12）: 1956-1969.

［21］YANG Y, NIU X Y, CHENG M M, et al. Phenotypic spectrum and prognosis of epilepsy patients with *GABRG2* variants ［J］. Frontiers in Molecular Neuroscience, 2022（15）: 809163.

需与癫痫鉴别的疾病——婴儿阵发性非癫痫事件

■ 黄健星
（澳门镜湖医院）

婴儿阵发性非癫痫事件（paroxysmal non-epileptic events in infancy）是在婴儿时期发生的需与癫痫鉴别的发作性事件，往往会引起家长担忧并促使其来儿科寻求帮助。该事件是转介小儿神经科就诊的其中一个临床情况。研究显示，婴儿出生1周岁以内，发作性事件的发生率是8.9%，其中只有少部分属于癫痫发作[1]。常见的婴儿阵发性非癫痫事件包括新生儿颤动（jitteriness）、战栗发作（shuddering attack）、阵发性强直性眼球上视（paroxysmal tonic upgaze）、屏气发作（breath holding spell）、婴儿擦腿综合征（infantile masturbation）、婴儿良性阵发性斜颈（benign paroxysmal torticollis of infancy）、桑迪弗（Sandifer）综合征等。

1 新生儿颤动

颤动是指一连串反复出现的震颤，震颤则是指不自主、节律性、等幅度的摆动，可分为细震颤和粗震颤。细震颤频率较快（>6次/s）、幅度较小（<3 cm）；粗震颤则频率较慢（<6次/s）、幅度较大（>3 cm）[2]。新生儿颤动可以是生理性或病理性的，是常见的临床症状，和癫痫发作的鉴别要点是颤动可被刺激诱发，被动屈曲或抑制肢体可中断发作，在此过程中不会出现自主神经症状或异常眼球运动，而癫痫发作则是自发性的，不能被抑制，可有自主神经症状或异常眼球运动，如临床诊断有怀疑者，可以通过视频脑电图鉴别。病因方面，细震颤多是由生理性或低血糖所致，经排查没有低血糖者，可予观察；粗震颤则多为病理性的，病因包括颅内出血、缺氧缺血性脑病、败血症、低血糖、低血钙、甲状腺功能亢进、药物戒断等，因此需注意患儿围产期病史和一般状况，必要时进行脑部影像学检查，以及实验室检查如血糖、电解质、感染指针、甲状腺功能、尿液麻毒药物检查等以协助诊治[3]。

2 战栗发作

战栗发作是一种发生在婴儿时期的良性非癫痫性事件，典型的战栗发作被描述为像在毫无察觉的情况下用冰水从背部淋下时浑身发抖的动作，表现在头、肩部，也可表现为累及躯干的快速震颤动作，部分可出现双上肢上抬、僵直、发呆或全身抖动等情况，常在喂食时发生，每天可发生数次至数十次，有些儿童在做一些手部操作，如用力按压玩具时发生，这些动作可能与强直发作、失神发作、肌阵挛发作甚至婴儿痉挛混淆[4]，可通过视频脑电图鉴别，病理生理学尚不清楚，但推测与特发性震颤（essential tremor）有关。战栗发作无须进行特殊治疗，症状随年龄增长而自发缓解，症状平均持续2个月左右，个别病例持续数月[5]。应和家长解释战栗发作为良性过程，以减轻家长焦虑。

3 阵发性强直性眼球上视

阵发性强直性眼球上视被认为是一种良性疾病，其病因尚不明确，可能与基因突变、脑干发育未成熟、神经递质缺乏和免疫紊乱等因素有关。发病年龄范围为2周至90个月，平均为5个月，多在婴儿时期发病。临床表现主要为眼球运动异常、眼球阵发性出现持续向上偏斜，部分儿童会屈曲颈部以代偿眼球位置异常，眼球的水平运动正常。发作持续时间通常介于数秒至2 h，每天发作次数多为2~3次，有时可达10次。发热性疾病或疲劳可能会加重症状。一般情况下，症状呈自发性缓解趋势，大部分患儿症状在1年内会消失。治疗方面，由于症状多呈自限性，通常不需要药物治疗，建议定期随访观察。有些患儿在使用左旋多巴后病情明显好转，但不建议常规使用左旋多巴治疗[6-7]。需要注意的是，少数患儿的症状持续并伴随发育迟缓和共济失调等表现。部分阵发性强直性眼球上视患儿可能有*CACNA1A*基因突变，*CACNA1A*基因的功能是编码钙离子通道的一个亚基。*CACNA1A*基因突变被认为与多种疾病有关，包括阵发性眩晕和发作性共济失调2型等，也可能伴随发育迟缓或认知困难等症状[8]。如果症状持续存在并伴随其他神经系统症状或体征，可以进行基因检测以协助诊断。

4　屏气发作

屏气发作可以分为发绀型和苍白型，发绀型主要发生在儿童发怒时，短暂而大声地哭吵后，突然出现呼气状态下不自主屏气，继而发绀、四肢强直或发软，部分可出现全面性惊厥发作，经历短暂意识障碍之后恢复正常呼吸；苍白型则主要发生于儿童疼痛或惊恐时，轻微地哭吵后，随即出现屏气，屏气持续时间较发绀型短，之后出现面色苍白、四肢强直或发软，总发生率为0.1%～4.6%，常见于6～18个月大的婴幼儿，发作持续时间为10～60 s，发作频率由数个月1次至每月10余次不等。该病绝大部分于5岁前自行缓解，其病因与中枢神经系统自主节律紊乱、迷走神经介导的心脏抑制、脑干髓鞘化延迟、缺铁性贫血有关。实验室检查方面，可行血常规及铁代谢检查，发作严重者需与癫痫鉴别，鉴别要点是屏气发作可有哭吵等诱因，而癫痫发作则没有，必要时可通过视频脑电图鉴别，注意排除心源性晕厥，可以行心电图协助排除长QT间期综合征等疾患[9]。治疗方面，伴有缺铁性贫血者补充铁剂，即使没有贫血，也可以尝试补充铁剂，减少和减轻患儿屏气发作的频率和程度[10]。目前尚不清楚缺铁如何导致屏气发作，研究认为缺铁会阻碍神经递质的合成和影响其功能，对神经髓鞘化也会有影响，缺铁性贫血还会影响各组织包括中枢神经系统组织的供氧，上述因素使患儿容易激惹、哭闹，从而导致屏气发作[11]。

5 婴儿擦腿综合征

婴儿擦腿综合征可影响儿童。发病年龄通常在3个月到4岁之间，临床表现为凝视、面色发红、冒汗、双腿夹紧可伴有擦腿动作。该病偶尔可能被误诊为癫痫发作或运动障碍，但该病患儿在擦腿发生时意识清醒，分散注意力时可以中断这种行为，据此可与癫痫发作鉴别，家长提供视频有助于明确诊断。需要注意患儿是否有泌尿生殖系统疾病，如外阴阴道炎、尿路感染、寄生虫感染、包茎和包皮龟头炎等，这些疾病可刺激生殖器而诱发婴儿擦腿综合征。婴儿擦腿被认为是儿童发育过程中的生理现象，应告知家长避免过分关注擦腿行为及发作时分散儿童注意力，一般该行为随年龄增长可自行消失[3]。

6 婴儿良性阵发性斜颈

婴儿良性阵发性斜颈是一种罕见的阵发性运动障碍，其特点是反复出现刻板行为。这种疾病通常发生在婴儿期，即2~8个月大时首次发作，在5岁时自行消失；随着年龄增长，发作的频率和持续时间一般会减少。该病在发作间歇期，神经系统检查结果正常。临床表现为头颈偏向一侧，伴有或不伴有轻微扭转，持续数分钟至数天，通常能够自行缓解。发作频率通常为每月1~2次。该病发作时可能出现多种症状和体征，包括面色苍白、烦躁、乏力、呕吐和共济失调等[12]。婴儿良性阵发性斜颈有时可能伴随其他阵发性非癫痫事件，如阵发性强直性眼球上视，未来可能还会出现良性阵发性眩晕、周期性呕吐综合征、腹型偏头痛和偏头痛等。大部分患儿预后良好，不需要特殊治疗，向家长清楚解释该疾病的良好预后是必要的。然而，对于严重发作导致患儿烦躁或呕吐的情况，一些研究建议使用托吡酯（topiramate）治疗。极少数患儿可能会出现学习困难、发育迟缓，或发展为偏头痛。如果患儿有偏头痛或阵发性运动障碍的家族史，则需要注意基因突变的可能性。已有报告指出，CACNA1A基因突变可能与家族性和散发性病例相关[13]。

7 Sandifer综合征

Sandifer综合征是胃食管反流病的少见并发症，其症状包括头、颈、躯干或上肢的异常运动及姿势，主要表现为发作性的头颈部异常转动、头部后仰、侧头、张口、肢体扭动等[14]。这些症状可能让人联想到癫痫发作，但症状缺乏律动性抖动。部分患儿会伴随胃食管反流症状，如恶心、呕吐、烦躁、哭闹等，临床上需要注意询问异常运动与胃肠道症状之间的联系。其他症状包括发育、生长延迟，以及缺铁性贫血等。由于该病症状可能很难被识别，因此在神经学检查未能很好解释患儿病情时，应该考虑Sandifer综合征。如果怀疑有Sandifer综合征，可以进行24 h的食管pH监测以协助诊断，或试用药物质子泵抑制剂，如果治疗有效果，也支持了胃食管反流的诊断。对于该病，可给予饮食调整、药物、手术等治疗以缓解症状[15]。

8 总结

婴儿发作性事件可以是癫痫性或非癫痫性，需要注意询问病史，家长的描述非常重要，如果能够提供病情发作时的视频录像，将对诊断有很大帮助，鉴别困难时可进行长程视频脑电图以协助诊断。婴儿阵发性非癫痫事件种类较多，而且各有病因和临床特点，我们需要明确发作性事件的性质，避免误判为癫痫发作而错行长期抗癫痫治疗。对良性事件，也应及时安抚家长，以减少家长不必要的疑虑和担忧。

参考文献

［1］ VISSER A M, JADDOE V W V, ARENDS L R, et al. Paroxysmal disorders in infancy and their risk factors in a population-based cohort: the Generation R Study ［J］. Developmental Medicine & Child Neurology, 2010, 52（11）: 1014-1020.

［2］ ARMENTROUT D C, CAPLE J. The jittery newborn ［J］. Journal of Pediatric Health Care, 2001, 15（3）: 147-149.

［3］ NAGY E, HOLLODY K. Paroxysmal non-epileptic events in infancy: five cases with typical features [J]. Epileptic Disorders, 2019, 21（5）: 458–462.

[4] TIBUSSEK D, KARENFORT M, MAYATEPEK E, et al. Clinical Reasoning: Shuddering attacks in infancy [J]. Neurology, 2008, 70（13）: e38–e41.

[5] OZTURK S, PEDUK Y, GUMUS H, et al. Shuddering attacks in children: A retrospective analysis of 19 cases from a single–center in Turkey [J]. Epilepsy & Behavior, 2021（117）: 107827.

[6] ZHANG L P, JIA Y, WANG Y P. Identification of two de novo variants of *CACNA1A* in pediatric Chinese patients with paroxysmal tonic upgaze [J]. Frontiers in Pediatrics, 2021（9）: 722105.

[7] GUR–HARTMAN T, BERKOWITZ O, YOSOVICH K, et al. Clinical phenotypes of infantile onset *CACNA1A*–related disorder [J]. European Journal of Paediatric Neurology, 2021（30）: 144–154.

[8] KARTAL A. Paroxysmal tonic upgaze in children: three case reports and a review of the literature [J]. Pediatric Emergency Care, 2019, 35（4）: e67–e69.

[9] LEUNG A K C, LEUNG A A M, WONG A H C, et al. Breath–holding spells in pediatrics: a narrative review of the current evidence [J]. Current Pediatric Reviews, 2019, 15（1）: 22–29.

[10] ARSLAN M, KARAIBRAHIMOĞLU A, DEMIRTAŞ M S. Does iron therapy have a place in the management of all breath–holding spells? [J]. Pediatrics International, 2021, 63（11）: 1344–1350.

[11] ZEHETNER A A, ORR N, BUCKMASTER A, et al. Iron supplementation for breath–holding attacks in children [J]. Cochrane Database of Systematic Reviews, 2010（5）: CD008132.

[12] MOSCA S, MARTINS J, TEMUDO T. Transient benign paroxysmal movement disorders in infancy [J]. Revue Neurologique, 2022, 74（4）: 135–140.

[13] BLUMKIN L. Paroxysmal torticollis of infancy: a benign phenomenon? [J]. Developmental Medicine & Child Neurology, 2018, 60（12）: 1196–1197.

[14] MOORE D M, RIZZOLO D. Sandifer syndrome [J]. JAAPA, 2018, 31（4）: 18–22.

[15] MINDLINA I. Diagnosis and management of Sandifer syndrome in children with intractable neurological symptoms [J]. European Journal of Pediatrics, 2020, 179（2）: 243–250.

第十三章
危重病学

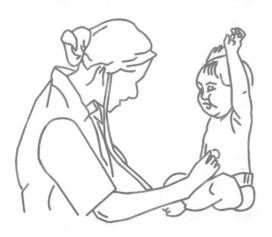

关注儿童腹腔内高压和腹腔间室综合征

■ 陈志江　陶少华

（南方医科大学珠江医院）

1　儿童腹腔内高压、腹腔间室综合征的定义以及流行病学特点

早在1876年，Wendt[1]提出腹腔内压力（intra-abdominal pressure，IAP）增加会对生理功能（肾功能和尿液产生）产生影响，但一直未引起重视，直到20世纪80年代初小儿外科医生在治疗患有腹壁缺陷的新生儿时发现腹腔内压力增加会对肺和肾脏造成致命的损害，这才引起更多的关注[2]。随后更多的研究表明，持续的腹腔内压力升高会导致下腔静脉受压，从而减少心脏的前负荷，并对心血管、呼吸、肾脏和其他脏器功能产生损害[3-4]。由于腹腔内压力升高带来的一系列病理生理问题越来越受到人们的重视，2004年世界腹腔间室综合征协会（The World Society of the Abdominal Compartment Syndrome，WSACS）成立，其专家委员会在2006年首次提出关于腹腔内高压（intra-abdominal hypertension，IAH）和腹腔间室综合征（abdominal compartment syndrome，ACS）定义的共识，并于2007年制订临床治疗指南，但这些共识、指南所关注的人群主要是成人，直到2013版指南才特别将儿童IAH和ACS的诊断标准和治疗方法单独列出[5-7]。目前最新的WSACS腹内高压监测与管理专家共识出自2020

版指南，但儿童部分内容未见更新，所以对于儿童的相关概念主要沿用2013版指南。

儿童腹腔内高压是指持续或反复的IAP＞10 mmHg。儿童腹腔间隙综合征是指持续的IAP＞10 mmHg且伴有由IAP升高导致的新发器官功能障碍或原有器官功能损伤加重[7]。IAH和ACS在儿科患者中常见，特别在重症患儿中发生率更高，多中心调查研究发现新入院儿童重症监护病房（PICU）患儿中44%存在IAH[8]；另一项调查研究发现PICU总体ACS发生率为1%，而机械通气患儿比例可以高达18.7%[9-10]。不同的临床研究报道ACS患儿总体病死率高达40%～85%[10-11]。最近一项关于儿童IAH和ACS的认知调查结果显示，不足50%的儿童重症医师知道IAH、ACS的定义及临床上监测腹腔内压力的方法，这提示我们对IAH与ACS的认知仍存在不足，IAH和ACS在儿童重症领域并未得到足够的重视[12]。

2 儿童腹腔内压力监测以及腹腔内高压的分级

腹部是一个封闭的隔间，腹腔内压力的升高会直接减少腹内脏器的灌注，此外压力在达到临界水平后升高也会压迫下腔静脉，减少心输出量，从而影响器官灌注。那么在临床上如何对儿童患者进行准确的腹腔内压力监测？如何正确掌握压力监测的频次？危重症患儿IAP的监测具有必要性，对于有一个或多个IAH或ACS危险因素的危重症患儿，WSACS推荐每4～6 h测量一次IAP[13]。IAP监测的金标准是通过腹腔导管直接测压，但这种方法是侵入性的，并且长期留置测压管，可能伴有感染和损伤（如腹膜炎和肠穿孔）的相关并发症。临床上常用无创的膀胱内压力监测作为间接测量IAP的方法，由于膀胱内压力与IAP密切相关，指南推荐该方法作为测量IAP的最准确的间接方法，图20所示为简要操作方法：患儿取仰卧位，进行无菌操作留置导尿管，在排空膀胱后夹闭导尿管，以1 mL/kg（最少注入3 mL，最多不超过25 mL）的无菌生理盐水经Foley导尿管注入膀胱，停留30～60 s后将注射生理盐水的输液管与注射器分离，输液管上端与空气相通，以耻骨联合水平作为零点，输液管末端连接压力传感器或三通接头，用压力计进行测定，在呼气末、腹肌无主动收缩时读取压力数值。为了提高压力监测的准确性，呼吸窘迫的儿童，由于腹式呼吸加强导致腹肌收缩，可能会出现IAP监测数值错误增高，临床上可以通过充分的镇静和/或神经肌肉阻滞药物来消除这一混杂因素[15]。临床上对测定的IAP数值进行分级，WSACS的标准提示重症患儿正常IAP为4～10 mmHg，腹腔内高压定义为持续或反复IAP＞10 mmHg，IAP分为4级，其中：Ⅰ级IAP为10～15 mmHg；Ⅱ级IAP为16～20 mmHg；Ⅲ级IAP为21～25 mmHg；Ⅳ级IAP＞25 mmHg[7]。

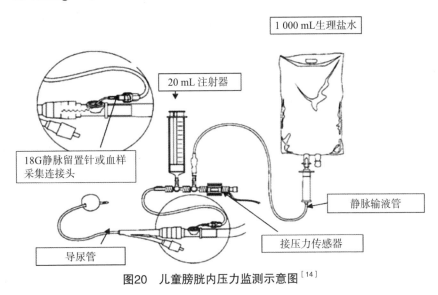

图20　儿童膀胱内压力监测示意图[14]

3　危重症患儿腹腔内高压的危险因素以及腹腔内高压对脏器功能的影响

持续腹腔内压力升高是导致IAH和ACS的主要因素，对危重症患儿而言，腹腔内外病理因素都可能导致IAH和ACS。目前报道相关危险因素包括急性腹膜炎、大量腹腔积液、腹部和腹膜后肿瘤、机械性肠梗阻、创伤、大量输血、腹腔出血、休克、脓毒症等，这些疾病都可能是触发IAH或ACS的启动因子[15]。关于IAH或ACS的病理生理机制，既往认为机械性因素占主要部分，现在的理论认为机械性因素与肠缺血再灌注损伤引发的二次打击，产生的"急性肠窘迫综合征"恶性进展过程，是IAH或ACS发作的关键[16-19]。在失血性休克、脓毒症休克和严重烧伤的复苏期，因肠缺血再灌注损伤，可发生局部腹膜和全身的炎症反应，肠系膜毛细血管通透性和肠壁通透性提高，液体外渗到肠壁和肠系膜，与此同时，肠源性细菌和毒素易位，这种急性肠损伤是第一次打击；第二次打击体现在腹部内脏水肿增加了腹腔内压力，压迫了腹腔内淋巴管，减少了腹腔外的淋巴通量，增加的腹腔内压力导致流向肠壁黏膜的血流量减少，肠壁灌注量逐渐降低，肠缺血、肠壁通透性进一步提高，炎症介质进一步释放到体循环中，又加剧肠通透性、内脏水肿，形成恶性循环。另外，在复苏过程中过量的液体复苏会进一步加剧肠道的液体渗漏。

IAH和ACS发展是一个级联反应，最终的结果是多脏器功能损害[20]（图21）。腹腔内压力升高导致腔静脉受压，使静脉回流减少，前负荷的减少会导致心输出量的降低，从而导致流向器官（包括肾脏和肠道、肝脏）的血流量减少。肾功能下降的机制包括直接压迫肾实质、心输出量减少导致的肾灌注减少及肾素–血管紧张素系统激活引起的水钠潴留。肝脏灌注下降导致的肝功能障碍可能导致血浆乳酸清除率降低、代谢性酸中毒加剧。此外，腹腔内高压可能导致膈肌升高，从而导致胸膜内高压，胸腔顺应性降低，进而导致气道压力增加或呼吸功增加。胸膜腔内压力升高也会影响大脑的静脉回流，从而增加颅内压（ICP），减少大脑的血流量。

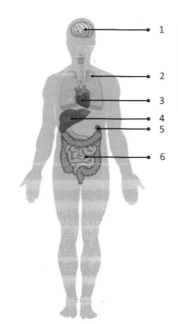

1　中枢神经系统：ICP↑，CPP↓

2　呼吸系统：PIP↑，$PaCO_2$↑，Q_S/Q_T↑，V_D/V_T↑，ITP↑，PAW↑，肺和胸壁顺应性↓，PaO_2↓，肺不张，肺血流量↓

3　循环系统：CO↓，静脉回流↓，血容量不足，CVP↑，PVR↑，PAOP↑，SVR↑

4　肝脏：门静脉血流量↓，乳酸水平↓

5　肾脏系统：GFR↓，肾血流量↓

6　腹部：腹腔、黏膜、腹壁血流量↓，APP↓，腹壁顺应性↓

多间室综合征：1+2+3+4+5+6

图21　腹腔内高压（IAH）或腹腔间室综合征（ACS）的全身效应[21]

注：APP为腹腔灌注压；CO为心输出量；CPP为脑灌注压；CVP为中心静脉压；GFR为肾小球滤过率；ICP为颅内压；ITP为胸膜腔内压；$PaCO_2$为动脉血二氧化碳分压；PaO_2为动脉血氧分压；PAOP为肺动脉楔压；PAW为气道压力；PIP为吸气峰值压；PVR为肺血管阻力；Q_S/Q_T为肺内分流；SVR为全身血管阻力；V_D/V_T为无效腔与潮气量比值。

4　腹腔内高压和腹腔间隙综合征的综合管理

　　危重症患者腹腔内高压的管理目的是防止进一步的器官功能损害，避免发展为ACS。一旦发现ACS，关键是降低腹腔内压力，其控制目标是将IAP降低至10 mmHg以下，并将腹部灌注压保持在35 mmHg或更高（婴儿），对于儿童保持范围则大于50 mmHg[21]。WSACS针对IAH的管理包括：清除肠腔内容物、清除腹腔内占位性病变、改善腹壁顺应性、优化液体管理、改善灌注[6-7, 22-23]。

4.1　清除肠腔内容物

　　对于清除IAH患儿肠腔内容物最简单的方法是经鼻管或经胃管行

胃肠减压，也可通过促动力剂、灌肠剂或结肠减压减少肠腔内容物，从而减少腹内容积。如果患者对上述方法无反应，在某些病例中可使用内镜手段促进结肠减压。

4.2 清除腹腔内容物（腹腔积液或占位肿物）

腹腔积液（如腹水或腹腔积血），可导致IAH和/或ACS发生和发展。经皮导管腹腔减压术（PCD）是治疗患者IAP升高的有效方法，已有临床研究报道大量腹水的儿童ACS，经皮腹腔液体引流可显著降低IAP，提高患儿生存率。床旁超声可以区分腹腔积液相关的IAH患儿与肠壁水肿或占位性病变的患儿，进一步明确PCD的适应证和提高PCD的成功率。对于腹腔占位性病变的患儿行PCD也可以防止IAH发展为ACS。对于手术风险高的患儿可以争取时间窗口稳定生命体征，PCD是一个非常有用的治疗选择。

4.3 改善腹壁顺应性

如果患者有限制性腹部绷带固定，病情允许应予以松解。疼痛可以刺激腹肌和躯干肌肉的收缩，肌肉的收缩使胸腔的体积减小，压迫腹部内容物，增加了腹腔内压力，因此对于存在腹腔内高压的重症患者行疼痛控制和镇静是一个有效的治疗策略。针对需要机械通气的IAH患儿，可通过神经肌肉阻滞降低腹肌张力，增强腹壁顺应性，从而有效降低腹腔内压力。已有一些病例研究发现使用神经肌肉阻滞可立即减小腹腔内压力。然而，由于神经肌肉阻滞剂具有潜在的副作用，应避免常规或长期使用。

体位改变也被认为是可以改善腹壁顺应性的措施之一。与仰卧位相比，头高位显著增加了腹腔内压力，在儿童病例中，Ejike等发现，相比仰卧位，头高位在升高30°时腹腔内压力增加2.2 mmHg[24-25]。此外，急性呼吸窘迫综合征患者的俯卧位已被证明会增加腹腔内压力。因此，患者仰卧可能是腹腔内压力降低的潜在因素，当然考虑到胃食管反流和呼吸机相关性肺炎的潜在风险以及实际的病情需要，体位的变化需要谨慎。

4.4　优化液体管理和改善灌注

最近越来越多的研究认识到液体超负荷带来的不利影响。在重症监护病房，不管是对成人还是儿童的研究都显示，液体过载与不良结局之间存在显著的相关性。大量液体复苏和毛细血管渗漏综合是重症监护病房中腹腔内高压的常见原因，因此管理液体过载和避免过度的晶体复苏成为危重症患者预防ACS的重要目标，对于低血压或脓毒症的ACS患者，应考虑早期使用血管加压药[26]。WSACS建议在急性复苏完成后应避免积极的累积液体平衡，每天仔细评估液体平衡，对恢复期危重症患者使用限制性液体治疗方案[7]。在某些液体过载的病例中，必要时可考虑使用连续血液滤过或超滤的肾脏替代治疗，这可能是降低与IAH和ACS相关的发病率和死亡率的重要策略。

4.5　外科手术减压

当采取上述医疗措施不能降低腹腔内压力并改善呼吸、肾和心血管功能时，应考虑及时进行外科手术减压。ACS的特殊手术治疗方法是开腹减压。开腹减压治疗（如负压敷料、假体补片）是通过保持筋膜和皮肤开放，并暂时覆盖内脏来实现的，这样通过创建一个更大的腹腔腔室来释放压力，其目标是重建腹腔内器官灌注，逆转器官功能障碍。已有研究证实，通过外科手术减压能明显改善ACS患者相关的生理参数和降低死亡率。当然常规的监测及非外科处理应与外科手术减压同时进行，最终目标是实现及时的初次筋膜闭合而无并发症。开腹减压阈值目前并没有统一的标准。在Divarci等[27]和Steinau等[28]的两项研究中发现，当已存在一个器官功能障碍时，积极地通过开腹减压，阈值分别为15 mmHg和12 mmHg，生存率分别为84%和78.6%，提示更积极的外科干预与预后相关。

综上所述，IAH和ACS是危重症患者的危险因素，在儿科患者中发病率和死亡率高，其病理生理作用全面，血流动力学、肾脏、呼吸和神经系统异常是常见的并发症，如果不采取紧急行动，患者容易发生多器官衰竭。儿科重症监护医师应对IAH和ACS有充分的了解并对存在IAH风险的患儿进行筛查，早期识别IAH和适当的医疗干预具有必要性。对于已发生IAH或ACS的患儿，如果常规治疗手段不能成功改善其临床状态，早期行开腹减压手术是有效改善器官脏器灌注和临床预后的手段。

参考文献

［1］ WENDT E. Ueber den Einfluss des intraabdominalen Druckes auf die Absonderungs-Geschwindigkeit des Harnes［J］. Arch Heilkunde，1876（17）：527-546.

［2］ WESLEY J R，DRONGOWSKI R，CORAN A G. Intragastric pressure measurement：a guide for reduction and closure of the silastic chimney in omphalocele and gastroschisis［J］. Journal of Pediatric Surgery，1981，16（3）：264-270.

［3］ EJIKE J C，HUMBERT S，BAHJRI K，et al. Outcomes of children with abdominal compartment syndrome［J］. Acta Clinica Belgica，2007，62（Suppl 1）：141-148.

［4］ THABET F C，EJIKE J C. Intra-abdominal hypertension and abdominal compartment syndrome in pediatrics. A review［J］. Journal of Critical Care，2017（41）：275-282.

［5］ MALBRAIN M L N G，CHEATHAM M L，KIRKPATRICK A，et al. Results from the international conference of experts on intra-abdominal hypertension and abdominal compartment syndrome. I. Definitions［J］. Intensive Care Medicine，2006，32（11）：1722-1732.

［6］ CHEATHAM M L，MALBRAIN M L N G，KIRKPATRICK A，et al. Results from the international conference of experts on intra-abdominal hypertension and abdominal compartment syndrome. II. Recommendations［J］. Intensive Care Medicine，2007，33（6）：951-962.

［7］ KIRKPATRICK A W，ROBERTS D J，DE WAELE J，et al. Pediatric guidelines sub-Committee for the World Society of the abdominal compartment syndrome. Intra-abdominal hypertension and the abdominal compartment syndrome：updated consensus definitions and clinical practice guidelines from the world Society of the Abdominal Compartment Syndrome［J］. Intensive Care Medicine，2013，39（7）：1190-1206.

[8] HOROZ O O, YILDIZDAS D, ASILIOGLU N, et al. The prevalance of and factors associated with intra-abdominal hypertension on admission day in critically ill pediatric patients: A multicenter study [J]. Journal of Critical Care, 2015, 30（3）: 584-588.

[9] BECK R, HALBERTHAL M, ZONIS Z, et al. Abdominal compartment syndrome in children [J]. Pediatric Critical Care Medicine, 2001, 2（1）: 51-56.

[10] DIAZ F J, FERNANDEZ SEIN A, GOTAY F. Identification and management of abdominal compartment syndrome in the pediatric intensive care unit [J]. Puerto Rico Health Sciences Journal, 2006, 25（1）: 17-22.

[11] THABET F C, BOUGMIZA I M, CHEHAB M S, et al. Incidence, risk factors, and prognosis of intra-abdominal hypertension in critically Ill children: A Prospective Epidemiological Study [J]. Journal of Intensive Care Medicine, 2016, 31（6）: 403-408.

[12] WIEGANDT P, JACK T, VON GISE A, et al. Awareness and diagnosis for intra-abdominal hypertension（IAH）and abdominal compartment syndrome（ACS）in neonatal（NICU）and pediatric intensive care units（PICU）-a follow-up multicenter survey [J]. BMC Pediatrics, 2023, 23（1）: 82.

[13] SUGRUE M, DE WAELE J J, DE KEULENAER B L, et al. A user's guide to intra-abdominal pressure measurement [J]. Anaesthesiology Intensive Therapy, 2015, 47（3）: 241-251.

[14] THABET F C, EJIKE J C. Intra-abdominal hypertension and abdominal compartment syndrome in pediatrics. A review [J]. Journal of Critical Care, 2017（41）: 275-282.

[15] MORTENSEN S J, ORMAN S, TESTA E J, et al. Risk factors for developing acute compartment syndrome in the pediatric population: a systematic review and meta-analysis [J]. European Journal of Orthopaedic Surgery, 2020, 30（5）: 839-844.

[16] MALBRAIN M L N G, VIDTS W, RAVYTS M, et al. Acute intestinal distress syndrome: the importance of intra-abdominal pressure [J]. Minerva Anestesiologica, 2008, 74（11）: 657-673.

[17] MALBRAIN M L N G, DE LAET I. It's all in the gut: introducing the

concept of acute bowel injury and acute intestinal distress syndrome ［J］．Critical Care Medicine，2009，37（1）：365-366.

［18］CHENG J T，WEI Z Y，LIU X，et al. The role of intestinal mucosa injury induced by intra-abdominal hypertension in the development of abdominal compartment syndrome and multiple organ dysfunction syndrome ［J］．Critical Care，2013，17（6）：R283.

［19］ROBERTS D J，BALL C G，KIRKPATRICK A W. Increased pressure within the abdominal compartment：intra-abdominal hypertension and the abdominal compartment syndrome ［J］．Current Opinion in Critical Care，2016，22（2）：174-185.

［20］PEREIRA B M. Abdominal compartment syndrome and intra-abdominal hypertension ［J］．Current Opinion in Critical Care，2019，25（6）：688-696.

［21］DE WAELE J，EJIKE J C，LEPPANIEMI A，et al. Intra-abdominal hypertension and abdominal compartment syndrome in pancreatitis，paediatrics，and trauma ［J］．Anaesthesiology Intensive Therapy，2015，47（3）：219-227.

［22］CHEATHAM M L，SAFCSAK K. Is the evolving management of intra-abdominal hypertension and abdominal compartment syndrome improving survival? ［J］Critical Care Medicine，2010，38（2）：402-407.

［23］SMIT M，VAN MEURS M，ZIJLSTRA J G. Intra-abdominal hypertension and abdominal compartment syndrome in critically ill patients：A narrative review of past，present，and future steps ［J］．Scandinavian Journal of Surgery，2022，111（1）：14574969211030128.

［24］YI M，LENG Y X，BAI Y，et al. The evaluation of the effect of body positioning on intra-abdominal pressure measurement and the effect of intra-abdominal pressure at different body positioning on organ function and prognosis in critically ill patients ［J］．Journal of Critical Care，2012，27（2）：222. e1-e6.

［25］EJIKE J C，KADRY J，BAHJRI K，et al. Semi-recumbent position and body mass percentiles：effects on intra-abdominal pressure measurements in critically ill children ［J］．Intensive Care Medicine，2010，36（2）：329-335.

［26］JACOBS R，WISE R D，MYATCHIN I，et al. Fluid management，intra-abdominal hypertension and the abdominal compartment syndrome：a narrative review ［J］. Life（Basel）, 2022, 12（9）: 1390.

［27］ DIVARCI E, KARAPINAR B, YALAZ M, et al. Incidence and prognosis of intraabdominal hypertension and abdominal compartment syndrome in children ［J］. Journal of Pediatric Surgery, 2016, 51（3）: 503–507.

［28］ STEINAU G, KAUSSEN T, BOLTEN B, et al. Abdominal compartment syndrome in childhood: diagnostics, therapy and survival rate ［J］. Pediatric Surgery International, 2011, 27（4）: 399–405.

儿童脓毒症相关性脑病的诊治进展

■ 任广立　朱婕

（中国人民解放军南部战区总医院）

　　脓毒症是儿童重症监护病房（pediatric intensive care unit，PICU）患儿入院的主要原因之一，死亡率可高达70%[1]。脓毒症相关性脑病（sepsis-associated encephalopathy，SAE）是由重症脓毒症引起的脑部病变，也是脓毒症最常见的并发症。SAE是一种急性脑功能障碍，继发于体内感染，没有明确的中枢神经系统感染的证据，又被称为脓毒症引起的脑功能障碍（sepsis-induced brain dysfunction，SIBD）[2]或脓毒症相关性脑功能障碍（sepsis-associated brain dysfunction，SABD）[3]。临床表现为意识障碍，包括感知和精神错乱的相关表现，如谵妄、注意力不集中、易怒、不同程度的昏迷（轻度到深度），抽搐、震颤或肌阵挛较少见[4]。同时需要排除其他原因造成的脑病，包括中枢神经系统的结构异常，如肿瘤或中风，以及代谢性脑病等[5]。

1　流行病学

　　SAE目前没有特定的诊断标准，主要根据神经系统表现、影像学、实验室检查及脑电图结果进行诊断[6]。对于SAE的危险因素、预后及治疗方案目前仍没有定论，而儿科患者由于自身的生长发育特点，受SAE相关性后遗症的影响较大，如注意力、语言流畅性、动作执行功能、智商、学校表现、记忆获取和处理、晚年的生活质量等方面[7]。因此，儿科医生迫切需要较多的临床数据来了解SAE流行病学分布。SAE短期与长期的死亡率不同，同时伴有不同的危险因素[8]。研究表明，认知障碍是儿童SAE短期死亡的高危因素，而长期后遗症主要包括身体、认知和心理伤害，焦虑、应激障碍和生活质量下降，并伴有较重的社会及家庭负担[9]。除此之外，多种疾病也会增加SAE发生的风险，如肾功能衰竭和代谢紊乱（低血糖、高血糖、高碳酸血症、高钠血症）[10]。事实上，儿童患者更容易受到代谢紊乱的影响，因此他们比成人患者发生SAE的风险更高。然而，由于文献报道的病例数量少，儿童SAE的发病率及死亡率仍不明确，需要儿科医生进一步关注。

2 诊断方法

SAE的诊断方法主要包括临床评估、神经电生理、生物标志物和影像学检查等。然而，部分临床症状、体征及检查结果可能受到镇静药物或机械通气的影响，从而影响临床医生的判断和及时干预。

2.1 神经电生理

（1）脑电图（EEG）。脑电图是检测脑功能最常用的方法，在SAE的诊断中具有较高的灵敏度，对于排除危重症患者因感觉改变而引起的癫痫持续状态也有一定价值，但其特异度较低，易受患者使用镇静药物的影响[11]。SAE主要的脑电图表现与其他原因引起的脑病类似，其中α波减弱和θ波增强与皮层功能障碍有关，慢波活动增加表明深层大脑结构、功能受损，与神经认知衰退有关[9]。值得注意的是，脑电图对SAE引起的海马区损伤灵敏度不高[12]。

（2）躯体感觉诱发电位（SEP）和电生理检查。SEP因不受镇静药物影响，在SAE的诊断方面得到广泛应用。SEP表现出皮层和皮层下通路的峰值潜伏期，与SAE的严重程度相关[13]。电生理检查有助于对疑似SAE患者的早期临床评估，并有助于指导治疗策略，但考虑到其局限性，特别是受镇静药物的影响，其诊断准确性不可靠，故需要进一步验证。因此，需要联合应用其他诊断方式来提高电生理检查的诊断准确性。

2.2 生物标志物

生物标志物可辅助评估脑损伤的严重程度，神经元特异性烯醇化酶（NSE）、S100钙结合蛋白B（S100B）和胶质纤维酸性蛋白（GFAP）为有效的生物学标志物。研究表明，儿童脓毒症患者血清中NSE、S100B、GFAP表达水平升高，且在死亡患者中NSE、S100B显著升高[14]。但也有部分研究报道NSE和IL-6较S100B对SAE有更高的诊断价值[15]。GFAP在SAE患者中也有所升高，特异度和灵敏度分别为77.7%和75.9%，血清GFAP水平与APACHE II评分呈正相关，与格拉斯哥昏迷评分（GCS）、28 d生存率和180 d生存率呈负相关[16]。同时还有研究表明泛素C末端水解酶-L1（UCH-L1）的血清浓度与SAE患者的长期疼痛相关[17]。

其他生物标志物包括神经丝（NF）[18]、S100A8蛋白[19]、β-淀粉样蛋白肽和tau蛋白[20]、血管细胞黏附分子-1（VCAM-1）[21]和乙酰胆碱酯酶活性[22]。部分研究表明微小RNA（microRNA）在SAE的诊断中也具有一定价值，如miR-370-3p[23]、miR-29a[24]为可能的SAE诊断标志物。但这些生物标志物诊断的准确性还需要进一步研究加以验证，同时需要进一步发掘新的、有价值的SAE诊断标志物。

2.3 影像学检查

MRI是脑部疾病最常用的影像学检查方法，在SAE的诊断中同样具有价值。在一项包括194名SAE患儿的研究中，98名（51%）新生儿可见分水岭型损伤，而59名（30%）患儿的脑MRI上显示以基底节区/丘脑区损伤为主[25]。另一项研究表明，诊断为SAE的2个月大的患儿在额叶和枕区皮质下白质出现信号增强[26]。经颅多普勒超声（TCD）同样是有效的影像学检查方法，用于评估血管舒缩功能。在一项招募了45名SAE患儿的研究中，发现SAE患儿的脉搏指数和阻力指数明显高于非SAE患儿[27]。同时，中心静脉血氧饱和度（$ScvO_2$）及脑氧饱和度（$rScO_2$）也与SAE患儿预后密切相关[28]。除此之外，脑部CT、近红外光谱（NIRS）也对SAE患儿的诊断有一定价值[29]。

但仍需要大规模的临床试验来验证这些诊断方法的准确性。

3 治疗

3.1 一般治疗

目前对于SAE的治疗并没有标准化流程，抗生素的使用及支持治疗是治疗SAE的基础。液体复苏在脓毒症患者治疗中至关重要，但也有研究表明液体超载时会造成患者高氯性代谢性酸中毒、高钾血症、细胞损伤、肾衰竭等不良后果[30]。尤其对于儿童患者，液体负荷过重引起的心衰是其死亡的重要原因[31]。抗生素的治疗同样存在争议，抗生素使用会增加患儿坏死性小肠结肠炎（NEC）的发生率及死亡风险[1]。而SAE并没有明确的细菌感染证据，因此应避免不规范的抗生素使用。

3.2 其他治疗

目前已有较多的研究在探索其他药物治疗SAE的可能性。研究报道右美托咪定可通过抑制神经元凋亡、改善血脑屏障的完整性发挥脑保护作用，从而降低短期死亡率，缩短呼吸机使用时间[3]。同时有病例报告表明，治疗性血浆置换可降低循环中促炎细胞因子水平，减轻脓毒症炎症级联反应[32]。地塞米松是治疗SAE的一种有效药物。低剂量的地塞米松可显著增加血清抑炎介质IL-10，减少促炎介质TNF-α，同时增强大脑皮层神经元自噬修复能力。而大剂量的地塞米松会导致严重的皮质损伤，SAE患者的脑水肿并未得到改善[33]。部分研究表明他汀类药物可以减少胶质活化，调节线粒体功能，恢复氧化还原反应平衡，减少微血管损伤和血管内皮凋亡[34]。同时，维持肠道菌群的完整性对SAE患者至关重要，粪便微生物群移植（FMT）可能对SAE患者有益[35]。而维持SAE患者正常的睡眠节律、早期进行心理和物理治疗，以及确保患者有充足的营养和食物摄入同样重要。

4 小结

SAE是脓毒症患者多器官功能障碍中最常见的类型之一，具有高死亡率、低生活质量和长期神经后遗症等特点，因此更应该受到儿科医生的重视。但目前医界对于SAE的病理生理机制仍不清楚，并没有标准的诊断及治疗流程，目前主要以接诊医生的经验治疗为主，新兴治疗药物的使用也主要集中在成人脓毒症患者，对于儿童患者的治疗效果仍需要大规模的临床试验进行验证。

参考文献

［1］ WEISS S L, PETERS M J, ALHAZZANI W, et al. Surviving sepsis campaign international guidelines for the management of septic shock and sepsis-associated organ dysfunction in children［J］. Intensive Care Medicine, 2020, 46（Suppl 1）: 10-67.

［2］ ORHUN G, ESEN F, ÖZCAN P E, et al. Neuroimaging Findings in Sepsis-Induced Brain Dysfunction: Association with Clinical and Laboratory Findings［J］. Neurocritical Care, 2019, 30（1）: 106-117.

［3］ CZEMPIK P F, PLUTA M P, KRZYCH Ł J. Sepsis-associated brain dysfunction: a review of current literature［J］. International Journal of Environmental Research and Public Health, 2020, 17（16）: 5852.

［4］ MOLNÁR L, FÜLESDI B, NÉMETH N, et al. Sepsis-associated encephalopathy: a review of literature［J］. Neurology India, 2018, 66（2）: 352-361.

［5］ CHUNG H Y, WICKEL J, BRUNKHORST F M, et al. Sepsis-associated encephalopathy: from delirium to dementia?［J］. Journal of Clinical Medicine, 2020, 9（3）: 703.

［6］ CHAUDHRY N, DUGGAL A K. Sepsis associated encephalopathy［J］. Advances in Medicine, 2014（2014）: 762320.

［7］ DUMBUYA J S, LI S Q, LIANG L L, et al. Paediatric sepsis-associated encephalopathy（SAE）: a comprehensive review［J］. Molecular Medicine, 2023, 29（1）: 27.

［8］ SANDQUIST M K, CLEE M S, PATEL S K, et al. High frequency of neuroimaging abnormalities among pediatric patients with sepsis who undergo neuroimaging［J］. Pediatr Critical Care Medicine，2017，18（7）：607–613.

［9］ NWAFOR D C，BRICHACEK A L，MOHAMMAD A S，et al. Targeting the blood–brain barrier to prevent sepsis–associated cognitive impairment［J］. Journal of Central Nervous System Disease，2019（11）：1179573519840652.

［10］ SONNEVILLE R，DE MONTMOLLIN E，POUJADE J，et al. Potentially modifiable factors contributing to sepsis–associated encephalopathy［J］. Intensive Care Medicine，2017，43（8）：1075–1084.

［11］ PANTZARIS N D，PLATANAKI C，TSIOTSIOS K，et al. The use of electroencephalography in patients with sepsis：a review of the literature［J］. Journal of Translational Internal Medicine，2021，9（1）：12–16.

［12］ YUAN M，YAN D Y，XU F S，et al. Effects of sepsis on hippocampal volume and memory function［J］. World Journal of Emergency Medicine，2020，11（4）：223–230.

［13］ TSURUTA R，ODA Y. A clinical perspective of sepsis–associated delirium［J］. Journal of Intensive Care，2016（4）：18.

［14］ ZHANG Q H，SHENG Z Y，YAO Y M. Septic encephalopathy：when cytokines interact with acetylcholine in the brain［J］. Military Medical Research，2014（1）：20.

［15］ ZHU S Z，HUANG W P，HUANG L Q，et al. Huperzine A protects sepsis associated encephalopathy by promoting the deficient cholinergic nervous function［J］. Neuroscience Letters，2016（631）：70–78.

［16］ 颜姗姗，高敏，陈欢，等. 脓毒症相关性脑病患者血清胶质纤维酸性蛋白的表达及其临床意义［J］. 中南大学学报（医学版），2019，44（10）：1137–1142.

［17］ WU L，FENG Q，AI M L，et al. The dynamic change of serum S100B levels from day 1 to day 3 is more associated with sepsis–associated encephalopathy［J］. Scientific Reports，2020，10（1）：7718.

［18］ MANABE T，HENEKA M T. Cerebral dysfunctions caused by sepsis during ageing［J］. Nature Reviews Immunology，2022，22（7）：444–458.

［19］ HAMASAKI M Y，SEVERINO P，PUGA R D，et al. Short–term effects of sepsis and the impact of aging on the transcriptional profile of different brain regions［J］. Inflammation，2019，42（3）：1023–1031.

［20］ ZHAO T，XIA Y，WANG D W，et al. Association between elevated serum tau protein level and sepsis-associated encephalopathy in patients with severe sepsis [J]. Canadian Journal of Infectious Diseases and Medical Microbiology, 2019 (2019): 1876174.

[21] SU C M, CHENG H H, TSAI T C, et al. Elevated serum vascular cell adhesion molecule-1 is associated with septic encephalopathy in adult community-onset severe sepsis patients [J]. BioMed Research International, 2014 (2014): 598762.

[22] ZUJALOVIC B, MAYER B, HAFNER S, et al. AChE-activity in critically ill patients with suspected septic encephalopathy: a prospective, single-centre study [J]. BBMC Anesthesiology, 2020, 20 (1): 287.

[23] VISITCHANAKUN P, TANGTANATAKUL P, TRITHIPHEN O, et al. Plasma miR-370-3P as a biomarker of sepsis-associated encephalopathy, the transcriptomic profiling analysis of microrna-arrays from mouse brains [J]. Shock, 2020, 54 (3): 347-357.

[24] GUO W, LI Y H, LI Q. Relationship between miR-29a levels in the peripheral blood and sepsis-related encephalopathy [J]. American Journal of Translational Research, 2021, 13 (7): 7715-7722.

[25] JENSTER M, BONIFACIO S L, RUEL T, et al. Maternal or neonatal infection: association with neonatal encephalopathy outcomes [J]. Pediatric Research, 2014, 76 (1): 93-99.

[26] ABE S, OKUMURA A, FUJII T, et al. Sepsis associated encephalopathy in an infant with biliary atresia [J]. Brain and Development, 2008, 30 (8): 544-547.

[27] ALGEBALY H, ELSHERBINI S, GALAL A, et al. Transcranial doppler can predict development and outcome of sepsis-associated encephalopathy in pediatrics with severe sepsis or septic shock [J]. Frontiers in Pediatrics, 2020, 20 (8): 450.

[28] GUO J, CHENG Y B, WANG Q, et al. Changes of $rScO_2$ and $ScvO_2$ in children with sepsis-related encephalopathy with different prognoses and clinical features [J]. Experimental and Therapeutic Medicine, 2019, 17 (5): 3943-3948.

[29] ROSENBLATT K, WALKER K A, GOODSON C, et al. Cerebral autoregulation-guided optimal blood pressure in sepsis-associated encephalopathy: a case series [J]. Journal of Intensive Care Medicine, 2020, 35 (12): 1453-1464.

[30] GU M, MEI X L, ZHAO Y N. Sepsis and cerebral dysfunction: BBB

damage, neuroinflammation, oxidative stress, apoptosis and autophagy as key mediators and the potential therapeutic approaches [J]. Neurotoxicity Research, 2021, 39（2）: 489-503.

[31] MAITLAND K, KIGULI S, OPOKA R O, et al. Mortality after fluid bolus in African children with severe infection [J]. The New England Journal of Medicine, 2011, 364（26）: 2483-2495.

[32] HUANG L L, PENG S M, LI R H, et al. Fulminant encephalopathy in a child with hyperferritinemic sepsis: a case report [J]. BMC Neurology, 2020, 20（1）: 73.

[33] ZHOU R X, SUN X M, LI Y Y, et al. Low-dose dexamethasone increases autophagy in cerebral cortical neurons of juvenile rats with sepsis associated encephalopathy [J]. Neuroscience, 2019（419）: 83-99.

[34] CATALÃO C H R, SANTOS-JUNIOR N N, DA COSTA L H A, et al. Simvastatin Prevents long-term cognitive deficits in sepsis survivor rats by reducing neuroinflammation and neurodegeneration [J]. Neurotoxicity Research, 2020, 38（4）: 871-886.

[35] LI S Y, GUO H, XU X, et al. Therapeutic methods for gut microbiota modification in lipopolysaccharide-associated encephalopathy [J]. Shock, 2021, 56（5）: 824-831.

儿童心室辅助装置

■ 陈尘　周成斌　郭予雄
［广东省人民医院（广东省医学科学院）］

儿童心衰的发病率为（0.87～7.40）/100 000[1]，药物治疗无效，心脏移植是重要的治疗手段。然而供体有限，排斥药物也影响发育。心室辅助装置（ventricular assist devices，VAD）是另外一种救治措施，可以作为心脏移植前的过渡（bridge to transplantation，BTT）或长期的机械循环支持（mechanical circulatory support，MCS），少部分患儿还可能通过心脏逆重构而获得心脏功能恢复前的过渡（bridge to recovery，BTR）。由于儿童的解剖生理特点，儿童VAD的要求相对于成人更高，再加上市场上的需求有限，儿童VAD的临床应用迟滞于成人。目前一些成人VAD已用于大龄儿童，但是婴幼儿VAD的应用还处于探索阶段。

1　儿童机械循环支持

对于心衰的机械循环辅助最早源于体外循环的延伸，在此基础上开发的体外膜肺氧合在儿童心源性休克、恶性心律失常、心搏骤停、脱离体外循环困难等方面已广泛使用，但属于短期机械循环支持。儿童离心泵也可以作为VAD，减轻心脏的负荷，提供脏器的灌注，使用时长也在2周内，无法长期使用。

MCS可以超过3个月，患儿能够脱离呼吸机，实现出院后康复。儿童MCS的使用可以追溯到1967年，Throcmorton等[2]使用左心房到腋动脉的心室辅助来支持一个行二尖瓣置换术后出现低心输出量的患儿。该患儿术后6个月心功能得以恢复。由于儿童体格小，又处于快速发育期，血管细小脆弱，先天性心脏病存在各种变异，儿童VAD的技术要求高，市场转化迟滞于成人VAD。进入20世纪90年代，一些成人外置式VAD开始应用于青少年或大体重的儿童身上，如美国雅培公司开发的Thoratec VAD和阿比奥梅德（Abiomed）公司开发的BVS 5000，尽管大多数治疗结果较好，但是特别是对于体格小的患儿，血栓和出血等并发症的发生率增加[3-4]。欧洲研发的儿童VAD，如柏林心脏有限公司（Berlin Heart Inc.）开发的EXCOR产品（包括适合新生儿、婴儿的型号），已投入临床应用。虽然早期报道运用这些装置也存在血栓、出血的风险，但通过适应证的选择、泵的设计和安装技术的改进、良好的凝血监测和抗凝计划，这些VAD的应用已取得一定的临床效果。2004年，美国国家心肺血液研究所（NHLBI）启动儿童辅助循环系统的研发项目，确定3项可植入的VAD研究[5]。广东省心血管病研究所研制的具有中国知识产权的儿童搏动性气动泵（罗叶泵），目前还处于动物实验阶段。已获得注册证的国产成人VAD已开始用于大龄儿童终末期心衰的治疗。

2 适应证和禁忌证

2.1 适应证

（1）因症状性低血压或重要脏器低灌注等原因，不能耐受抗心衰药物治疗；或虽已经过充分优化的药物或器械治疗，仍表现为严重的心衰（NYHA心功能分级Ⅲ～Ⅳ级）。

（2）左室射血分数（LVEF）≤30%。至少符合以下一项标准：①12个月内出现≥2次因心衰非预期住院，依赖静脉正性肌力药物或依赖短期机械辅助支持；②心源性因素导致运动能力明显减弱；③低心输出量引起的终末脏器进行性恶化。

多数学者认为VAD应在心衰的早期，或者至少在一个器官衰竭的早期，尽早使用[6-8]。需要儿童VAD的常见病种有以下3类：①心肌病，不能用药物有效控制心衰的心肌病患儿需要心脏移植，在等待移植的阶段，通过VAD支持，相对于成人，儿童往往能够较好地恢复心脏功能，部分患儿可顺利撤离VAD，避免心脏移植；②暴发性心肌炎，短期机械循环支持不能有效恢复，需要转为长期VAD等待恢复或心脏移植；③复杂的心脏手术后有1%～2%的患儿需要机械辅助循环支持。其中一部分患儿需要长期VAD支持，相较于心肌炎、心肌病的心室辅助，先天性心脏病术后心室辅助的效果差一些。这可能与先天性心脏病解剖矫治程度、心室辅助前的手术创伤、应激等多种因素相关。

2.2　禁忌证

（1）不能耐受长期口服抗凝药物治疗。

（2）败血症或全身活动性感染。

（3）孤立性右心室功能不全。

（4）严重的终末脏器功能不全。

（5）考虑家庭环境和社会心理问题，预计不能正常管理维护VAD设备的。

（6）非心脏原因导致的生存期<1年的疾病。

3　儿童心室辅助装置

3.1　EXCOR

EXCOR是目前应用最广的儿童VAD，也是美国FDA唯一批准的用于长期辅助的外置式儿童VAD[9]。其主体为一个气动的搏动泵，用聚氨酯做成的透明、具有一定柔软度的坚固外壳，内含与血液接触的血囊和可以充气的气囊，两者之间用柔韧性好的隔膜分开。泵的出入口在同侧，相互平行，各有一个聚氨酯做成的三叶瓣，保证血液的单向流动。在出入口的对侧有一排气口，连接驱动装置，通过充气、排气，以及挤压、充盈血囊而产生搏动性射血。EXCOR由IKUS驱动系统控制，最大的驱动正压约为46.6 kPa（350 mmHg），驱动负压约为-13.3 kPa（-100 mmHg），搏动频率30～150次/min，相对收缩时间20%～70%。EXCOR用特别设计的硅胶插管连接气动泵和患者，插管的头端是用钛合金制成的纽扣样头端，与传统插管相比较，可减少心脏的后负荷。所有插管都从上腹壁穿出，在插管穿出皮肤的部位包裹一层Dacron丝绒，有利于瘢痕组织长入丝绒中，便于固定和防止感染。EXCOR（图22）具有适合不同年龄段儿童的不同尺寸的泵体，能够提供10～60 mL的每搏输出量，理论上可以用于最小体重为3 kg的婴儿[10]。另外，它可以用于单心室辅助和双心室辅助。德国柏林心脏中心报道34例儿童使用EXCOR的情况，患儿最小体表面积是0.2 m^2，总的出院存活率达74%，小于1岁的婴儿存活率也达到70%[11]。

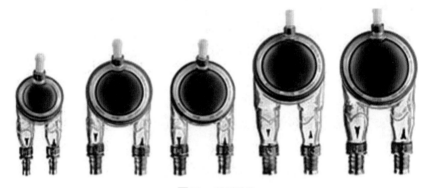

图22　EXCOR

3.2　MicroMed DeBakey泵

　　MicroMed DeBakey泵（图23）曾是美国FDA认可的一种用于5～16岁、体表面积在0.7～1.5 m^{2}的儿童心室辅助装置。它是微小化可植入式轴流泵。一根钛合金的流入插管连接泵和左心尖，Vascutec人造血管作为流出管道连接泵和升主动脉，提供非搏动性心脏辅助，减少左心负荷。它可以作为终末期心衰过渡到心脏移植的辅助装置，研究显示其植入后30 d存活率为81%[12]。Padalino等[13]报道1例患有扩张性心肌病的10岁女孩，采用MicroMed DeBakey泵装置左心辅助84 d成功接受心脏移植，患儿在等待移植期间可以回家治疗。

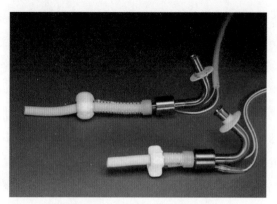

图23 MicroMed DeBakey泵

3.3 PediPump轴流泵

轴流泵适合流量高、阻力低的场合，儿童VAD的使用情况和成人相比，流量低而阻力差别不大，轴流泵从机械学原理上看可能不适合小体重儿童患者，但是该泵型结构更加紧凑，更适合缩小泵的体积。美国克利夫兰诊所研制的PediPump轴流泵，是一款可提供新生儿心室支持的植入式血泵[14]，直径7 mm，长度60 mm，适用患儿体重的范围为2～25 kg（图24）。该项目得到NHLBI的儿童VAD项目资助，但尚未有临床应用报道。

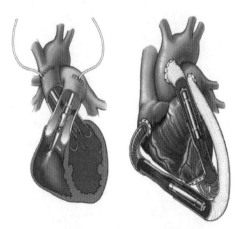

图24 PediPump轴流泵

注：可以做左心室、右心室、双心室辅助装置。心腔内植入，为15～25 kg的患儿设计；利用人工血管在心脏外植入，为2～15 kg的患儿设计。

3.4 PediaFlow 离心泵

PediaFlow离心泵也是NHLBI的儿童VAD资助项目之一，是由美国匹兹堡大学研制的一种微型磁悬浮混合流量泵，采用钛合金材料制作，质量仅约100 g，长51 mm，外径28 mm，大小如5号电池（图25）。用于新生儿和婴儿（体重3～15 kg）的机械循环支持，设计流量范围为0.3～1.5 L/min。PediaFlow离心泵已完成了体外试验，证实其血流动力学性能良好，6 h的溶血性能评估结果显示仅为0.008 7 g/100L [15]。在一项生物相容性评估中，PediaFlow离心泵被植入绵羊的降主动脉中，开展了3次动物实验，3只绵羊的存活时间分别为6 d、17 d和10 d，监测辅助期间的游离血红蛋白、血小板和CD62P抗体，结果表明该泵具有良好的生物相容性 [15]。但未见该泵型用于儿童长期植入的报道。

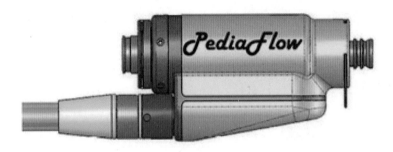

图25 PediaFlow离心泵

3.5 Jarvik 2000 轴流泵

Jarvik 2000是一款轴流式VAD，有成人型、儿童型和婴儿型三种（图26、图27）。其中儿童型能够提供 1.4～2.5 L/min的血流，转速为10 000～14 000 r/min。针对该泵的体外试验中游离血红蛋白水平控制在（9.8 ± 5.6）mg/dL。在幼羊体内评估其实用性能、生物相容性和长期可靠性，个别动物出现肝肾功能指标的一过性升高，一段时间后恢复正常，未见VAD内有血栓形成。目前的体内试验表明，改良的儿童型Jarvik 2000 VAD保留了其成人型号的血流动力学性能和优良的生物相容性，其锥形轴承设计可以避免血栓形成 [16]。该泵型已在全球开展临床试验。婴儿型还在动物实验阶段。

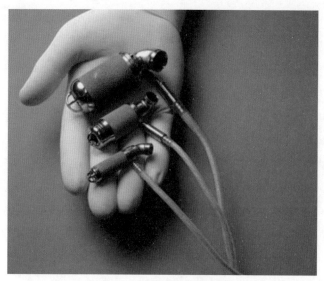

图26　Jarvik 2000 轴流泵

注：三种规格，图中从上而下，分别对应成人型，容积30 mL，重90 g；儿童型，容积 10 mL，重35 g；婴儿型，容积4 mL，重12 g。

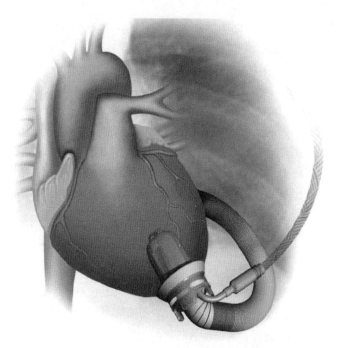

图27　Jarvik 2000 轴流泵植入示意图

4 成人心室辅助装置应用于大龄儿童

近年来，成人心室辅助装置较多地应用于大龄儿童和青少年。Reinhartz等[3]报道209例小于18岁的儿童装上了美国雅培公司开发的Thoratec VAD，这组患者的平均体表面积为1.6 m²，平均支持时间44 d，2/3的患者过渡到心脏移植或恢复。然而对于先天性心脏病患儿，其效果不太理想，只有不到1/3的患者存活到心脏移植。

Thoratec VAD（IVAD/PVAD）是一款气动的搏动泵，最高可以输出7 L/min流量，每搏输出量为65 mL。该泵可以作为左心辅助、右心辅助以及双心室辅助。Thoratec VAD被美国FDA批准在心脏移植过渡期使用[17]，作为第一代VAD，其已有将近30年的临床使用历史，可以用于体表面积较大的青少年，目前已退出临床应用。

美国雅培公司开发的HeartMate Ⅱ是一款被美国FDA批准用于心脏移植过渡和终点治疗的可植入轴流泵，其在全世界已经有超过10 000例用于成人左心辅助的案例。HeartMate Ⅱ的泵体体积非常小，重约290 g，长7 cm，直径为4 cm，无瓣膜，泵内仅有一个运动部件，这大大降低了泵的复杂性，同时提高了可靠性，它可以提供>2.5 L/min的流量，用于体表面积>1.4 m²的患者[18]。

美国心件医疗公司开发的HeartWare HVAD是第三代VAD，2012年被美国FDA批准可以在心脏移植过渡期使用。HVAD是一款体积较小，可以植入心包腔内的离心泵[19]，曾辅助过最小体表面积为0.7 m²的患者，但有文献建议不要用于体表面积<1.5 m²的患儿[20]。由于卒中发生率较高，该VAD近年来也退出医疗市场。

HeartMate Ⅲ是一款可植入式离心泵，放置在心尖，流入口对向二尖瓣，流出口通过人造血管连接升主动脉，引流左心室内的血流，灌注到升主动脉，供应全身血流。该泵已被美国FDA批准长期植入使用[21]。由于儿童还在发育期，长期植入只适用于体格发育成型的青少年，对于儿童患者，用于心脏移植过渡更合适。有报道指出该泵适用于体表面积≥1.5 m²的复杂先心病患儿[22]。

深圳核心医疗科技股份有限公司开发的Corheart 6是一款新型磁液混合悬浮的可植入式离心泵，重达90 g，植入方式同HeartMate Ⅲ，刚注册上市，曾在国内用于7岁儿童的心衰救治（暂未有文献报道），表明国产长期VAD也可以用于儿童的长期机械循环支持。

5　并发症的处理

心室辅助后的主要并发症包括出血、血栓、感染和机械故障[23]。小儿心室辅助流量小，采用肝素涂层并不能解决所有出血和血栓问题。柏林心脏中心的经验是在手术后早期采用活化部分凝血活酶时间（aPTT）代替活化凝血时间（ACT）监测，保持60～80 s为宜，利用血栓弹力图分析凝血状态和肝素的影响，密切监测抗凝血酶Ⅲ的含量，如果低于70%，应给予补充。此后给予阿司匹林和双嘧达莫，每周监测血小板凝集试验，维持在功能的30%以上。大龄儿童戴心室辅助装置出院后口服苯丙香豆醇，国际标准化比值（INR）的目标是3～3.5。如果泵室是透明的，可以早期发现血栓，及时更换。更换的标准是左心室内或左侧插管内出现任何血栓物，或在右心系统出现超过1 mm的血栓或漂浮的血栓。在心功能恢复、符合撤机条件时，减少气动泵的流量，同时增加抗凝，当左室射血分数（LVEF）＞50%，左心室直径在正常范围的97%，就可以停机[6]。对于儿童植入式的轴流泵或离心泵式VAD，抗凝方式类似植入机械瓣的抗凝方式，采用华法林，推荐INR目标值2.0～3.0。另外，最佳的抗凝方式还有待临床资料的总结和分析。

感染是心室辅助后的严重并发症之一，发生率高达32.5%。由于手术降低了患儿的免疫力，常见病原菌均可引起致命性感染[18]。皮肤戳口引起的感染是最常见的感染源，常反复发作。EXCOR的插管包裹Gortex丝绒来增强与切口组织的结合力，减少感染的来源。在控制感染的同时，密切监测凝血指标，因为炎症反应增加纤维蛋白原含量和其他因子，激活凝血瀑布，因此处理目标是要适当延长aPTT。

机械故障严重威胁患者生命，在小儿心室辅助中，流出道瓣膜功能损害和管道内血栓的形成较为常见，一旦出现该并发症必须立即更换装置。

6 小结

成人VAD逐渐轻量化，可以用于大龄儿童和青少年；体重轻的婴幼儿使用的VAD，主要是外置式的EXCOR，一些植入式的小型化VAD已经成型，并且开始在临床试用。相关的并发症还需要在临床中总结。相信在不久的将来，儿童心室辅助装置的应用会更加成熟，将会拯救更多严重心衰的患儿。

参考文献

［1］ 潘博，田杰. 关于儿童心力衰竭的几个临床关注问题［J］. 中华儿科学杂志，2021，59（2）：81-83.

［2］ THROCMORTON A L, ALLAIRE P E, GUTSEGELL H P, et al. Pediatric circulatory support systems［J］. ASAIO Journal, 2002, 48（3）：216-221.

［3］ REINHARTZ O, HILL J D, AL-KHALDI A, et al. Thoratec ventricular assist devices in pediatric patients：update on clinical results［J］. ASAIO Journal, 2005, 51（5）：501-503.

［4］ SADEGHI A M, MARELLI D, TALAMO M, et al. Short-term bridge to transplant using the BVS 5000 in a 22-kg child［J］. The Annals of Thoracic Surgery, 2000, 70（6）：2151-2153.

［5］ BALDWIN J T, BOROVETZ H S, DUNCAN B W, et al. The National Heart, Lung and Blood Institute Pediatric Circulatory Support Program［J］. Circulation, 2006, 113（1）：147-155.

［6］ DENG M C, LOEBE M, EL-BANAYOSY A, et al. Mechanical circulatory support for advanced heart failure：effect of patient selection on outcome［J］. Circulation, 2001, 103（2）：231-237.

［7］ EL-BANAYOSY A, ARUSOGLU L, KIZNER L, et al. Predictors of survival in patients bridged to transplantation with the Thoratec VAD device：a single-center retrospective study on more than 100 patients［J］. The Journal of Heart and Lung Transplantation, 2000, 19（10）：964-968.

［8］ WILLIAMS M R, OZ M C. Indications and patient selection for mechanical ventricular assistance [J]. The Annals of Thoracic Surgery, 2001, 71 (3 Suppl): S86–S91.

[9] MASCIO C E. The use of ventricular assist device support in children: the state of the art [J]. Artificial Organs, 2015, 39 (1): 14–20.

[10] O'CONNOR M J, ROSSANO J W. Ventricular assist devices in children [J]. Current Opinion in Cardiology, 2014, 29 (1): 113–121.

[11] POTAPOV E V, STILLER B, HETZER R. Ventricular assist devices in children: current achievements and future perspectives [J]. Pediatr Transplantation, 2007, 11 (3): 241–255.

[12] NOON G P, MORLEY D L, IRWIN S, et al. Clinical experience with the MicroMed DeBakey ventricular assist device [J]. The Annals of Thoracic Surgery, 2001, 71 (3 Suppl): S133–S138.

[13] PADALINO M A, OHYE R G, CHANG A C, et al. Bridge to transplant using the MicroMed Debakey ventricular assist device in a child with idiopathic dilated cardiomyopathy [J]. The Annals of Thoracic Surgery, 2006, 81 (3): 1118–1121.

[14] DENG M C, EDWARDS L B, HERTZ M I, et al. Mechanical circulatory support device database of the international society for heart and lung transplantation: third annual report–2005 [J]. The Journal of Heart and Lung Transplantation, 2005, 24 (9): 1182–1187.

[15] JOHNSON JR C A, VANDENBERGHE S, DALY A R, et al. Biocompatibility assessment of the first generation PediaFlow pediatric ventricular assist device [J]. Artificial Organs, 2011, 35 (1): 9–21.

[16] GIBBER M, WU Z J, CHANG W B, et al. In vivo experience of the child-size Pediatric Jarvik 2000 heart: update [J]. ASAIO Journal, 2010, 56 (4): 369–376.

[17] YUKI K, SHARMA R, DINARDO J. Ventricular–assist device therapy in children [J]. Best Practice & Research Clinical Anaesthesiology, 2012, 26 (2): 247–264.

[18] MOSSAD E B, MOTTA P, ROSSANO J, et al. Perioperative management of pediatric patients on mechanical cardiac support [J]. Pediatric Anesthesia, 2011, 21 (5): 585–593.

[19] PADALINO M A, BOTTIO T, TARZIA V, et al. HeartWare ventricular assist device as bridge to transplant in children and adolescents [J]. Artificial Organs, 2014, 38 (5): 418–422.

[20] WILMOT I, LORTS A, MORALES D. Pediatric mechanical circulatory

support ［J］. Korean Journal of Thoracic and Cardiovascular Surgery，2013，46（6）：391-401.

［21］ VARSHNEY A S, DEFILIPPIS E M, COWGER J A, et al. Trends and outcomes of left ventricular assist device therapy：JACC focus seminar ［J］. Journal of the American College of Cardiology，2022，79（11）：1092-1107.

［22］ MAREY G, MCHUGH K M, SAKHITAB-KERESTES A M, et al. HeartMate Ⅲ as a bridge to transplantation in an adolescent with failed fontan circulation ［J］. JACC：Case Reports，2019，1（4）：512-515.

［23］ DEMBITSKY W P, TECTOR A J, PARK S, et al. Left ventricular assist device performance with long-term circulatory support：lessons from the REMATCH trial ［J］. The Annals of Thoracic Surgery，2004，78（6）：2123-2129.

儿童多系统炎症综合征的研究进展

■罗梦洁 林明祥 郭予涛
（汕头市中心医院）

儿童新型冠状病毒肺炎（coronavirus disease 2019，COVID-19）多表现为无症状或轻症，但随着COVID-19的迅速蔓延，感染后存在过度炎症反应和多器官受累的重症病例逐步被发现。这种继发于严重急性呼吸综合征冠状病毒-2（severe acute respiratory syndrome coronavirus 2，SARS-CoV-2）感染后的异常免疫反应综合征，被称为儿童多系统炎症综合征（multisystem inflammatory syndrome in children，MIS-C）。尽管全球都在努力揭示该疾病的特征和探索该疾病的管理方式，但尚未达成明确的诊断标准、发病机制和统一的治疗方案。本文主要探讨MIS-C的诊断标准、流行病学特点、发病机制、治疗及预后的研究进展。

1 诊断标准

MIS-C与SARS-CoV-2感染密切相关。目前关于MIS-C的初步诊断标准有3套：2020年5月1日英国皇家儿科与儿童健康学院首次发布MIS-C定义，2020年5月14日美国疾病控制和预防中心发布MIS-C定义，2020年5月15日世界卫生组织发布MIS-C定义，三者对于年龄和发热的定义有一定差异。这3套诊断标准的相同条件是发热、多系统受累临床体征、实验室炎症指标、排除其他病原体导致的疾病以及经证实SARS-CoV-2感染或近期接触过COVID-19患者。不同机构关于

MIS-C的诊断比较见表22。

表22 不同机构关于MIS-C的诊断比较

项目	英国皇家儿科与儿童健康学院[1]	世界卫生组织[2]	美国疾病控制和预防中心[3]
年龄	0～18岁	0～19岁	21岁以下
发热	持续发热>38.5 ℃	发热≥3 d	发热>38.0 ℃且持续≥24 h
实验室炎症指标	中性粒细胞增多、淋巴细胞减少、C反应蛋白升高	红细胞沉降率、C反应蛋白、降钙素原升高	实验室炎症证据
病原学	SARS-CoV-2逆转录聚合酶反应可呈阳性或阴性。排除其他任何微生物	SARS-CoV-2逆转录聚合酶反应呈阳性；血清学阳性；抗原检测阳性；接触过COVID-19患者	当前或近期（4周内）明确新冠病毒检测阳性或接触过疑似或确诊COVID-19患者
多系统受累临床体征	有单器官或多器官功能障碍证据（休克或心脏、呼吸、肾脏、胃肠或神经系统受累），并符合川崎病诊断标准（包括不完全性川崎病诊断标准）	a. 皮疹或双侧非化脓性结膜炎或黏膜皮肤炎症（口腔、手、脚）；b. 低血压或休克；c. 心功能障碍、心包炎、心瓣膜炎或冠脉异常（超声心动图结果或肌钙蛋白、B型利钠肽升高）；d. 凝血功能障碍；e. 急性胃肠道症状（腹泻、呕吐或腹痛）。至少有以上2项	≥2个系统器官损害（心脏、肾脏、呼吸、胃肠、皮肤或神经）；且排除其他诊断

2 MIS-C与川崎病异同

MIS-C与川崎病在皮疹、双侧非化脓性结膜炎或黏膜皮肤炎症等临床体征方面有重叠特征，但在年龄跨度、常见受累器官系统、实验室指标等方面有所不同（表23），MIS-C年龄跨度较大且好发于较大年龄儿童，这与川崎病多见于5岁以下儿童有明显的不同。此外，MIS-C具有明显的胃肠道症状、血小板减少，以及肌钙蛋白、铁蛋白升高，并且更常发生休克[4]，而川崎病主要表现为血管黏膜改变[5]。在川崎病中由免疫复合物介导激活炎性细胞（主要为单核细胞和中性粒细胞），从而导致血小板募集和血小板增多，而在MIS-C中，炎症介质在根除病毒过程无意中抑制骨髓功能并激活血小板，最终使患者血小板减少[6]。这可以解释MIS-C患者的血小板为什么明显少于川崎病患者。

表23　MIS-C与川崎病在年龄、受累器官系统及实验室指标方面的差异

项目	年龄	常见受累器官系统	肌钙蛋白	血小板	淋巴细胞比值	铁蛋白
MIS-C	平均（8.1±2.37）岁[7]，多为较大儿童	胃肠道和神经系统症状	升高	减少	降低	升高
川崎病	<5岁	皮疹、非化脓性结膜炎、淋巴结肿大	正常	增多	正常	正常

关于心脏并发症方面，在并发川崎病期间，中性粒细胞浸润血管壁，会引起坏死性动脉炎[8]，此外，亚急性血管炎可能与肌成纤维细胞增殖有关，并导致晚期狭窄[9]。MIS-C所致冠状动脉扩张的原因可能与循环炎症介质或动脉壁破坏有关[10]。在MIS-C患者中，绝大多数情况下，冠状动脉扩张病例都会在2～3个月内恢复正常[11-12]，这与川崎病形成鲜明对比。

3　发病机制

MIS-C的病理生理是由细胞因子风暴和免疫细胞过度激活导致的炎症反应失控。其发病机制尚不明确，很多学者认为氧化应激反应可能在该疾病的发病机制中发挥重要作用[13-15]，在SARS-CoV-2感染中，细胞因子风暴可能导致巨噬细胞内释放的活性氧过多，活性氧会改变细胞外氧化平衡而损害组织[16]，这可能导致病情发展为重症。Pincemail等[17]发现，危重COVID-19患者的脂质过氧化增加，这与一些抗氧化剂（如维生素C、谷胱甘肽和硫醇蛋白）缺乏有关。一项荟萃分析发现，MIS-C与其他多系统炎症综合征（如川崎病、中毒性休克综合征和巨噬细胞活化综合征）具有相似的细胞因子谱[6]，这些疾病可以为研究MIS-C的发病机制提供模型，为后续治疗提供理论基础。

4　治疗及预后

迄今为止，尚无被广泛接受的MIS-C管理指南，由于MIS-C初期的临床表现与川崎病相似，一般采取与川崎病相同的治疗措施，即静脉注射免疫球蛋白（IVIG，2 g/kg），对于第一剂无反应的患者，可重复治疗，或将静脉注射甲泼尼龙（10～30 mg/kg）作为二线治疗。对于一线和二线治疗无反应的患者，可考虑生物制剂治疗。美国风湿病学会规定，对于没有休克或器官功能障碍的患者，单独使用IVIG，而对于出现休克或器官功能障碍的患者，建议使用IVIG联合糖皮质激素，对于使用IVIG和皮质类固醇治疗不成功的患者，推荐使用大剂量英夫利昔单抗治疗[18]。目前，MIS-C患者的治疗依赖于动态监测炎症标志物以及评估病情变化，从而决定治疗方案。

5　结论

自2019年底新型冠状病毒感染疫情暴发以来，SARS-CoV-2感染已迅速蔓延到全球，儿科患者中逐渐出现与SARS-CoV-2感染相关的严重的多系统炎症病例，因其临床表现与川崎病相似，最初被误诊为川崎病，直到后来MIS-C被提出，才逐步区分MIS-C与川崎病的不同。但目前对MIS-C的认识仍有局限性：其一，当前尚未有统一的诊断标准，尤其对于亚洲儿童的研究报道有限，对于亚洲儿童的诊断仍需进一步探索总结；其二，MIS-C的发病机制和危险因素尚不清楚，MIS-C的临床表现呈现非特异性，并且与其他传染性疾病和自身免疫性疾病有高度的重叠，因此早期识别和准确诊断MIS-C仍然具有挑战性。

参考文献

[1] Royal College of Paediatric and Child Health. Paediatric multisystem inflammatory syndrome temporally associated with COVID-19（PIMS）-guidance for clinicians [EB/OL].［2024-01-25］. https://www.rcpch. ac.uk/resources/paediatric-multisystem-inflammatory-syndrome-temporally-

associated-covid-19-pims-guidance.

［2］ World Health Organization. Multisystem inflammatory syndrome in children and adolescents with COVID-19［EB/OL］.（2020-05-15）［2024-01-26］. https://apps.who.int/iris/bitstream/handle/10665/332095/WHO-2019-nCoV-Sci_Brief-Multisystem_Syndrome_Children-2020.1-eng.pdf.

［3］ Centers for Disease Control and Prevention. Multisystem inflammatory syndrome in children（MIS-C）associated with coronavirus disease 2019（COVID-19）［EB/OL］.［2024-01-16］. https://www.cdc.gov/mis/mis-c.html.

［4］ ROWLEY A H. Understanding SARS-CoV-2-related multisystem inflammatory syndrome in children［J］. Nature Reviews Immunology, 2020, 20（8）: 453-454.

［5］ JIANG L, TANG K, LEVIN M, et al. COVID-19 and multisystem inflammatory syndrome in children and adolescents［J］. The Lancet. Infectious Diseases, 2020, 20（11）: e276-e288.

［6］ CONSIGLIO C R, COTUGNO N, SARDH F, et al. The immunology of multisystem inflammatory syndrome in children with COVID-19［J］. Cell, 2020, 183（4）: 968-981.e7.

［7］ JIANG L, TANG K, IRFAN O, et al. Epidemiology, Clinical features, and outcomes of multisystem inflammatory syndrome in children（MIS-C）and adolescents-a live systematic review and meta-analysis［J］. Current Pediatrics Reports, 2022, 10（2）: 19-30.

［8］ HOKIBARA S, KOBAYASHI N, KOBAYASHI K, et al. Markedly elevated CD64 expression on neutrophils and monocytes as a biomarker for diagnosis and therapy assessment in Kawasaki disease［J］. Inflammation Research, 2016, 65（7）: 579-585.

［9］ ORENSTEIN J M, SHULMAN S T, FOX L M, et al. Three linked vasculopathic processes characterize Kawasaki disease: a light and transmission electron microscopic study［J］. PLOS ONE, 2012, 7（6）: e38998.

［10］ TONG T, YAO X F, LIN Z, et al. Similarities and differences between MIS-C and KD: a systematic review and meta-analysis［J］. Pediatric Rheumatology Online Journal, 2022, 20（1）: 112.

［11］ FELSENSTEIN S, DUONG P, LANE S, et al. Cardiac pathology and outcomes vary between Kawasaki disease and PIMS-TS［J］. Clinical Immunology, 2021（229）: 108780.

［12］ FELDSTEIN L R, TENFORDE M W, FRIEDMAN K G, et al.

Characteristics and outcomes of US children and adolescents with multisystem inflammatory syndrome in children (MIS-C) compared with severe acute COVID-19 [J]. JAMA, 2021, 325 (11)：1074-1087.

[13] KRASIC S, VUKOMANOVIC V, NINIC S, et al. Mechanisms of redox balance and inflammatory response after the use of methylprednisolone in children with multisystem inflammatory syndrome associated with COVID-19 [J]. Frontiers in Immunology, 2023 (14)：1249582.

[14] PERRONE S, CANNAVÒ L, MANTI S, et al. Pediatric multisystem syndrome associated with SARS-CoV-2 (MIS-C)：the interplay of oxidative stress and inflammation [J]. International Journal of Molecular Sciences, 2022, 23 (21)：12836.

[15] GRACIANO-MACHUCA O, VILLEGAS-RIVERA G, LÓPEZ-PÉREZ I, et al. Multisystem inflammatory syndrome in children (MIS-C) following SARS-CoV-2 infection：role of oxidative stress [J]. Frontiers in Immunology, 2021 (12)：723654.

[16] KLEBANOFF S J. Oxygen metabolism and the toxic properties of phagocytes [J]. Annals of Internal Medicine, 1980, 93 (3)：480-489.

[17] PINCEMAIL J, CAVALIER E, CHARLIER C, et al. Oxidative stress status in COVID-19 patients hospitalized in intensive care unit for severe pneumonia. A pilot study [J]. Antioxidants, 2021, 10 (2)：257.

[18] HENDERSON L A, CANNA S W, FRIEDMAN K G, et al. American college of rheumatology clinical guidance for multisystem inflammatory syndrome in children associated with SARS-CoV-2 and hyperinflammation in pediatric COVID-19：version 3 [J]. Arthritis & Rheumatology, 2022, 74 (4)：e1-e20.

第十四章
护理学

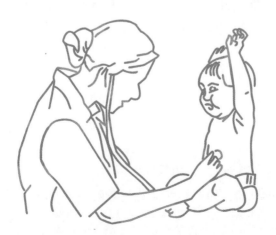

儿童医疗辅导在危重症患儿安宁疗护中的研究进展

■ 付勤　周敏　郑泽瑞

（深圳市儿童医院）

虽然儿童重症监护病房（PICU）内患儿的总体死亡率很低且在下降，但高达80%的住院儿童的死亡发生在PICU环境中[1]。危重症患儿的安宁疗护（palliative care）是一项综合的医疗护理策略，是指在危重症患儿死亡之前、期间和之后，维持危重症患儿侵入性干预和舒适护理之间的平衡，提供舒适、清晰和富有同情心的沟通、社会心理和精神支持，最大限度地改善危重症患儿及其家长的生活质量[2]。治疗与安宁疗护相互交错，呈现出一条复杂的轨迹，在给危重症患儿提供最好的安宁疗护方面，卫生保健提供者和家长都面临着多重挑战。儿童医疗辅导（child life）是一种以患儿为中心的护理方法，通过程序准备、治疗性游戏、诊断教育和社会心理支持等，为患儿及其家长提供循证的、适合发展的策略，帮助危重症患儿及其家长应对因疾病造成的身体和心理影响。儿童医疗辅导在儿科护理中的应用已较为常见，而在危重症患儿的安宁疗护中，现有研究开展较少且内容较为分散[3]。因此，本文将综述儿童医疗辅导在危重症患儿安宁疗护中的研究，探讨其在实践中的应用和效果，并指出存在的限制和对其未来的展望，为在危重症患儿安宁疗护中开展儿童医疗辅导提供参考。

1　儿童医疗辅导的定义与目标

儿童医疗辅导是一门独特的专业，指通过借鉴历史、社会学、人类学和心理学的相关知识，为处于生活中许多关键压力点（生病、受伤或残疾）的儿童及其家庭提供心理和情绪支持的医疗服务，旨在帮助儿童及其家庭应对医疗过程中的压力、疼痛和情绪困扰，促进他们的心理健康和适应能力[4]。儿童医疗辅导的目标是通过游戏和与发展相适应的沟通，帮助住院儿童及其家庭建立应对机制，促进最佳发展，常见于病情告知、手术准备、发展治疗关系等[5]。此外，考虑到每个年龄组儿童的发展需要，儿童医疗辅导通过将疾病的影响融入日常生活以及与家庭成员和同龄人的关系中的方式，来促进儿童学习应对方式，帮助处于疾病急性和慢性阶段的儿童了解疾病本身和治疗的影响，让他们发泄情感，以支持儿童度过痛苦的过程。同时，对处于疾病晚期的儿童，儿童医疗辅导通过保持自我概念、与家人和朋友保持关系、表达情感的方式，帮助其为死亡做好准备。

2　儿童医疗辅导在危重症患儿安宁疗护中的应用

世界卫生组织将儿科安宁疗护定义为预防和减轻面临危及生命或限制生命的疾病的儿科患者及其家属的痛苦，包括儿童的身体、心理和精神上的痛苦，以及家庭成员的心理和精神上的痛苦，儿科安宁疗护不仅与儿童有关，而且与整个家庭有关[6]。儿童医疗辅导作为安宁疗护中的重要组成部分，在疼痛管理、情感支持、沟通与决策、哀伤辅导等方面发挥至关重要的作用。

2.1　疼痛管理

疼痛是导致焦虑、恐惧的重要原因，尽管人们对濒临死亡儿童的个人优先事项知之甚少，但疼痛管理是临终儿童护理的重中之重[7]。研究发现，约25%的患儿在临终期会发生疼痛，其中约50%存在中、重度疼痛，除使用镇痛药物之外，还需要通过镇静药物实现持续的深度镇静，以缓解疼痛和焦虑[8]。镇静是一种旨在降低意识状态的医疗程序，常用于治疗难治性症状（疼痛和呼吸困难）和临终镇静[9]。安宁疗护的镇静目标是让患儿保持安静，症状得到控制，尽可能留出清醒的时间，与家长保持联系[10]。此外，在互动或玩游戏的同时控制疼痛是安宁疗护的七大维度之一[11]。儿童医疗辅导通过使用疼痛评估工具、采用分散注意力的技巧、提供舒适环境和使用非药物缓解疼痛的方法等，帮助儿童减轻疼痛和不适。研究表明，使用儿童医疗辅导可以减少16%的麻醉需求，对镇静的需求也从41%降低到13%[12]。儿童医疗辅导专家通过提供教育、演示、个性化计划、持续支持和心理护理等综合性的疼痛管理方法，帮助患儿及其家属掌握和应用非药物缓解疼痛的方法，以减轻患儿的疼痛和提高舒适度。

2.2 情感支持

安宁疗护患儿常表现出各种与疾病因素相关的心理社会困扰，常集中在对被抛弃的恐惧、对报应的恐惧，以及对死亡的恐惧，往往需要外界帮助他们来表达这些担忧[13]。促进沟通是开展安宁疗护的主要内容之一。虽然与患儿沟通死亡问题是解决患儿心理困扰的方式之一，但许多家长往往选择回避沟通。研究显示，荷兰86名死亡儿童的家长中，64%的家长没有和患儿讨论过死亡问题[14]。而儿童医疗辅导在解决这些沟通需求方面可发挥关键作用，可促进家长和患儿之间的沟通。儿童医疗辅导专家会教授倾听、安慰、陪伴和情感表达的技巧，促进家长和患儿之间的有效沟通，并帮助患儿表达和处理他们存在的恐惧、焦虑、悲伤等情绪。

2.3 沟通与决策

照顾垂死的儿童和支持他们的家庭是儿科重症护理的核心能力[2]。然而，与患儿家庭讨论进入安宁疗护的决策对医护人员来说可能是最具挑战性和压力的任务。在安宁疗护中，儿童作为决策者的角色是复杂的，因为他们可能还没有形成对生命价值和目标的深刻理解，无法做出这样的决定。在面临严重疾病或伤害的情况下，儿童可能尚未具备足够的认知能力，这使得他们在家庭讨论中难以发挥积极作用。此外，疾病或伤害本身的直接影响可能使儿童无法参与决策过程，因此决策往往由其父母（或主要照顾者）和医疗团队共同作出。在决策过程中，所有父母都以儿童的最大利益为指导。父母明确表示不希望他们的孩子经历痛苦或磨难。如果父母认为进一步的医疗负担沉重，通常会做出停止维持生命的干预措施的决定。研究表明[15]，为父母提供全面而准确的临床信息（涵盖临床知识与疾病预后）、确保信息传达的质量和强化社会心理支持对父母的决策具有帮助，而父母强烈的情绪可能会阻碍对临床信息的吸收。儿童医疗辅导专家可以通过提供情感支持、教育家长、协调资源和建立支持网络等，帮助父母调节情绪和减少认知负荷，增加高质量的沟通及汲取重要临床信息，从而帮助他们应对儿童疾病和医疗过程中的挑战[15]。

此外，在儿童生命的最后时刻进行高质量的沟通，可以增加家庭和医务人员之间的信任，并有助于确保垂死的儿童尽可能得到最好的照顾。儿童医疗辅导中的教育和信息传递可为儿童及其家庭提供有关疾病、治疗和医疗过程的信息，这可以通过使用儿童能理解的语言和工具如图片、绘本、动画等来实现。在医疗决策中，儿童医疗辅导可以促进儿童的参与和行使自主权，帮助他们理解治疗选择和参与决策过程。儿童医疗辅导专家通过持续的沟通和协作，能够整合团队成员的不同视角和专业知识，确保以专业和充满关怀的方式满足每个家庭的特定需求。

2.4 哀伤辅导

60%的PICU丧亲家长存在难预测、复杂性的悲伤。研究表明，丧亲家长最突出的精神需求之一是在安宁疗护中与患儿保持联系[16]。儿童医疗辅导者可以通过帮助家长在安宁疗护中维持亲子关系来促进这种联系，如给家长提供机会在孩子死亡时陪伴孩子和在孩子死亡后触摸孩子遗体、帮孩子更衣打扮等，让家长接受患儿死亡的事实，鼓励家长用文字表达悲伤之情，引导和帮助家庭成员参与制作手模、脚模等具有安慰意义的纪念品等。此外，英国国家卫生与临床优化研究所（NICE）提出三层丧亲家庭支持方法：第一层丧亲支持来自丧亲者的个人社会支持网络，包括富有同情心的家庭成员和朋友；第二层丧亲支持来自志愿者、丧亲互助小组及其他社区团体；第三层丧亲支持来自专家，专家可提供心理咨询、心理治疗及丧亲服务。其中让家长受益的丧亲支持力量大部分来自个人社会支持网络。首先，医疗辅导者通过引导家长双方相互支持、避免相互指责，以及共同制作回忆录、整理孩子的遗物等促进相互理解；其次，引导家长寻求亲朋好友的帮助，例如利用短信、微信朋友圈等发布告别会信息。然而，并不是每个家庭都有足够强大的个人社会支持网络，医疗辅导者可引导家长参加丧亲互助小组，提供专家干预等支持[17]。

3 儿童医疗辅导在危重症患儿安宁疗护中的现状

3.1 危重症患儿安宁疗护开展少

安宁疗护在许多国家得到了蓬勃发展，并成为国际公认的卫生医疗服务重要组成部分。儿童安宁疗护在发达国家发展迅速，已具备较完善的制度规范和体系[18]。而我国安宁疗护的发展起步晚，且对儿童安宁疗护认知不足，其发展面临极大的挑战[19]。2017年，国家卫生计生委办公厅印发《安宁疗护实践指南（试行）》等文件，这标志着我国安宁疗护进入快速发展阶段。虽然目前已对PICU实施安宁疗护模式进行了探索[20-21]，且较为细致全面地展示了PICU开展安宁疗护的可行性，但是目前报道的在PICU设置安宁疗护病房且开展危重症患儿安宁疗护实践的医院仅有一家[22]。危重症患儿安宁疗护实践不足限制了儿童医疗辅导在其中的应用，未来还需要开展更多应用研究。

3.2 介入时间的不确定性

关于患者临终期的界定，在不同国家和地区有着不同的标准。一般情况下，预生存期为数小时至数天，称为濒死期；预生存期从数天至数周，称为临终期。医学的发展与进步延长了一批患有罕见疾病和复杂疾病儿童的生存时限，虽然较长的住院时间使医疗团队有更多的时间诊断、改善预后和实施维持生命的治疗，但该类儿童也易反复出现危及生命或限制生命的并发症，从而使得医生很难确定这些儿童的死亡时间[23]。世界各国及地区对接受安宁疗护服务人群的预生存期界定有所不同，一般认为预生存期不超过6个月或1年的患者适合接受安宁疗护服务。此外，美国医学科学院一直认为安宁疗护应该自诊断出限制生命的疾病时开始，并与治愈性治疗同时实施。安宁疗护不应简单地在临终期为这些儿童及其家庭提供，而是应从诊断时开始实施，并贯穿他们多次入住PICU的过程。虽然危重症儿童医疗辅导最常见于自父母决定限制或退出维持生命的治疗时开始，但30%~60%的危重症患儿的死亡是由父母决定限制或退出维持生命的治疗导致的，死亡通常发生在停止治疗后几小时内[24]。此外，部分危重症患儿转介到专业安宁疗护服务机构过程中就有可能死亡，实际上接受安宁疗护的危重症患儿不到1%[25]。以上原因均可造成儿童医疗辅导介入时间的不确定性。

3.3　医护人员开展安宁疗护的制约因素

医护人员是安宁疗护的主要提供者，医护人员的安宁疗护知、信、行的水平直接影响到安宁疗护的发展，同时也会限制儿童医疗辅导在危重症患儿安宁疗护中的开展。研究[26]显示，医护人员对安宁疗护的接受程度较低，情感上的担忧、道德上的痛苦和倦怠是医护人员提供和参与安宁疗护的障碍。而且，缺乏对医护人员的系统安宁疗护教育是影响安宁疗护开展及其质量的重要因素[27]。此外，对PICU医护人员来说，满足儿童及其家庭的心理社会需求和精神需求具有挑战性[26]。我国目前关于儿童医疗辅导在危重症患儿安宁疗护中的报道尚为少见，且关于PICU医护人员对开展危重患儿安宁疗护的认识、态度和行为水平也不可知，故有待进一步研究。

4　结论

PICU的安宁疗护是一种有效但未被充分利用的干预措施，可使危重症患儿获得更高质量的护理。儿童医疗辅导在危重症患儿安宁疗护中具有重要的作用和巨大的潜力。通过提供综合护理和情感支持，儿童医疗辅导有助于改善患儿及其家人的生活质量，并提高他们在面对疾病时的心理适应能力。然而，儿童医疗辅导的实施也面临一些挑战，如专业培训、文化差异和团队合作等。未来的研究应该进一步探索儿童医疗辅导的有效性和可行性，并提供更具体的指导和培训，以确保其在危重症患儿安宁疗护中实现最佳的实践效果。

参考文献

[1] FRASER L K, PARSLOW R. Children with life-limiting conditions in paediatric intensive care units: a national cohort, data linkage study [J]. Archives of Disease in Childhood, 2018, 103（6）: 540-547.

[2] SHAFFNER D H, MCCLOSKEY J J, HUNT E A, et al. Roger's textbook of pediatric intensive care [M]. Philadelphia: Lippincott Williams & Wilkins, 2023.

[3] 左亚梅, 苏茜, 马玉霞, 等. 国外儿童安宁疗护现状及启示 [J]. 解放军护理杂志, 2020, 37（1）: 67-70.

[4] THOMPSON R H. The handbook of child life: A guide for pediatric psychosocial care [M]. Springfield: Charles C Thomas Publisher, 2018.

[5] BROWN C, CHITKARA M B, PERCELAY J M, et al. Child life services [J]. Pediatrics, 2014, 133（5）: e1471-e1478.

[6] World Health Organization. Integrating palliative care and symptom relief into paediatrics: a WHO guide for health-care planners, implementers and managers [EB/OL]. （2018-12-05）[2024-03-05]. https://iris.who.int/bitstream/handle/10665/274561/9789241514453-eng.pdf?sequence=1.

[7] PATRICK D L, ENGELBERG R A, CURTIS J R. Evaluating the quality of dying and death [J]. Journal of Pain and Symptom Management, 2001, 22（3）: 717-726.

[8] JOHNSON L M, SNAMAN J M, CUPIT M C, et al. End-of-life care for hospitalized children [J]. Pediatric Clinics of North America, 2014, 61（4）: 835-854.

[9] GARCIA-SALIDO A, NAVARRO-MINGORANCE A, MARTINO-ALBA R, et al. Update on the palliative care approach at the pediatric intensive care unit [J]. Archivos Argentinos de Pediatria, 2022, 120（6）: e255-e263.

[10] WU E T, WANG C C, HUANG S C, et al. End-of-Life care in Taiwan: single-center retrospective study of modes of death [J]. Pediatric Critical

Care Medicine，2021，22（8）：733-742.

[11] WEIDNER N J，CAMERON M，LEE R C，et al. End-of-life care for the dying child：what matters most to parents［J］. Journal of Palliative Care，2011，27（4）：279-286.

[12] LUEHMANN N C，STAUBACH M E，AKAY B，et al. Benefits of a family-centered approach to pediatric induction of anesthesia［J］. Journal of pediatric surgery，2019，54（1）：189-193.

[13] HUNTLEY T M. Helping children grieve：when someone they love dies［M］. Minneapolis：Fortress Press，2002.

[14] VAN DER GEEST I M M，VAN DEN HEUVEL-EIBRINK M M，VAN VLIET L M，et al. Talking about death with children with incurable cancer：perspectives from parents［J］. The Journal of Pediatrics，2015，167（6）：1320-1326.

[15] PIETTE V，DOMBRECHT L，DELIENS L，et al. Barriers and facilitators for parents in end-of-life decision-making for neonates at the neonatal intensive care unit：a qualitative study［J］. Palliative Medicine，2022，36（4）：730-741.

[16] MEERT K L，TEMPLIN T N，MICHELSON K N，et al. The bereaved parent needs assessment：a new instrument to assess the needs of parents whose children died in the pediatric intensive care unit［J］. Critical Care Medicine，2012，40（11）：3050-3057.

[17] MEERT K L，THURSTON C S，BRILLER S H. The spiritual needs of parents at the time of their child's death in the pediatric intensive care unit and during bereavement：a qualitative study［J］. Pediatric Critical Care Medicine，2005，6（4）：420-427.

[18] 王玫，李婉玲，乐霄，等. 加拿大安大略注册护士学会2020版《临终前12个月安宁疗护临床实践指南》解读［J］. 护理研究，2022，36（9）：1505-1510.

[19] 张娜，朱丽辉，罗听薇，等. 儿童安宁疗护应用研究进展［J］. 护理学报，2022，29（4）：12-16.

[20] 王文超，胡静，顾莺，等. 危重症患儿临终关怀模式的构建［J］. 中华护理杂志，2019，54（10）：1519-1523.

[21] 傅丽丽，张灵慧，汪庭娟，等. 儿童安宁疗护服务路径整合实践探讨——以复旦大学附属儿科医院为例［J］. 医学与哲学，2021，42（19）：55-59.

[22] 周敏，王林娟，林莲英，等. 基于"四全照护"理念的PICU危重患儿安

宁疗护实践［J］．心理月刊，2023，18（23）：44-46.

［23］DE ALBERNAZ FURTADO R，TONIAL C T，COSTA C A D，et al. End-of-life practices in patients admitted to pediatric intensive care units in Brazil：a retrospective study ［J］．Jornal de Pediatria，2021，97（5）：525-530.

［24］ROTH A，FRIEDMAN J，RAPOPORT A，et al. A retrospective review of general paediatric inpatient deaths over time ［EB/OL］．（2015-10-27）［2024-03-20］．http://www.biomedcentral.com/1753-6561/9/S7/A3.

［25］SUTTLE M L，JENKINS T L，TAMBURRO R F. End-of-life and bereavement care in pediatric intensive care units ［J］．Pediatric Clinics of North America，2017，64（5）：1167-1183.

［26］BIAN W N，CHENG J X，DONG Y，et al. Experience of pediatric nurses in nursing dying children-a qualitative study ［J］．BMC Nursing，2023，22（1）：126.

［27］SHORT S R，THIENPRAYOON R. Pediatric palliative care in the intensive care unit and questions of quality：a review of the determinants and mechanisms of high-quality palliative care in the pediatric intensive care unit（PICU）［J］．Translational Pediatrics，2018，7（4）：326-343.